요양보호사 4주완성 필기·실기
무료 동영상강의

유튜브에 ▶ 시스컴 🔍을 검색하세요

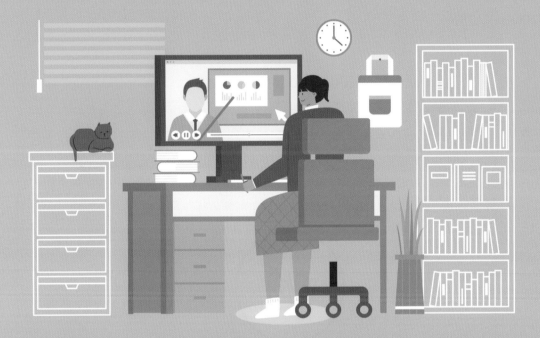

총 **49강**의 고품격 **FULL** 강좌 모두 제공!

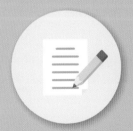

표준교재를
완벽반영한
친절한 **이론강의**

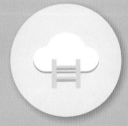

꼼꼼하고 상세한
적중문제 **해설강의**로
합격을 향해 Level Up!

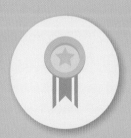

간호사 출신
강사님과 함께 달리는
즐거운 **합격 로드**

시스컴
SISCOM

[요양보호사 CBT 시험 내용]

■ CBT 시험방식

• 시험횟수: 상시 시행

일 년 중 언제든 시험이 가능한 상시 시험으로, 시험 일정이 따로 공지되지 않고 국시원 홈페이지
(www.kuksiwon.or.kr)를 통해서 수시로 확인

• 시험방식: 컴퓨터 시험(CBT)

운전면허 시험처럼 컴퓨터 화면을 보면서 문제를 읽고 답을 클릭하여 문제를 푸는 CBT(Computer
Based Test) 방식

CBT(Computer Based Test)

• 컴퓨터(데스크톱PC, 노트북 등)를 활용하여 시험의 진행, 채점, 성적관리 등을 할 수 있는 유선
네트워크 기반의 시험방식

• 동영상, 소리 등이 포함된 멀티미디어 문항의 출제 가능

• 국시원 홈페이지(www.kuksiwon.or.kr)에서 직접 CBT 체험 가능

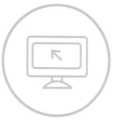

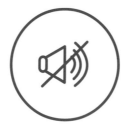

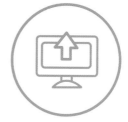

| OMR 답안 마킹 없음 | 시험시간 안내방송 없음 | 시험 종료 시 답안 자동 제출 |
| PC에서 바로 답안 선택 | PC에서 남은 시험시간 실시간 표시 | 시험 종료 10분 전, 5분 전 팝업창 안내 |

■ 교육시간과 실습과정

• 교육시간: 320시간

치매전문교육과 인성교육이 포함된 총 320시간의 실습과정

• 실습과정: 전면 현장실습

요양보호사의 현장 실무 과정에서 활용할 수 있는 전면 현장실습

CBT 대비

요양 보호사

2025

4주완성

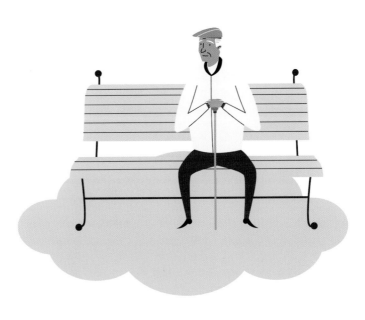

감수

류종훈 교수

국립 EARIST 대학교 사회복지학 박사

사단법인 성문사회복지연구소 교육원장

前경기대학교, 한양대학교건강관리및케어복지(요양보호사)과정주임교수

안양대학교 사회복지 최고위 과정 주임교수

한국요양복지재단 이사장 및 요양보호사 문제지 집필진 대표

저자

김병학 교수

fs21c@hanmail.net

한영신학대학교 사회복지학과 박사 졸업

서울사회복지대학원대학교 겸임교수

한영신학대학, 그리스도대학 등 출강

양천장애인종합사회복지관 관장

前서울중부요양보호사교육원장

박지현 교수

dsglory3604p@hanmail.net

안양대학교 신학대학 신학과 졸업(B.A)

수원대학교 행정대학원 행정학과 졸업(M.P.A)

안양대학교 경영행정대학원 사회복지학과 졸업(M.S.W)

한영신학대학교 일반대학원 사회복지학과 졸업(Ph.D.in S.W.)

여수 한영대학교 경찰행정복지학부 초빙전임강사

대림대학 강사

한영신학대학교 강사

봉천요양보호사교육원 외래교수

남천요양보호사교육원 외래교수

이임란

yhj950525@hanmail.net

전북대학교 국어국문학과 졸업

한영신학대학교 사회복지학과 박사과정 수료

평생교육원 운영강사

세종대학교 교육대학원 평생교육학과 졸업

CBT 대비
요양 2025
보호사 4주완성

인쇄일 2025년 1월 1일 3판 1쇄 인쇄

발행일 2025년 1월 5일 3판 1쇄 발행

등 록 제17-269호

판 권 시스컴2025

발행처 시스컴 출판사

발행인 송인식

지은이 김병학 · 박지현 · 이임란

ISBN 979-11-6941-541-5 13510

정 가 20,000원

주소 서울시 금천구 가산디지털 1로 225, 514호(가산포휴) | **홈페이지** www.nadoogong.com

E-mail siscombooks@naver.com | **전화** 02)866-9311 | **Fax** 02)866-9312

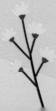

머리말

    대한민국은 2008년 7월 1일 장기요양보험제도가 도입되기 전부터 고령화 현상으로 인하여 노인 관련 문제가 심각하게 대두되었다. 현재는 고령사회(전체인구 대비 65세 이상의 노인인구가 14%이상, 20%미만인 국가)로 진입하였으며 이에 따라 장기요양보험제도는 더욱 중요한 비중을 차지한다. 노인인구의 증가는 인간수명의 증가라는 긍정적인 부분도 있지만, 노인인구 증가에 따른 노동인구의 감소문제, 가정에서 노인의 역할과 위치의 축소문제, 과도한 부양책임의 문제, 노인들의 경제적 어려움에 따른 노후생활 문제, 핵가족화와 맞벌이 부부의 증가로 인한 노인부양이라는 사회적 문제도 발생하고 있다. 이와 같은 사회적 문제에 대처하고자 2008년 7월 1일부터 장기요양보험제도가 시행되었으며 이에 따라 요양보호사는 새로운 직업으로 많은 관심을 받고 있다.

    국민건강보험공단은 2020년도 노인장기요양보험제도 국민 인식조사를 진행하였으며, 2008년 시행된 노인장기요양보험제도에 대한 전반적인 서비스가 2014년 조사 이후 가장 높은 만족도인 91.5%를 기록하였다. 발표에 따르면 응답자 중 40.2%는 '매우 만족', 51.3%가 '만족'으로 긍정적으로 평가해 전년 대비 7.4p 상승했다. 특히 제도 필요성에 대해 '필요하다'라는 응답이 무려 94.3%로 매우 높게 집계되었으며 본인의 가족은 물론 국민 모두에게 필요한 제도라고 인식하고 있을 정도로 제도 도입에 대해 긍정적으로 평가하고 있다. 이러한 제도의 중심에는 요양보호사가 있으며 요양보호사에 대한 사회적 요구는 지속적으로 증가할 것이라고 예상된다. 이에 따라 요양보호사의 직무 능력 향상과 교육의 질을 높이고자 국가는 지난 2010년도부터 요양보호사 국가자격시험제도를 도입하였다.

    그동안 여러 출판사에서 요양보호사 시험을 대비하여 수험서를 출간하였다. 본서는 교육기관에서 가르치는 교수님이나 배우는 수험생들 모두에게 도움이 되고자 그동안의 단순 요약에서 탈피하여 요약과 문제를 수록하되 특히 요약부분은 수험생들이 쉽게 공부할 수 있도록 도표로 간결하게 정리하였다. 그럼에도 불구하고 막상 집필을 마치니 부족한 마음뿐이다. 향후 미진한 부분은 계속하여 보완해 갈 것이며 여러분들 모두에게 앞으로도 계속 연구하는 자세로 겸허히 임할 것을 약속하는 바이다.

    이 책이 가르치는 교수님들이나 수험생 모두에게 큰 행복과 도움이 되기를 진심으로 바라는 바이다. 끝으로 다방면으로 도움을 주신 여러 교수님들과 집필진, 시스컴 출판사 임직원 여러분께 진심으로 감사를 드린다.

저자대표 **이임란**

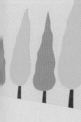

요양보호사 안내

1. 요양보호사 자격의 목적

① 요양전문인력 양성을 통해 질 높은 요양서비스를 제공한다.
② 전문 인력 양성 및 교육체계 구축을 통해 노인장기요양보험제도의 성공적 도입과 노후 생활 보장 및 복지수준을 높인다.

2. 요양보호사 자격증 취득과정

교육신청(자격취득 희망자 → 요양보호사 교육기관)

▼

교육이수(교육수료 증명서류 발급 : 기관 → 교육생)

▼

자격시험응시

▼

자격증 교부신청(합격자 → 국시원)

▼

자격증 검정(국시원에 위탁)

▼

자격증 교부

3. 응시자격

① 노인복지법 제39조의 3에 따른 요양보호사를 교육하는 교육기관에서 소정의 교육과정을 이수해야 한다.
② 응시원서 접수 당시 요양보호사 교육기관에서 교육과정이 진행 중에 있는 경우에는 시험일 이전까지 교육과정을 이수한 경우 시험에 응시할 수 있다.
③ 시험 합격 이후 자격증 발급을 위한 요양보호사 교육수료증명서, 실습확인서를 시ㆍ도에 제출하여 교육과정 이수 여부를 판단 받게 되며, 시험일 이전에 교육과정을 이수하지 않은 것으로 확인되면 합격이 취소된다.

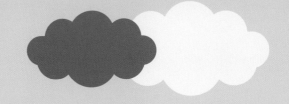

④ 다만, 현장실습 교육의 경우 한시적으로 코로나19 상황 종료시까지 시험에 응시한 이후에도
  이수할 수 있다.

4. 교육 내용 및 면제 기준

① 교육시간

구분		이론	실기	실습	총시간
신규자(요양보호업무 경력이 없고 국가자격이 없는 자)		126	114	80	320
경력자	기타 일반	80	40	40	160
	요양/재가	80	40	20	140
	요양+재가	80	40	0	120
국가자격(면허)소지자	간호사	26	6	8	40
	사회복지사	32	10	8	50
	물리치료사, 작업치료사, 간호조무사	31	11	8	50

② 경력자 기준
- 경력증명발급기관에서 생활지도원, 유급가정봉사원, 간병인 등 간병요양관련 종사자로 경
  력이 1년 이상(1,200시간 이상인 자) 인정되는 자
- 경력은 기간(1년 이상)과 시간(1,200시간 이상)이 동시에 충족되어야 함
- 감면내용
  - 일반 : 실기 및 실습시간 각각 50% 감면
  - 노인요양시설에서 1년 이상(1,200시간 이상) 근무한 자 : 시설실습 전체면제
  - 재가노인복지시설에서 1년 이상(1,200시간 이상) 근무한 자 : 재가실습 전체면제
  - 노인요양시설 및 재가노인복지시설에 각각 근무한 경력자는 실습 전체면제

5. 수료기준

① 교육생이 이론교육 · 실기교육 및 현장실습을 각각 8할 이상 출석하고, 현장실습 평가기준에 적합한 때에 교육과정의 이수로 인정함

② 교육대상자 중 출석기준은 충족하였어도 현장실습 평가기준에 미달한 경우에는 교육을 이수하지 못함

③ 현장실습 평가결과는 요양보호사교육기관에서 발급하는 교육수료증명서에 표기되어야 함

6. 응시원서 접수

① 응시원서 접수 준비사항
- 회원가입 등
  - 회원가입: 약관 동의(이용약관, 개인정보 처리지침, 개인정보 제공 및 활용)
  - 아이디 / 비밀번호: 응시원서 수정 및 응시표 출력에 사용
  - 연락처: 연락처1(휴대전화번호), 연락처2(자택번호), 전자 우편 입력
  ※ 휴대전화번호는 비밀번호 재발급 시 인증용으로 사용됨
- 응시원서: 요양보호사 자격시험 홈페이지 [원서접수]-[응시원서 접수]에서 직접 입력
  - 실명인증: 성명과 주민등록번호를 입력하여 실명인증을 시행, 외국국적자는 외국인 등록증이나 국내거소신고증 상의 등록번호사용
  - 금융거래 실적이 없을 경우 실명인증이 불가능함. 코리아 크레딧뷰로(02-708-1000)에 문의 공지사항 확인
  ※ 원서 접수 내용은 접수 기간 내 홈페이지에서 수정 가능(주민등록번호, 성명 제외)
- 사진파일: jpg 파일(컬러), 276x354픽셀 이상 크기, 해상도는 200dpi 이상

② 응시수수료 결제
- 결제 방법: [응시원서 작성 완료] → [결제하기] → [응시수수료 결제] → [온라인계좌이체 / 가상계좌이체 / 신용카드 / 간편결제 / 감면 자격확인] 중 선택
- 마감 안내 : 인터넷 응시원서 등록 후, 접수 시간에 따른 결제 마감시간까지 결제하지 않았을 경우 미접수로 처리

• 접수시간에 따른 응시원서 작성 및 결제 가능 시간

구분	14:59:59초까지 접수	15:00부터 접수
개인	당일 24시 까지 결제	익일 12시까지 결제
단체	당일 24시까지 배정 및 결제	익일 12시까지 배정 및 결제
비고	가상계좌 결제의 경우, 당일 24시까지 결제	

※ 해당 시간까지 결제를 하지 못하는 경우 시험일자/장소 예약이 해제됩니다.
※ 감면 대상자는 '감면 자격확인 및 별도 신청기간'을 요양보호사 자격시험 홈페이지
　　－[원서접수]－[응시수수료 감면]에서 확인 후 신청

③ 접수결과 확인
• 요양보호사 자격시험 홈페이지 －[응시 원서접수]－[응시원서 접수결과] 메뉴
• 영수증 발급: https://www.easypay.co.kr → [고객직지원] → [결제내역 조회] → [결제수단
선택] → [결제정보 입력] → [출력]

④ 응시원서 기재사항 수정
• 방법: 요양보호사 자격시험 홈페이지 [응시원서 접수] － [응시원서 수정] 메뉴
• 기간: 시험 시작일 하루 전까지만 가능
• 수정 가능 범위
　－ 응시원서 접수 1일전까지: 성명, 주민등록번호를 제외한 나머지 항목 주소, 전화번호, 전
　　자 우편 등
　－ 응시원서 접수 후 시험일 7일전까지 : 시험일자/장소
　－ 단, 성명이나 주민등록번호는 개인정보(열람, 정정, 삭제, 처리정지) 요구서와 주민등록초
　　본 또는 기본증명서, 신분증 사본을 제출하여야만 수정이 가능
　　※ (국시원 홈페이지 [시험정보]－[서식모음]에서 개인정보(열람, 정정, 삭제, 처리정지)
　　　요구서 참고

⑤ 응시표 출력
• 방법: 요양보호사 자격시험 홈페이지 [마이페이지]－[응시원서 관리]－[응시표출력]

• 기간: 응시원서 접수 완료부터 시험 당일 까지 가능
• 기타: 흑백으로 출력하여도 관계없음

⑥ 유의사항: 원서 사진 등록
• 모자를 쓰지 않고, 정면을 바라보며, 상반신만을 6개월 이내에 촬영한 컬러사진
• 응시자의 식별이 불가능할 경우, 응시가 불가능할 수 있음
• 셀프 촬영, 휴대전화기로 촬영한 사진은 불인정
• 기타: 응시원서 작성 시 제출한 사진은 면허(자격)증에도 동일하게 사용
  ※ 자격 사진 변경: 자격교부 신청 시 변경사진, 개인정보(열람, 정정, 삭제, 처리정지) 요
    구서, 신분증 사본을 제출하면 변경 가능

7. 시험과목

시험종별	시험 과목 수	문제수	배점	총점	문제형식
필기	1	35	1점 / 1문제	35점	객관식 5지선다형
실기	1	45	1점 / 1문제	45점	객관식 5지선다형

8. 시험시간표

구분	시험과목 (문제수)	시험형식	입장시작 시간	입장완료 시간	중도퇴실 가능시간	시험시간
오전	1. 요양보호론(필기시험) (35) (요양보호개론, 요양보호관련 기초 지식, 기본요양보호각론 및 특수요양보호각론) 2. 실기시험 (45)	객관식	컴퓨터시험: 09:20~ 지필시험: 08:20~	컴퓨터시험: 09:40~ 지필시험: 09:30~	11:00	10:00 ~ 11:30 (90분)
오후	1. 요양보호론(필기시험) (35) (요양보호개론, 요양보호관련 기초 지식, 기본요양보호각론 및 특수요양보호각론) 2. 실기시험 (45)	객관식	컴퓨터시험: 12:50~ 지필시험: 12:30~	컴퓨터시험: ~13:10 지필시험: ~13:00	14:30	13:30 ~ 15:00 (90분)

9. 부정행위자

부정한 방법으로 시험에 응시하거나 동 시험에서 부정행위를 한 자에 대하여는 '노인복지법 시행규칙 제29조의 7'에 의거 그 시험의 응시를 정지시키고 시험을 무효로 한다. '부정행위자'라 함은 다음에 해당하는 자를 말한다.

- 시험 중 타 응시자와 시험과 관련된 대화를 하는 자
- 답안지를 타 응시자와 교환하는 자
- 시험 중에 타 응시자의 답안지 또는 문제지를 엿보고 자신의 답안지를 작성한 자
- 타 응시자를 위하여 답안 등을 알려주거나 엿보게 하는 자
- 시험 중 시험 문제내용과 관련된 물건(컨닝페이퍼, 교재 등을 포함)을 휴대하거나 이를 주고받는 자
- 시험장 내외의 자로부터 도움을 받아 답안지를 작성한 자 및 도움을 준 자
- 사전에 시험문제를 알고 시험을 치른 자
- 타 응시자와 성명 또는 응시번호를 바꾸어 제출한 자
- 대리시험을 치른 자 및 치르게 한 자
- 시험 중에 시험과 관계없는 물품(휴대폰, PDA, 개인전자장비 등)을 휴대하거나 사용하는 자
- 응시원서를 허위로 기재하거나 허위서류를 제출하여 시험에 응시한 자
- 정당한 이유 없이 시행본부 또는 감독관의 지시에 불응하여 시험진행을 방해하는 자
- 기타 부정 또는 불공정한 방법으로 시험을 치른 자
- 시험 전·후 또는 시험기간 중에 시험문제, 시험문제에 관한 일부 내용, 답안 등을 다른 사람에게 알려주거나 알고 시험을 치른 행위를 한 자

요양보호사 시험일정 및 방법 등은 시험 주관처의 사정에 따라 변경 가능하므로, 반드시 시험 주관처인 국시원 홈페이지(www.kuksiwon.or.kr)를 참조하시기 바랍니다.

구성과 특징

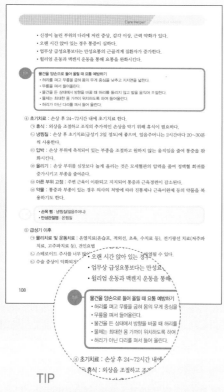

이론정리

보건복지부 발행 요양보호사 표준교재 수정본을 완벽 반영하여 시험에 꼭 필요한 알짜배기 핵심 이론만 수록하였습니다.

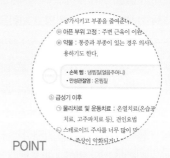

TIP

본문의 흐름에 반드시 필요한 보충설명이나 참고사항을 별도로 정리하였습니다.

POINT

중요한 학습내용을 원포인트로 정리하여 학습효과를 높일 수 있도록 하였습니다.

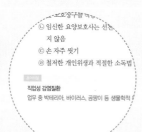

용어해설

본문에서 중요한 단어나 어려운 단어를 설명하여 이해를 돕도록 하였습니다.

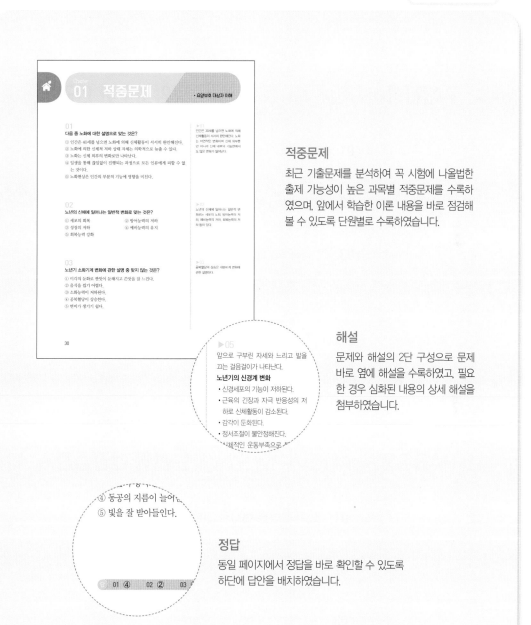

적중문제

최근 기출문제를 분석하여 꼭 시험에 나올법한 출제 가능성이 높은 과목별 적중문제를 수록하였으며, 앞에서 학습한 이론 내용을 바로 점검해 볼 수 있도록 단원별로 수록하였습니다.

해설

문제와 해설의 2단 구성으로 문제 바로 옆에 해설을 수록하였고, 필요한 경우 심화된 내용의 상세 해설을 첨부하였습니다.

정답

동일 페이지에서 정답을 바로 확인할 수 있도록 하단에 답안을 배치하였습니다.

CONTENTS

Study Plan

영역		학습 날짜	학습 시간	오답수
PART1 요양보호와 인권	요양보호 대상자 이해			
	요양보호 관련 제도 및 서비스			
	인권과 직업윤리			
PART2 노화와 건강증진	노화에 따른 변화와 질환			
	치매, 뇌졸중, 파킨슨질환			
	노인의 건강증진 및 질병예방			
PART3 요양보호와 생활 지원	신체활동 지원			
	일상생활 및 개인활동 지원			
	의사소통과 정서 지원			
	요양보호 기록 및 업무보고			
PART4 상황별 요양 보호 기술	치매 요양보호			
	임종 요양보호			
	응급상황 대처			

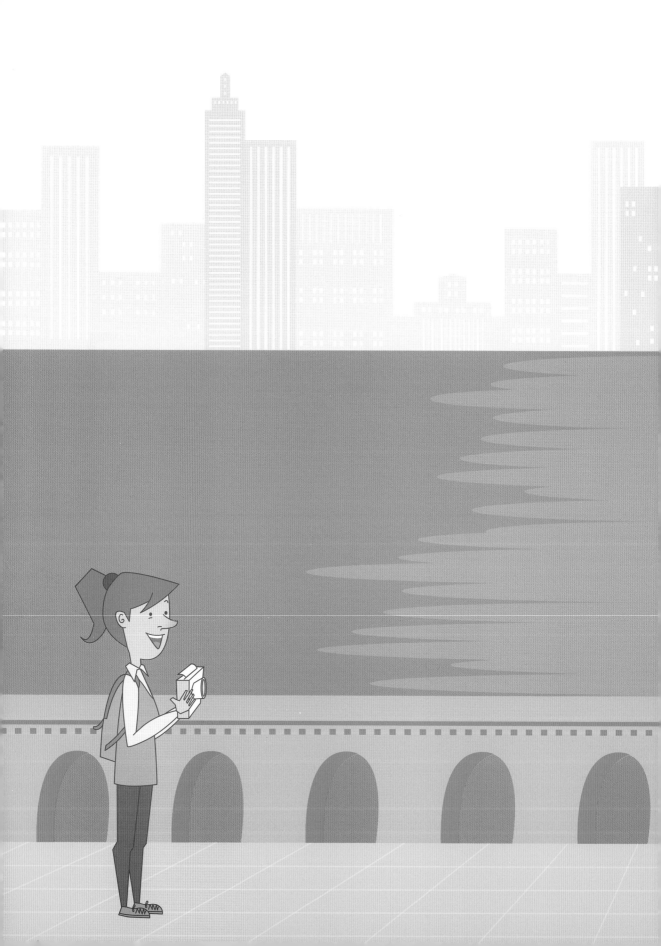

Part **1**

요양보호와 인권

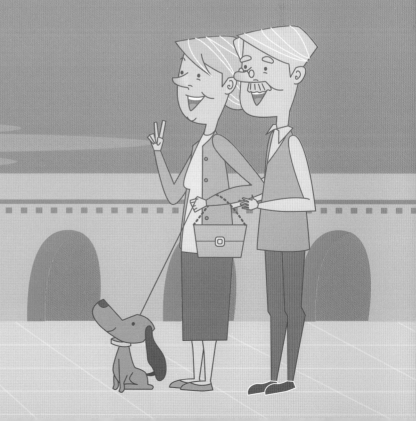

Chapter 01 요양보호 대상자 이해

❶ 노인과 노화 과정

1. 노인의 기여

⑴ 경제적 기여

우리나라의 산업화를 이룩한 65세 이상의 노인들(한국전쟁 전후로 태어남)은 국내·외국의 산업체와 건설 현장에서 일하며 우리나라를 경제대국으로 성장시켰다.

⑵ 정치적 기여

노인 세대는 대통령 직접선거, 평화적인 정권교체 등의 민주화에도 기여하였다.

⑶ 사회적 기여

노인 세대는 1997년 외환 위기를 극복하고 가족과 이웃 중심의 따뜻한 집단문화를 발전시켰다.

2. 노인에 대한 보상

⑴ 경제적 보상

국가에서는 노인들에게 교통시설, 공원, 박물관 등의 공공시설 이용 요금 감면을 통해 경제적 지원을 하고 있다.

⑵ 제도적 보상

국민연금, 국민건강보험 등의 사회보장제도와 노인복지관, 지역사회 경로당 등의 여가 활동을 통해 노인 공경, 노인복지서비스 전달에 적극 노력하고 있다.

⑶ 정치적 보상

국가는 어버이날, 노인의 날 등을 지정하여 모범 어르신을 선정하여 포상하고 있다.

⑷ 지적, 정신적 문화유산의 전수

정책자문, 기록물 등록 등으로 노인의 경험과 지혜를 전수받고, 노인이 보유한 유·무형의 문화재를 보전하고 전수받기 위해 지원하고 있다.

3. 노인의 건강한 노화

(1) 노화의 긍정적 측면

① 노인은 일상적인 균형을 유지하고, 안정적이며 지속적으로 수준 높은 동기부여를 통해 직무를 수행할 수 있다.

② 의사결정에서도 신중하고 조심스러워 젊은 사람들보다 실수가 적고 사고력에서도 뒤지지 않는다.

③ 수많은 정보 중에서 중요한 정보를 추출해 낼 수 있는 능력이 뛰어나다.

(2) 건강한 노화

① 건강을 유지하기 위한 신체적 노력

㉠ 지속적으로 뇌에 자극을 주어 기억력과 인지력을 유지한다.

㉡ 유전적, 생활습관적 특징을 살펴 자신에게 맞는 음식과 영양보조식품을 섭취한다.

㉢ 고혈압, 당뇨, 비만, 그 밖의 질병 유무를 확인하고 신체 기능에 적합한 운동을 지속함으로 신체적 노화를 늦추도록 노력한다.

② 건강을 유지하기 위한 정신적 노력

㉠ 노인 스스로 자신감과 역할이 상실되지 않도록 사회적 관계를 유지하고 생산적 활동을 한다.

㉡ 가족, 친구 등과 접촉하며 적극적인 애정 표현과 의사소통을 한다.

㉢ 자원봉사, 여가 활동, 지역사회 참여 등 생산적 활동으로 자신감을 유지한다.

❷ 노년기 특성

1. 신체적 특성

(1) 노인신체의 일반적 변화

① **세포의 노화** : 뼈와 근육이 위축되어 등이 굽고 키가 줄어들며, 피하지방이 감소하여 전신이 마르고 주름이 많아짐

② **면역능력의 저하** : 잠재하고 있던 질병이 나타나거나 질병이 발생할 경우 급격하게 상황이 악화되어 죽음을 맞기도 함

③ **잔존능력의 저하** : 신체 조직의 잔존능력이 저하되고 적응력이 떨어져 일상생활에서 어려운 상황이 발생할 수 있음

④ **회복능력의 저하** : 만성질환이 있는 노인은 다른 합병증이 쉽게 올 수 있어 사소한 원인으로도 중증에 이를 수 있음

⑤ **비가역적 진행** : 노화는 점진적으로 일어나는 진행성 과정이며 인간의 노력으로 노화의 진행을 막을 수 없음

(2) 소화기계 변화

① 미각의 둔화로 짠맛과 단맛에 둔해지고 쓴맛을 잘 느낌

② 음식을 씹기 어려움

③ 소화능력의 저하

④ 변비가 생기기 쉬움

⑤ 변비, 설사, 구토 증상 등이 생김

⑥ 지방 흡수력의 저하

⑦ 당뇨병에 걸리기 쉬워짐

⑧ 간 기능이 감소하여 약물의 대사와 제거 능력이 저하

⑨ 변실금의 발생

(3) 호흡기계 변화

① 폐활량의 감소로 쉽게 숨이 차고 콧속의 점막이 건조해짐

② 호흡근육의 약화로 호흡증가 시 피로해지기 쉬움

③ 호흡기계 감염

(4) 심혈관계 변화

① 심장의 탄력성 감소

② 최대 심박출량과 심박동수 감소

③ 말초혈관으로부터 심장까지의 혈액순환 감소

④ 기립성 저혈압, 하지에 부종, 정맥류, 치질이 생김

> POINT 심혈관계의 변화는 노화의 가장 중요한 변인이 된다.

(5) 근골격계 변화

① 신장이 줄어듦

② 등이 앞으로 굽으며 자세의 변화가 옴

③ 충격에도 골절되기 쉬움

④ 근력의 저하로 운동능력이 감소됨

⑤ 어깨가 좁아지고 골반이 커짐

⑥ 근섬유의 수와 크기가 감소하여 근육의 양이 줄어듦

⑦ 관절의 활막이 탄력성을 잃고 관절면이 마모되어 염증, 통증, 기형이 초래됨

⑧ 팔 · 다리의 지방은 감소하고 엉덩이와 허리의 피하지방은 증가하여 노인 특유의 체형을 보임

(6) 비뇨 · 생식기계 변화

① 빈뇨증, 요실금, 야뇨증이 생김

② 여성의 경우 질염이 발생하기 쉬움

③ 남성의 경우 배뇨곤란과 배뇨 시 통증을 경험함

(7) 피부계 변화

① 피하지방의 감소로 기온에 민감해짐

② 피부가 건조해지고, 표피가 얇아져서 탄력성이 감소함

③ 주름살이 생기며 눈꺼풀이 늘어지고 이중턱이 됨

④ 발톱이나 손톱이 딱딱하고 두꺼워지나 잘 부서짐

⑤ 상처회복이 지연되고 궤양이 생기기 쉬움

⑥ 피부가 회색으로 변하고 검버섯 등이 생김

(8) 신경계 변화

① 신경세포의 기능이 저하

② 근육의 긴장과 자극 반응성의 저하로 신체활동이 감소

③ 감각이 둔화

④ 정서조절이 불안정해짐

⑤ 신체적인 운동부족으로 불면증이나 수면장애를 가짐

⑥ 단기기억은 감퇴되나 장기기억은 대체로 유지됨

⑦ 앞으로 구부린 자세와 느리고 발을 끄는 걸음걸이가 나타남

⑧ 균형을 유지하는 능력과 신체를 바르게 유지하는 능력이 감소됨

(9) 내분비계 변화

① 포도당 대사능력이 감소되고, 인슐린에 대한 민감성 감소로 쉽게 고혈당이 됨

② 췌장의 베타세포에서 인슐린의 분비가 느리고 그 양이 불충분해짐

③ 공복혈당이 상승함

④ 갑상선의 크기가 줄어들고 갑상선 호르몬의 분비량도 약간 감소됨

⑽ **감각기계 변화**

① **시각**

㉠ 60세 노인은 20대보다 1/3 정도밖에 빛을 받아들이지 못하여 아주 밝은 것을 좋아하게 됨

㉡ 노화와 관련된 노인의 시각체계 변화에는 눈부심의 증가, 시력 저하, 빛 순응의 어려움 등
이 있으며 이는 백내장, 녹내장 등 안질환의 원인이 됨

② **청각** : 노화로 인한 노인성 난청은 50세 이후에 두드러지며 여성보다는 남성에게 많음

③ **미각** : 노인은 맛에 대한 감지능력의 저하로 조미료를 넣은 음식을 좋아함

④ **후각** : 후각세포의 감소로 후각에 둔화가 나타남

⑤ **촉각** : 노인이 되면 통증을 호소하는 정도는 증가하지만 통증에 대한 민감성의 감소로 둔감한
반응을 보임

⑾ **성 변화**

① **여성 노인**

㉠ 성 관련 기관이나 조직의 기능이 위축되고, 생리적 반응의 감퇴

㉡ 신체적 어려움이 수반됨에도 불구하고 성적 욕구는 유지

② **남성 노인**

㉠ 테스토스테론 생산의 감소

㉡ 사정에 대한 두려움

㉢ 발기부전을 초래할 수 있음

2. 심리적 특성

⑴ **우울증 경향의 증가**

① 불면증, 식욕부진, 체중감소 등과 같은 신체적인 증상을 호소하고 기억력이 저하되며 흥미와
의욕을 상실하는 등의 심리적 증상을 겪게 됨

② 주변 사람들에게 적대적으로 대하거나 타인을 비난하는 등의 행동을 보임

⑵ **내향성(수동성)의 증가**

① 청장년기에는 심적 에너지가 바깥 사회생활로 향해 있다가 노년기에 접어들면서 내면으로 향
하기 때문에 내향성이 나타남

② 사회적 활동이 감소하고 타인과 만나는 것을 기피할 뿐만 아니라 내향적인 성격이 되어감

(3) 조심성의 증가

① 나이가 들수록 조심성이 증가함

② 질문이나 문제에 대해 대답을 할지 망설이거나 하지 못하며, 때에 따라서는 중립을 지키곤 함

③ 결단이나 행동이 느려지고 매사에 신중해짐

(4) 경직성의 증가

① 자신에게 익숙한 습관적인 태도나 방법을 고수함

② 매사에 융통성이 없어지고 새로운 변화를 싫어하며 도전적인 일을 꺼려함

③ 새로운 기구를 사용하거나 새로운 방식으로 일을 처리하는 데 저항함

용어해설

경직성

경직성이란 노인이 문제를 해결함에 있어서 어떤 해결방법이나 행동이 옳지 않거나 이익이 없음에도 불구하고 자신의 생각대로 행동하는 경향을 일컫는 것으로, 이는 노화와 함께 증가되는 양상을 보이기 때문에 학습능력과 문제해결능력이 낮아지는 것으로 평가된다.

(5) 생에 대한 회고의 경향

① 자신이 지나온 일생의 여러 요인들 즉, 가족구성, 신체적 조건, 결혼, 취업, 직장생활, 부부생활, 성생활, 성역할 등을 떠올림

② 지난 생에 대한 회상은 응어리졌던 감정을 해소하고 실패와 좌절에 담담해져 자아통합을 가능하게 하고 다가오는 죽음을 평온한 마음으로 맞을 수 있게 함

(6) 친근한 사물에 대한 애착심

① 오랫동안 자신이 사용해 오던 친근한 사물에 대해 애착심이 강함

② 애착은 지나온 과거를 회상하거나 마음의 안락을 찾는데 도움을 줌

TIP **친근한 사물에 대해 애착심을 보이는 이유**
- 자기 자신과 주변이 변하지 않고 유지되고 있다는 안도감
- 정서적 안정감을 느낌
- 세월의 흐름 속에서 자기정체감 유지

(7) 유산을 남기려는 경향

① 죽음의 필연성을 인식하고 생명이 유한하다는 것을 자각하며 자신이 이 세상에 다녀갔다는

흔적을 후세에 남기고자 함

② 자신이 가치 있는 삶을 살았다는 것을 인정받고자 함

③ 노인들은 혈육, 물질적 재산, 창조적 업적, 전통과 가치 등을 남기고자 함

⑻ 의존성의 증가

① 신체적 기능이 저하되면서 신체적으로 의존

② 임금 노동자로서의 역할을 상실함에 따라 경제적으로 의존

③ 중추신경조직이 퇴화함으로 인해 정신적으로 의존

④ 중요한 사람을 상실하게 되면서 사회적, 심리적, 정서적으로 다른 사람에게 더 의존

3. 사회적 특성

⑴ **직업상실과 경제적 빈곤**

① 소득상실, 대인관계 축소로 인한 유대감 상실

② **퇴직 후 적응에 영향을 끼치는 요인**

㉠ **사회경제적 요인** : 건강수준, 경제상태, 학력

㉡ **퇴직 시기** : 너무 일찍 퇴직하거나 너무 늦게 퇴직한 경우 적응에 어려움을 겪음

㉢ **자발적, 비자발적 퇴직** : 스트레스 정도의 차이

㉣ 성별, 성격, 직업 만족도, 대처 자원, 자기 효능감 등

㉤ 퇴직 전 생활양식과 가치관

⑵ **배우자와 친족의 상실, 자녀의 결혼**

① 배우자나 친구와 사별하는 경우 심한 허무감, 절망감, 고독감을 갖게 됨

② 남성 노인의 경우 고독감을 느낌

③ 여성 노인의 경우 '빈둥지증후군' 등으로 노후에 대한 초조와 불안감을 가짐

POINT **사회적 특성** : 역할 상실, 경제적 빈곤, 유대감의 상실, 사회적 관계 위축

❸ 가족관계 변화와 노인 부양

1. 노인 거주 형태의 변화

(1) 현대 사회의 가족구조

현대 사회에서는 가족구조, 가족관계, 가족기능, 가족생활주기에 큰 변화가 일어났다. 기혼 자녀와의 동거는 감소하고, 1인 가구나 노부부만 사는 세대가 증가하고 있다.

(2) 노인 가족

노부부끼리 살거나 노인이 포함된 가족을 이르는 말이다.

2. 가족관계의 변화

(1) 부부관계

① 평등한 부부관계 : 가사 및 자녀 양육에 부부 공동으로 참여

② 노년기 삶의 만족도 결정 : 친밀감, 상호의존성, 소속감

③ 부부관계 변화에 재적응

ㄱ 생활습관의 수정, 간병, 배우자의 상실

ㄴ 역할변화의 적응 : 성역할 차이가 감소, 남성노인의 여성화, 여성노인의 남성화

ㄷ 성적 적응 : 노년기의 부부관계는 삶의 만족도를 결정하는 중요한 요인이 됨

ㄹ 배우자 사별에 대한 적응 : 상실감 시기, 변화 시기, 새로운 생활유형의 발달시기

> **TIP**
> 배우자 사별에 대한 적응 단계
> • 1단계 : 상실감의 시기, 우울감과 비탄
> • 2단계 : 배우자 없는 생활을 받아들이고 혼자된 사람으로서의 정체감을 수립하는 시기
> • 3단계 : 혼자 사는 삶을 적극적으로 개척하는 시기

(2) 부모와 자녀관계

① 빈둥지증후군 : 자녀가 독립하여 집을 떠난 뒤에 부모가 경험하게 되는 슬픔과 외로움과 상실감

② 수정확대가족 : 노인 부모가 자녀와 근거리에 살면서 자녀의 보살핌을 받는 가족 형태

(3) 고부관계

① 전통사회에서의 고부갈등 : 시어머니에 대한 며느리의 절대적인 복종과 인내를 요하는 일방적

인 관계

② **현대사회에서의 고부갈등** : 부부 간의 갈등과 붕괴 및 가족기능의 상실 초래

③ **고부갈등의 유형**

　㉠ 신체적 공격, 공공연한 언쟁, 은밀한 언어적 공격, 기대배반, 회피

　㉡ 며느리의 반응유형으로는 의욕상실, 시가 일에 비협조하는 기대 배반 행위, 은밀한 언어적 공격, 혼자 참는 경우가 있음

(4) 조부모와 손자녀 관계

① **조부모** : 손자녀를 통해 생의 연속성을 느낌, 인생의 경험과 지혜를 제공함으로써 생산성과 성취감을 얻음, 손자녀의 성장과 사회적 성취를 통하여 대리만족을 얻음

② **손자녀** : 문화적 연속성, 건전한 심리적 발달

③ **조부모의 유형**

　㉠ 부모 역할을 대리하는 유형

　㉡ 조언을 하거나 자원을 제공하는 등 가치 있는 어른으로서의 도덕적 모델의 역할을 하는 유형

　㉢ 가족 문화의 전달자로서 상징적 역할을 하는 유형

　㉣ 손자녀와 더불어 자신의 생활을 즐겨나가는 유형

　㉤ 손자녀를 통해 이루지 못한 꿈을 실현하려고 하는 유형

(5) 형제자매 관계

노년기에 이르면 형제자매는 상호이해와 동조성이 강화되는 경향을 보임

3. 노인부양 문제와 해결 방안

(1) 노인부양의 문제

① 정신적으로 효에 대한 가치개념이 변화

② 생활비의 지출증가

③ 노인들의 독립적인 사고방식의 증가

(2) 노인부양 문제의 해결 방안

① **부양방법의 대안 모색** : 노인부양은 크게 공적 부양과 사적 부양으로 나뉘는데, 사적 부양은 다시 자기부양과 가족부양의 두 가지 형태로 분류된다.

공적부양 ── 공공부조, 기초연금, 국민연금, 장기요양보험 등

사적부양 ┬ 자기부양 : 스스로 부양문제 해결

└ 가족부양 : 동거부양, 비동거부양, 시설입소 자녀지원

② 세대 간의 갈등조절

　㉠ 자녀와의 분리

　㉡ 부모와 자녀의 가치관 차이

　㉢ 부모와 자녀의 상호부조 개념의 차이

③ 노인의 개인적 대처

　㉠ 노후생활을 스스로 준비할 수 있도록 권장

　㉡ 생활전반에 주거문제나 일상생활 형태 변화

　㉢ **노인 교육** : 정신적 무장, 훈련(자신감 상실, 우울증 극복)

(3) **노인복지 증진을 위한 사회정책 개발**

가족 부양기능 강화 정책	• 노부모부양 수당 • 면세혜택 강화 • 노인부양가족에 대한 상담, 교육, 조직화

POINT **노인부양 해결 방안** : 사회와 가족의 협력, 세대 간의 갈등 조절, 노인의 개인적 대처, 노인복지정책 강화

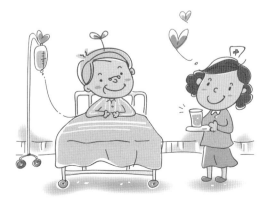

01

다음 중 노화에 대한 설명으로 맞는 것은?

① 인간은 40세를 넘으면 노화에 의해 신체활동이 서서히 완만해진다.
② 노화에 의한 신체적 저하 상태 자체는 의학적으로 늦출 수 있다.
③ 노화는 신체 외부의 변화로만 나타난다.
④ 일생을 통해 끊임없이 진행되는 과정으로 모든 인류에게 피할 수 없는 것이다.
⑤ 노화현상은 인간의 부분적 기능에 영향을 미친다.

▶01
인간은 30세를 넘으면 노화에 의해 신체활동이 서서히 완만해진다. 노화는 자연적인 변화이며 신체 외부뿐만 아니라 신체 내부의 기능면에서도 많은 변화가 일어난다.

02

노년의 신체에 일어나는 일반적 변화로 맞는 것은?

① 세포의 회복
② 방어능력의 저하
③ 성장의 저하
④ 예비능력의 유지
⑤ 회복능력 강화

▶02
노년의 신체에 일어나는 일반적 변화로는 세포의 노화, 방어능력의 저하, 예비능력의 저하, 회복능력의 저하 등이 있다.

03

노년기 소화기계 변화에 관한 설명 중 맞지 않는 것은?

① 미각의 둔화로 짠맛이 둔해지고 쓴맛을 잘 느낀다.
② 음식을 씹기 어렵다.
③ 소화능력이 저하된다.
④ 공복혈당이 상승한다.
⑤ 변비가 생기기 쉽다.

▶03
공복혈당의 상승은 내분비계 변화에 관한 설명이다.

04

노인의 근골격계 변화로 바르지 않은 것은?

① 팔다리의 지방은 감소한다.
② 등이 앞으로 굽으며 자세가 변한다.
③ 근육의 양이 늘어난다.
④ 허리의 피하지방은 증가한다.
⑤ 관절이 마모되어 염증, 통증이 생긴다.

05

노년기의 신경계 변화에 대한 설명으로 옳지 않은 것은?

① 신경세포기능이 저하된다.
② 감각이 둔화된다.
③ 신체적인 운동부족으로 불면증이나 수면장애가 생긴다.
④ 앞으로 구부린 자세로 걸음을 잘 걸을 수 있다.
⑤ 균형을 유지하는 능력과 신체를 바르게 유지하는 능력이 감소된다.

06

노화에 따른 시각체계의 변화 중 맞는 것은?

① 눈부심이 감소한다.
② 시력이 유지된다.
③ 눈물의 양이 감소하여 안구건조증이 나타난다.
④ 동공의 지름이 늘어난다.
⑤ 빛을 잘 받아들인다.

▶04
근육의 양이 줄어든다. 팔다리의 지방은 감소하고 엉덩이와 허리의 피하지방은 증가하여 노인 특유의 체형을 보인다.

▶05
앞으로 구부린 자세와 느리고 발을 끄는 걸음걸이가 나타난다.
노년기의 신경계 변화
• 신경세포의 기능이 저하된다.
• 근육의 긴장과 자극 반응성의 저하로 신체활동이 감소된다.
• 감각이 둔화된다.
• 정서조절이 불안정해진다.
• 신체적인 운동부족으로 불면증이나 수면장애를 갖는다.
• 단기기억은 감퇴되나 장기기억은 대체로 유지된다.
• 앞으로 구부린 자세나 느리고 발을 끄는 걸음걸이가 된다.
• 균형을 유지하는 능력과 신체를 바르게 유지하는 능력이 감소된다.

▶06
동공의 지름이 줄어들게 되며 60세 노인은 20대보다 1/3 정도밖에 빛을 받아들이지 못하기 때문에 아주 밝은 것을 좋아하게 된다. 눈부심의 증가, 시력저하, 빛 순응의 어려움이 나타난다.

답 01 ④   02 ②   03 ④   04 ③   05 ④   06 ③

07

노인의 심리적 특성에 대한 설명 중 틀린 것은?

① 조심성이 감소한다.
② 수동성이 증가한다.
③ 친근한 사물에 대한 애착심이 생긴다.
④ 경직성이 증가한다.
⑤ 성역할 지각이 변화한다.

08

노인우울증에 영향을 미치지 않는 것은?

① 신체적 질병
② 배우자의 죽음
③ 경제능력의 약화
④ 사회와 가족 의지
⑤ 일상생활에 대한 자기 통제의 불가능

09

노인의 정신적 문제요인 중 잘못 짝지어진 것은?

① 질환 – 고통, 변화된 기능, 신체이미지 손상
② 퇴직 – 범죄, 약물남용
③ 사회적 고립 – 재정, 건강, 친구의 부족
④ 사망에 대한 인식 증가 – 동료사망의 증가
⑤ 감각 결핍 – 청각, 시각, 촉각 기능의 감소 혹은 손상

▶07
노인의 심리적 특성
• 우울증 경향의 증가
• 수동성의 증가
• 경직성의 증가
• 조심성의 증가
• 의존성의 증가
• 친근한 사물에 대한 애착심
• 성역할 지각의 변화

▶08
우울증 경향은 노년기 전반에 걸쳐 증가하게 된다. 신체적 질병, 배우자의 죽음, 경제능력의 약화, 사회와 가족으로부터의 소외 및 고립, 일상생활에 대한 자기통제의 불가능, 지나온 세월에 대한 회한 등이 원인이 되어 우울증이 증가하게 된다.

▶09
퇴직으로 인하여 역할, 수입, 목적감각을 상실한다.
노인의 정신적 문제요인
• **질환** : 고통, 변화된 기능, 신체이미지 손상
• **퇴직** : 역할, 수입, 목적감각 상실
• **사회적 고립** : 재정, 건강, 친구의 부족
• **사망** : 친구, 가족, 중요한 지지자
• **사망에 대한 인식 증가** : 동료 사망자 수 증가
• **감각 결핍** : 청각, 시각, 촉각 기능의 감소 혹은 손상
• **취약성 증가** : 범죄, 약물남용
• **공공시설 수용 및 의존성에 대한 위험 증가** : 변화에 따른 자기보호능력 손상

10

한국가족의 변화에 대한 설명으로 틀린 것은?

① 핵가족화가 되었다.

② 기혼 자녀와의 동거가 줄어든다.

③ 자녀와 별거하는 노인이 증가한다.

④ 노인혼자 사는 세대의 비율이 늘어나는 추세다.

⑤ 부부끼리만 사는 노인단독세대의 비율이 줄어드는 추세다.

▶10
부부끼리만 사는 노인단독세대의 비율이 늘어나는 추세다.

11

노년기 부부관계 변화에 대한 재적응과 관련 없는 것은?

① 역할변화의 적응

② 노년기 부부의 사기와 만족도 향상

③ 성적부적응

④ 배우자 사별에 대한 적응

⑤ 자아 존중감 향상

▶11
성적부적응이 아니라 성적적응이 부부관계의 기본요소이다.

12

현대사회의 삶의 만족도를 결정하는 중요한 요인으로 자리 잡은 것은?

① 노년기의 부부관계

② 중년기의 부부관계

③ 고부 간의 관계

④ 형제, 자매와의 관계

⑤ 부모, 자식과의 관계

▶12
현대사회에서 핵심적 가족관계로 소자녀 가치관을 들 수 있는데. 평균수명의 연장으로 자녀 양육 이후 노부부가 함께 지내는 기간 또는 빈 둥지 기간이 연장되고 있다. 이에 따라 노년기의 부부관계는 삶의 만족도를 결정하는 중요한 요인으로 자리잡게 되었다.

Part 1 요양보호의 인권

Part 2 노화와 건강증진

Part 3 요양보호와 생활 지원

Part 4 상황별 요양 보호 기술

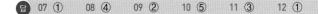

답   07 ①   08 ④   09 ②   10 ⑤   11 ③   12 ①

13
현대사회에서 부모와 자녀의 관계에 대한 설명으로 옳지 않은 것은?

① 부모와 자녀 간의 애정적 결속이 노인의 생활 만족도와 크게 연관이 있다.
② 부모와 자녀 간의 관계는 노인의 행복과 불행에 직접적으로 영향을 미친다.
③ 현대사회로 올수록 부모, 자녀 간의 왕래가 단절되고 있다.
④ 현대사회는 성인자녀가 노부모를 부양하는 일반적인 수직관계이다.
⑤ 부모와 자녀 간의 관계 속에서 여러 가지 갈등이 발생하고 있다.

▶13
현대사회는 성인자녀와 노부모가 상호 호혜적 관계로 쌍방에서 도움을 주고받는다.

14
고부관계의 변화에 대한 설명으로 바르지 않은 것은?

① 고부 간의 갈등이란 시어머니와 며느리 사이에서 발생하는 갈등과 충돌을 의미한다.
② 전통사회는 며느리의 일방적인 복종과 그에 따른 인내만이 미덕으로 알고 감정을 드러내지 않았다.
③ 현대사회의 고부관계는 육체적 압박이 더 심하다.
④ 고부갈등은 현대 우리나라 개인의 심리 및 정신질환, 노인문제 및 부부문제의 직접적인 원인이 된다.
⑤ 고부갈등은 부부 간의 갈등 및 붕괴 및 가족기능의 상실로 이어지고 있다.

▶14
전통사회의 고부관계가 육체적 압박이었다고 한다면 현대사회 고부갈등은 심리·정서적인 압박이라 할 수 있다.

15
노화되면 말의 이해, 평형유지에 문제가 생기는 감각은?

① 청각　　　　　　② 미각
③ 후각　　　　　　④ 시각
⑤ 촉각

▶15
청각은 노화됨에 따라 소리의 감수성, 말의 이해, 평형유지에 문제가 생긴다.

답　13 ④　　14 ③　　15 ①

Chapter 02 요양보호 관련 제도 및 서비스

❶ 사회복지와 노인복지

1. 사회복지의 이해

(1) 사회복지의 개념과 범위

① **개념** : 사회복지는 인간이 살아가면서 겪게 되는 여러 가지 욕구, 사회문제, 위험들을 해결하여 더 높은 삶의 질을 도모하려는 전문적 노력과 관련된 사회제도이다.

 ㉠ **인간 욕구** : 인간이 존립하기 위해 필수불가결하게 충족해야 하는 본질적인 현상

 ㉡ **기본 욕구** : 인간 욕구 중에서도 누구에게나 공통적이며 필수적인 것들의 최저 수준에 적용되는 욕구

 ㉢ **사회적 욕구** : 여러 사회적 위험 때문에 개인의 기본 욕구를 충족시키지 못하는 사회 구성원의 수가 늘어났을 때, 처해 있는 사회적 위험으로부터 벗어나려는 집단적인 노력

② **범위** : 사회복지의 범위는 사회적 약자의 보호를 기본으로 하면서 일반 국민과 지역사회의 보편적 욕구충족과 필요한 복지서비스 제공으로 확대되어 왔다.

(2) 사회복지 분야

① **공적부조** : 생활 유지 능력이 없거나 생활이 어려운 국민의 최저생활을 보장하고 자립을 지원하는 제도

> **국민기초생활보장제도** : 생활이 어려운 사람에게 필요한 급여를 제공하여 이들의 최저생활을 보장하고 재활을 돕는 것을 목적으로 함

② **사회보험** : 국민에게 발생할 수 있는 질병, 실업, 장애, 사망, 소득 상실 등의 사회적 위험을 보험의 방식으로 대처하는 제도

> • **국민건강보험** : 국민의 질병, 부상에 대한 예방, 진단, 치료, 재활과 출산, 사망 및 건강 증진에 대하여 보험급여를 제공함으로써 국민보건 향상과 사회보장 증진에 기여함
> • **국민연금보험** : 국민의 노령, 장애 또는 사망에 대하여 연금 급여를 함으로써 국민의 생활 안정과 복지 증진에 기여함

- **고용보험** : 실업의 예방, 고용의 촉진 및 근로자의 직업능력의 개발과 향상을 꾀하고 국가의 직업지도
  와 직업소개 기능을 강화하며, 근로자가 실업한 경우에 생활에 필요한 급여를 하여 근로자의 생활 안
  정과 구직활동을 촉진함
- **산업재해보상보험** : 근로자의 업무상 재해를 신속하고 공정하게 보상하며, 재해근로자의 재활 및 사회
  복귀를 촉진함
- **노인장기요양보험** : 고령이나 노인성 질병 등의 사유로 일상생활을 혼자서 수행하기 어려운 노인 등에
  게 제공하는 신체 활동 또는 가사 활동 지원 등의 장기요양급여에 관한 사항을 규정하여 노후의 건강
  증진 및 생활 안정을 도모하고 그 가족의 부담을 덜어줌으로써 국민의 삶의 질을 향상하도록 함을 목
  적으로 함

③ **사회서비스** : 도움이 필요한 모든 국민에게 복지, 보건, 의료, 교육, 고용, 주거, 문화, 환경 등
의 분야에서 제공하는 상담, 재활, 돌봄, 정보, 관련 시설 이용, 역량 개발, 사회참여 지원 등
의 개별 서비스

- 도움이 필요한 사람에게 제공되는 인간다운 생활 보장, 상담, 재활, 돌봄, 정보의 제공, 관련 시설의 이
  용, 역량 개발, 사회참여 지원 등을 위한 개별 서비스임
- 아동, 청소년, 장애인, 여성, 노인, 다문화 가정 등의 대상별 서비스와 정신 보건복지, 산업복지, 의료사
  회복지, 학교사회복지 서비스 등의 분야별 서비스로 나눔

 POINT **사회복지 분야** : 공적부조, 사회보험, 사회서비스

2. 노인복지의 이해

⑴ **노인복지의 목적**

① **노인의 안정된 생활유지** : 최저 수준의 생활이 아니라 최적 수준의 생활을 보장하는 것

② **자아실현의 욕구 충족** : 기본적인 사회적 욕구의 충족뿐 아니라 성장에 대한 욕구충족을 지원
하여 다양한 노인문제를 미연에 예방하고 해결하는 것

③ **사회통합의 유지** : 노년기에도 사회활동에 적극적으로 참여하고 평생 동안 쌓아온 지혜와 경
험을 바탕으로 국가의 사회적 발전에 기여할 수 있는 기회가 제공되어야 함

⑵ **노인인구**

① **노인문제 – 4고(四苦)**

㉠ **빈곤(貧困)** : 사회적 역할 상실로 수입 감소

㉡ **질병(疾病)** : 건강악화로 유병장수

㉢ **무위(無爲)** : 사회적 역할 및 가정 내 역할 상실

　　　② 고독(孤獨) : 소외와 고독감

　② 노인인구의 증가 원인

　　　㉠ 보건의료 기술의 발전

　　　㉡ 교육 수준의 향상

　　　㉢ 국민의 건강에 대한 관심의 증가

　　　㉣ 영양, 안전, 위생환경의 개선

　　　㉤ 출산율 감소에 따른 노인인구의 상대적 비율 증가

> **TIP**
>
> **고령화 사회 단계**
> - **고령화 사회** : 전체 인구 대비 65세 이상 노인인구가 7% 이상 14% 미만
> - **고령 사회** : 전체 인구 대비 65세 이상 노인인구가 14% 이상 20% 미만
> - **초고령 사회** : 전체 인구 대비 65세 이상 노인인구가 20% 이상

(3) 노인복지의 원칙(UN, 1991)

　① 독립의 원칙

　　　㉠ 노인 본인의 소득은 물론, 가족과 지역사회의 지원을 통하여 식량, 물, 주택, 의복, 건강서
　　　비스를 이용할 수 있어야 한다.

　　　㉡ 일할 수 있는 기회를 갖거나 다른 소득을 얻을 수 있어야 한다.

　　　㉢ 언제, 어떻게 직장을 그만둘 것인지에 대한 결정에 참여할 수 있어야 한다.

　　　㉣ 적절한 교육과 훈련 프로그램에 접근할 수 있어야 한다.

　　　㉤ 개인 선호와 변화하는 능력에 맞추어 안전하게 적응할 수 있는 환경에서 살 수 있어야 한다.

　　　㉥ 가능한 한 오랫동안 가정에서 살 수 있어야 한다.

　② 참여의 원칙

　　　㉠ 사회에 통합되어야 하고, 노인복지정책의 형성과 시행에 적극적으로 참여하며, 지식과 기
　　　술을 젊은 세대와 공유하여야 한다.

　　　㉡ 지역사회를 위한 봉사 기회를 갖고 개발하며, 흥미와 능력에 맞는 자원봉사자로서 활동할
　　　수 있어야 한다.

　　　㉢ 노인들을 위한 사회운동을 하고 단체를 조직할 수 있어야 한다.

　③ 보호의 원칙

　　　㉠ 사회의 문화적 가치체계에 따라 가족과 지역사회의 보살핌과 보호를 받아야 한다.

　　　㉡ 최적의 신체적, 정신적, 정서적 안녕을 유지하거나 되찾도록 도움을 받고, 질병을 예방하
　　　거나 지연하는 건강보호 서비스를 이용할 수 있어야 한다.

ⓒ 노인의 자율과 보호를 높이는 사회적, 법률적인 서비스를 이용할 수 있어야 한다.

ⓔ 시설에서는 인간적이고 안전한 환경에서 보호, 재활, 사회적 · 정신적 격려 서비스를 제공 받아야 한다.

ⓜ 보호 및 치료 시설에 거주할 때도 기본적 인권과 자유를 누릴 수 있어야 한다.

④ **자아실현의 원칙**

ⓖ 노인의 잠재력을 완전히 계발할 수 있는 기회가 있어야 한다.

ⓛ 사회의 교육적, 문화적, 정신적 자원과 여가서비스를 이용할 수 있어야 한다.

⑤ **존엄의 원칙**

ⓖ 존엄과 안전 속에서 살 수 있어야 하며, 착취와 육체적 · 정신적 학대로부터 자유로워야 한다.

ⓛ 나이, 성, 인종이나 민족적 배경, 장애, 지위에 상관없이 공정하게 대우받아야 하며, 경제적 기여와 관계없이 평가되어야 한다.

> **노인복지의 원칙**
> • **독립의 원칙** : 자립적 생활
> • **참여의 원칙** : 사회활동에 참여
> • **보호의 원칙** : 보살핌과 보호를 받아야 함
> • **자아실현의 원칙** : 잠재력 계발
> • **존엄의 원칙** : 공정한 대우와 평가

3. 노인복지사업 유형

(1) 노인돌봄 및 지원서비스

① **독거노인 보호 사업** : 독거노인의 생활 실태 및 복지 욕구 파악, 정기적인 안전 확인, 보건 · 복지서비스 연계 및 조정, 생활교육 등을 통해 독거노인에 대한 종합적인 사회안전망을 구축하는 것을 목적으로 하는 사업

② **독거노인 공동생활홈 서비스** : 공동생활공간 운영을 통한 독거노인 고독사 · 자살 예방 및 공동체 형성을 목적으로 하는 사업

③ **노인돌봄종합서비스** : 혼자 힘으로 일상생활을 영위하기 어려운 노인에게 가사 · 활동지원 또는 주간보호 서비스를 제공하고 신체 · 인지 기능이 약화됨을 방지하여 안정된 노후생활을 보장하고 가족의 사회 · 경제적 활동기반을 조성하기 위한 사업

④ **노인보호전문기관** : 노인학대에 전문적이고 체계적으로 대처하여 노인권익을 보호하는 한편, 노인학대 예방 및 노인인식 개선 등을 통해 노인의 삶의 질 향상을 도모하기 위한 사업

⑤ **학대피해노인 전용쉼터** : 학대피해노인에 대한 일정기간 보호조치 및 심신 치유 프로그램을 제공하는 사업

⑥ **결식 우려 노인 무료급식 지원** : 가정 형편이 어렵거나 부득이한 사정으로 식사를 거를 우려가 있는 노인들에게 무료로 식사를 제공하고, 그 이상의 일정한 경제적 능력을 갖춘 노인들에게 는 실비로 식사를 제공할 수 있도록 지원하는 사업

(2) 치매 사업 및 건강보장 사업

① **치매안심센터** : 치매초기상담 및 치매조기검진, 1:1사례관리, 치매단기쉼터 및 치매카페 운영, 관련서비스 안내 및 치매 서비스 제공기관 간 연계사업

② **노인실명 예방 사업** : 저소득층 노인 등에 대한 정밀 눈 검진을 하여 눈 질환을 조기에 발견하고 적기에 치료함으로써 노인들의 실명을 예방하고 일상생활이 가능한 시력을 유지하도록 지원하는 사업

③ **노인 무릎인공관절 수술 지원** : 무릎관절증으로 지속적인 통증에 시달리나 경제적 이유로 수술을 받지 못하는 노인들의 고통을 경감하여 삶의 질을 개선하기 위한 사업

④ **노인 건강진단** : 질병의 조기 발견 및 치료로 건강의 유지, 증진을 위한 사업

(3) 노인 사회활동 및 여가활동 지원

① **노인일자리 및 사회활동** : 노인이 활기차고 건강한 노후생활을 영위할 수 있도록 다양한 일자리 · 사회활동을 지원하는 사업

② **노인자원봉사** : 노인의 경륜을 사회에 재투자할 수 있도록 노인자원봉사를 활성화하여 노인의 적극적 사회참여 및 노인의 인적자원 활용을 극대화하기 위한 사업

③ **경로당** : 지역별 경로당을 친목도모 · 취미활동 · 공동작업장 운영 및 각종 정보 교환과 기타 여가 활동 등 노인 사회활동 및 여가활동 지원의 공간 및 도구로 활용하는 사업

④ **노인복지관** : 시 · 군 · 구별로 지역 실정에 따라 1개소 이상의 노인복지관을 설치 · 운영하여 노인의 교양 · 취미생활 및 사회 참여활동 등 지역사회 노인들의 여가복지를 증진하는 사업

4. 노인복지시설의 필요성과 종류

(1) 노인복지시설의 필요성

① 노인인구의 증가와 고령화

② 가족의 부양부담 증가

③ **핵가족화** : 노인가구의 증가

④ **노인부양 의식의 변화** : 국가와 사회의 책임 강조

(2) 노인복지시설의 종류

① 노인주거복지시설

  ㉠ **양로시설** : 노인을 입소시켜 급식과 그 밖에 일상생활에 필요한 편의를 제공

  ㉡ **노인공동생활가정** : 노인들에게 가정과 같은 주거여건과 급식, 그 밖에 일상생활에 필요한 편의를 제공

  ㉢ **노인복지주택** : 노인에게 주거시설을 분양 또는 임대하여 주거의 편의·생활지도·상담 및 안전관리 등 일상생활에 필요한 편의를 제공

② 노인의료복지시설

  ㉠ **노인요양시설** : 치매·중풍 등 노인성 질환 등으로 심신에 상당한 장애가 발생하여 도움을 필요로 하는 노인을 입소시켜 급식·요양과 그 밖에 일상생활에 필요한 편의를 제공

  ㉡ **노인요양공동생활가정** : 치매·중풍 등 노인성 질환 등으로 심신에 상당한 장애가 발생하여 도움을 필요로 하는 노인에게 가정과 같은 주거여건과 급식·요양, 그 밖에 일상생활에 필요한 편의를 제공

③ 노인여가복지시설

  ㉠ **노인복지관** : 노인의 교양·취미생활 및 사회참여활동 등에 대한 각종 정보와 서비스를 제공하고, 건강증진 및 질병예방과 소득보장·재가복지, 그 밖에 노인의 복지증진에 필요한 서비스를 제공

  ㉡ **경로당** : 지역노인들이 자율적으로 친목도모·취미활동·공동작업장 운영 및 각종 정보교환과 기타 여가활동을 할 수 있는 장소를 제공

  ㉢ **노인교실** : 노인들에 대하여 사회활동 참여욕구를 충족시키기 위하여 건전한 취미생활·노인건강유지·소득보장 기타 일상생활과 관련한 학습프로그램을 제공

④ 재가노인복지시설

  ㉠ **방문요양서비스** : 가정에서 일상생활을 영위하고 있는 노인으로서 신체적·정신적 장애로 어려움을 겪고 있는 노인에게 필요한 각종 편의를 제공하여 지역사회 안에서 건전하고 안정된 노후를 영위하도록 하는 서비스

  ㉡ **주·야간 보호서비스** : 부득이한 사유로 가족의 보호를 받을 수 없는 심신이 허약한 노인과 장애노인을 주간 또는 야간 동안 보호시설에 입소시켜 필요한 각종 편의를 제공하여 이들의 생활안정과 심신기능의 유지·향상을 도모하고, 그 가족의 신체적·정신적 부담을 덜어주기 위한 서비스

  ㉢ **단기보호서비스** : 부득이한 사유로 가족의 보호를 받을 수 없어 일시적으로 보호가 필요한 심신이 허약한 노인과 장애노인을 보호시설에 단기간 입소시켜 보호함으로써 노인 및 노

인가정의 복지증진을 도모하기 위한 서비스

　　② 방문목욕서비스 : 목욕장비를 갖추고 재가노인을 방문하여 목욕을 제공하는 서비스

⑤ 노인보호전문기관 : 노인학대행위자에 대한 상담 및 교육, 학대받은 노인의 발견 · 상담 · 보호, 노인학대 예방 및 방지를 위한 홍보를 담당하는 기관

　　㉠ 중앙노인보호전문기관

　　㉡ 지역노인보호전문기관

⑥ 노인일자리전담기관

　　㉠ 노인인력개발기관 : 노인일자리개발 · 보급사업, 조사사업, 교육 · 홍보 및 협력사업, 프로그램인증 · 평가사업 등을 지원하는 기관

　　㉡ 노인일자리지원기관 : 지역사회 등에서 노인일자리의 개발 · 지원, 창업 · 육성 및 노인에 의한 재화의 생산 · 판매 등을 직접 담당하는 기관

　　㉢ 노인취업알선기관 : 노인에게 취업 상담 및 정보를 제공하거나 노인일자리를 알선하는 기관

⑦ 학대피해노인 전용쉼터

　　㉠ 학대피해노인의 보호와 숙식제공 등의 쉼터생활 지원

　　㉡ 학대피해노인의 심리적 안정을 위한 전문 심리상담 등 치유 프로그램 제공

　　㉢ 학대피해노인에게 학대로 인한 신체적 · 정신적 치료를 위한 기본적인 의료비 지원

TIP 노인복지시설의 유형

구분	시설종류
노인주거복지시설	양로시설, 노인공동생활가정, 노인복지주택
노인의료복지시설	노인요양시설, 노인요양공동생활가정
노인여가복지시설	노인복지관, 경로당, 노인교실
재가노인복지시설	방문요양서비스, 주 · 야간보호서비스, 단기보호서비스, 방문목욕서비스, 그 밖의 서비스
노인보호전문기관	중앙노인보호전문기관, 지역노인보호전문기관
노인일자리전담기관	노인인력개발기관, 노인일자리지원기관, 노인취업알선기관
학대피해노인 전용쉼터	－

❷ 노인장기요양보험제도

1. 제도의 목적 및 절차와 내용

⑴ 제도의 목적

고령이나 노인성 질병 등의 사유로 일상생활을 혼자서 수행하기 어려운 노인 등에게 신체활동 또는 가사활동 지원 등의 장기요양급여를 제공하여 노후의 건강증진 및 생활안정을 도모하고 그 가족의 부담을 덜어줌으로써 국민의 삶의 질을 향상하는 것이다.

⑵ 보험자 · 가입자 · 대상자

① **보험자** : 국민건강보험공단

② **가입자** : 국내에 거주하는 국민, 국내에 체류하는 재외국민 또는 외국인으로서 대통령령으로 정하는 사람

③ **대상자** : '65세 이상인 자' 또는 '65세 미만이지만 노인성 질병을 가진 자'로 거동이 불편하거나 치매 등으로 인지가 저하되어 6개월 이상의 기간 동안 혼자서 일상생활을 수행하기 어려운 사람

   [사례]
   - 결핵으로 신체 활동이 어려운 70세 남자 (○)
   - 결핵으로 신체 활동이 어려운 60세 남자 (×)
   - 혈관성치매로 신체 활동이 어려운 40세 남자 (○)
   - 병원 입원 중인 노인 (×)

> **TIP** 노인성 질병의 종류
> - 알츠하이머병에서의 치매
> - 혈관성 치매
> - 달리 분류된 기타 질환에서의 치매
> - 상세불명의 치매
> - 알츠하이머병
> - 지주막하출혈
> - 뇌내출혈
> - 기타 비외상성 두개내출혈
> - 뇌경색증
> - 출혈 또는 경색증으로 명시되지 않은 뇌졸중
> - 뇌경색증을 유발하지 않은 뇌전동맥의 폐쇄 및 협착

- 뇌경색증을 유발하지 않은 대뇌동맥의 폐쇄 및 협착
- 기타 뇌혈관질환
- 달리 분류된 질환에서의 뇌혈관장애
- 뇌혈관질환의 후유증
- 파킨슨병
- 이차성 파킨슨증
- 달리 분류된 질환에서의 파킨슨증
- 기저핵의 기타 퇴행성 질환
- 중풍후유증
- 진전(震顫)

(3) 장기요양인정 신청 및 판정 절차

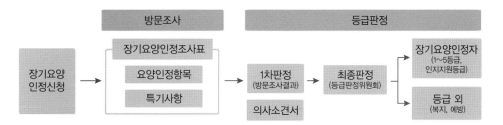

① 인정 신청

ㄱ 대상 : 65세 이상 노인 또는 65세 미만 노인성 질환 대상자

ㄴ 신청 : 국민건강보험공단에 의사 또는 한의사가 발급하는 소견서를 첨부하여 장기요양인정 신청서 제출(신청자의 신분증 필요, 대리인이 신청하는 경우 대리인의 신분증 필요)

ㄷ 신청인 : 본인, 가족이나 친족 또는 이해관계인, 사회복지전담공무원(본인이나 가족 등의 동의 필요), 시장·군수·구청장이 지정하는 자

② 방문조사

ㄱ 소정의 교육을 이수한 공단 직원(사회복지사, 간호사 등)이 신청인의 거주지를 방문하여 심신 상태를 나타내는 장기요양인정조사 항목에 대하여 조사

ㄴ 52개 인정조사 항목

- 신체기능 : 12개
- 인지기능 : 7개
- 행동변화 : 14개
- 간호처치 : 9개

・재활 : 10개

③ 등급판정

　　㉠ **1차 판정** : 공단은 장기요양인정조사표에 따라 작성된 조사결과를 토대로 컴퓨터 판정 프로그램을 통해 장기요양등급을 1차 판정한다.

　　㉡ **제출** : 공단은 조사결과서, 의사소견서 등을 등급판정위원회에 제출한다.

　　㉢ **최종 판정** : 등급판정위원회는 대통령령이 정하는 등급판정기준에 따라 1차 판정 결과를 심의하여 장기요양인정 여부 및 장기요양등급을 최종 판정한다.

　　㉣ **판정 기한** : 판정은 신청서를 제출한 날로부터 30일 이내에 완료한다(다만, 정밀조사가 필요한 경우 등 부득이한 경우에는 연장할 수 있다).

④ 판정 결과

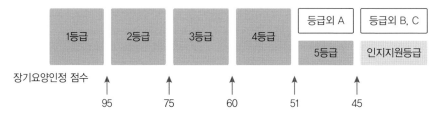

등급	상태	장기요양인정 점수
장기요양 1등급	심신의 기능 상태 장애로 일상생활에서 전적으로 다른 사람의 도움이 필요한 자	95점 이상
장기요양 2등급	심신의 기능 상태 장애로 일상생활에서 상당 부분 다른 사람의 도움이 필요한 자	75점 이상 95점 미만
장기요양 3등급	심신의 기능 상태 장애로 일상생활에서 부분적으로 다른 사람의 도움이 필요한 자	60점 이상 75점 미만
장기요양 4등급	심신의 기능 상태 장애로 일상생활에서 일정 부분 다른 사람의 도움이 필요한 자	51점 이상 60점 미만
장기요양 5등급	치매대상자(노인장기요양보험법 시행령 제2조에 따른 노인성 질병으로 한정)	45점 이상 51점 미만
인지지원 등급	치매대상자(노인장기요양보험법 시행령 제2조에 따른 노인성 질병으로 한정)	45점 미만

TIP

일상생활 수행동작(ADL ; Activities of Daily Living) - 12가지
옷 벗고 입기, 세수하기, 양치질하기, 목욕하기, 식사하기, 체위변경하기, 일어나 앉기, 옮겨 앉기, 방 밖으로 나오기, 화장실 사용하기, 대변 조절하기, 소변 조절하기

⑤ 판정 결과 통보

  ㉠ 공단은 장기요양등급, 장기요양급여의 종류 및 내용이 담긴 장기요양인정서와 적절한 서비스 내용, 횟수, 비용 등을 담은 표준장기요양 이용계획서를 수급자나 보호자에게 제공한 후 서비스 이용에 대해 교육

  ㉡ **장기요양인정 유효기간** : 최소 1년 이상(※ 단, 2020.7.14. 노인장기요양보험법 시행령 개정에 따라 장기요양인정유효기간이 1년 → 2년으로 연장됨)

  ㉢ 등급판정위원회는 유효기간을 6개월 범위 내에서 가감하여 조정할 수 있음

장기요양 유효기간 원칙	예시
유효기간을 갱신할 때 갱신 직전 등급과 같은 등급으로 판정을 받은 경우 •1등급의 경우 : 4년	2020년 7월에 1등급 판정을 받고, 2021년 7월에 다시 1등급을 받은 수급자는 2025년 7월에 등급 판정을 받으면 됨
유효기간 갱신 시 갱신결과 직전 등급과 같은 등급으로 판정을 받은 경우 •2등급 ~ 4등급의 경우 : 3년 •5등급, 인지지원등급의 경우 : 2년	2020년 7월에 2등급(3등급) 판정을 받고, 2021년 7월에 다시 2등급(3등급)을 받은 수급자는 2024년 7월에 등급 판정을 받으면 됨

⑷ 장기요양 급여의 내용

  ① 재가급여

  ㉠ **방문요양** : 수급자의 가정 등을 방문하여 신체활동 및 가사활동 등을 지원하는 장기요양급여

  ㉡ **방문목욕** : 목욕설비를 갖춘 장비를 이용하여 수급자의 가정 등을 방문하여 목욕을 제공하는 장기요양급여

  ㉢ **방문간호** : 간호사 등이 의사·한의사 또는 치과의사의 방문간호지시서에 따라 수급자의 가정 등을 방문하여 간호, 진료의 보조, 요양에 관한 상담 또는 구강위생 등을 제공하는 장기요양급여

  ㉣ **주·야간보호** : 수급자를 하루 중 일정한 시간 동안 장기요양기관에 보호하여 신체활동 지원 및 심신기능의 유지·향상을 위한 교육·훈련 등을 제공하는 장기요양급여

  ㉤ **단기보호** : 수급자를 일정기간 동안 장기요양기관에 보호하여 신체활동 지원 및 심신기능의 유지·향상을 위한 교육·훈련 등을 제공하는 장기요양급여

  ㉥ **기타재가급여** : 수급자의 일상생활, 신체활동 지원에 필요한 용구를 제공하거나 가정을 방문하여 재활에 관한 지원 등을 제공하는 등의 장기요양급여

TIP

재가서비스의 장·단점
1. 장점
 • 대상자는 친숙한 환경(가족과 이웃, 같은 동네)에서 생활할 수 있음
 • 사생활이 존중되고 개인생활이 가능함
2. 단점
 • 긴급한 상황에 신속하게 대응하기 어려움
 • 의료, 간호, 요양서비스가 단편적으로 되기 쉬움
 • 서비스를 제공하는 데 이동시간이 걸리고 효과적이지 못함
 • 서비스 제공의 책임 소재가 불분명함
 • 서비스의 효과적인 평가가 어려움

② **시설급여** : 가정에서 생활하지 않고 노인요양시설, 노인요양공동생활가정 등에 입소하여 신체활동 지원 및 심신기능의 유지·향상을 위한 교육·훈련 등을 제공하는 장기요양급여

TIP

시설급여의 장·단점
 • **장점** : 총체적으로 의료, 간호, 요양서비스를 제공할 수 있음
 • **단점** : 대상자는 지역사회(가족, 형제, 이웃)와 연결이 어려워지고 접촉이 끊어지며 소외되기 쉬움, 개인생활이 어려움

③ **특별현금급여**
 ㉠ **가족요양비** : 장기요양기관이 현저히 부족한 지역(도서·벽지 등) 거주, 천재지변, 수급자의 신체·정신 또는 성격상의 사유 등으로 인해 가족으로부터 방문요양에 상당한 장기요양급여를 받은 때에 지급되는 현금급여
 ㉡ **특례요양비** : 수급자가 장기요양기관이 아닌 노인요양시설 등의 기관 또는 시설에서 재가급여 또는 시설급여에 상당한 장기요양급여를 받는 경우 수급자에게 지급되는 현금급여
 ㉢ **요양병원간병비** : 수급자가 노인전문병원 또는 요양병원에 입원했을 때 지급되는 현금급여

TIP

장기요양요원
(노인장기요양보험법시행령 제11조 장기요양급여 종류별 장기요양요원의 범위)
 • 방문요양에 관한 업무를 수행하는 장기요양요원은 요양보호사 또는 사회복지사이다.
 • 방문목욕에 관한 업무를 수행하는 장기요양요원은 요양보호사이다.
 • 방문간호에 관한 업무를 수행하는 장기요양요원은 다음과 같다.
  − 간호사로서 2년 이상의 간호 업무 경력이 있는 자
  − 간호조무사 중 3년 이상의 간호보조 업무 경력이 있는 자로서 보건복지부장관이 지정한 교육기관

에서 소정의 교육을 이수한 자. 이 경우, 교육기관 지정 기준 및 절차 등 교육에 필요한 사항은 보건복지부장관이 정한다.
– 치과 위생사

⑤ 장기요양기관의 비용 청구 및 지급

장기요양기관이 건강보험공단에 급여비용을 청구하면 공단은 이를 심사하여 당월 장기요양기관에 지급함

⑥ 재원조달

> 장기요양보험료 + 국가지원 + 본인일부부담

① **장기요양보험료** : 건강보험료를 내는 사람은 장기요양보험료를 내야 함
  ㉠ 건강보험료액×장기요양보험료율
  ㉡ 공단은 장기요양보험료와 건강보험료를 통합하여 징수하고, 징수 후 장기요양보험료와 건강보험료는 각각 독립회계로 관리
② **국가지원** : 보험료 예상 수입액의 20% 부담(국고)
③ **본인일부부담**
  ㉠ 시설급여는 20%, 재가급여는 15%를 본인이 부담함
  ㉡ 저소득층, 의료급여수급권자 등은 법정 본인부담금의 40~60% 경감
  ㉢ 국민기초생활수급권자는 무료
  ㉣ 비급여(본인 100% 부담) : 식사재료비, 상급실 이용료, 이·미용료

급여종류별 본인일부부담금 부담비율

급여종류	일반	40% 경감자*	60% 경감자**	「국민기초생활보장법」상 의료급여자
재가급여, 복지용구 (기타 재가급여)	15%	9%	6%	
시설급여, 촉탁의 진찰비용	20%	12%	8%	면제
의사소견서 발급비용, 방문간호지시서 발급비용	20%	10%		

*보험료감경대상자(보험료 순위 25% 초과 50% 이하인 자)
**의료급여자, 차상위감경대상자, 천재지변 등 생계곤란자, 보험료감경대상자(보험료 순위 25% 이하인 자)

2. 장기요양서비스 이용 지원

⑴ 장기요양서비스 이용 절차

① **서비스 신청접수 및 방문상담** : 장기요양기관 방문 또는 전화 상담(장기요양인정서와 표준장기요양이용계획서 필요)

② **서비스 제공 계획 수립** : 대상자의 기능상태평가 및 욕구평가, 평가 내용을 바탕으로 서비스 목표 설정(구체적인 서비스의 내용과 횟수, 비용)

③ **서비스 이용 계약 체결** : 대상자와 가족에게 서비스 제공 계획 설명 및 계약 체결

④ **서비스 제공** : 서비스 제공 계획서를 바탕으로 서비스 제공(대상자의 주요 기능상태, 욕구, 서비스 내용과 시간, 방법 등 파악)

⑤ **모니터링 실시** : 서비스에 대해 모니터링을 하고 그 결과에 따라 서비스 제공 계획 수정 가능

⑥ **서비스 종료 혹은 계속** : 대상자 사망·스스로 종료를 원할 시 혹은 타 기관으로 이관될 시 서비스 종료

용어해설

욕구평가
대상자의 욕구와 문제를 해결하기 위하여 정보를 수집하고 분석하여 대상자의 상황을 명확하게 하는 것이다. 욕구평가를 할 때는 대상자의 신체적 상황뿐만 아니라 정신심리 상태, 사회 환경까지 파악해야 한다.

⑵ 장기요양인정서와 표준장기요양이용계획서

① **장기요양인정서** : 대상자의 기본인적사항, 장기요양등급, 유효기간, 이용가능한 급여의 종류와 내용, 필요한 안내사항 등

② **표준장기요양이용계획서** : 대상자 등급에 따른 한도액, 본인부담률, 급여의 종류와 횟수, 비용 등

3. 시·군·구

① 시·군·구는 장기요양수급자로 판정받지 못한 분에게 노인돌봄종합서비스·독거노인생활관리사 파견 사업에 연계하거나, 지역보건사업 및 복지관 사업과 연계를 위해 대상자에 대한 자료를 보건소 및 노인복지과·사회복지관에 통보한다.

② 시·군·구는 등급외 노인들이 식사, 가사지원, 정서지원 등 서비스를 받을 수 있도록 연계한다.

TIP 시군구가 운영하는 사업

사업	대상	비고
독거노인 보호 사업	독거노인	노인돌봄기본서비스, 독거노인사랑 잇기, 무연고 독거노인 장례지원
독거노인 공동생활홈 서비스	소득, 건강, 주거, 사회적 접촉 등에 취약한 65세 이상의 독거노인	• 독거노인 공동생활홈 제공 • 안부 확인 및 각종 보건 · 복지서비스 연계 • 밑반찬 배달, 자원봉사 · 민간 후원 연계 및 일자리 제공
노인돌봄종합서비스	만 65세 이상의 노인 중 가구소득, 건강상태 등을 고려하였을 때 돌봄서비스가 필요한 사람	방문서비스, 주간보호서비스, 치매가족 지원서비스, 단기가사서비스 등
결식 우려 노인 무료급식 지원	결식 우려 노인	무료급식, 식사배달, 무료급식사업자에게 예산 지원 등
노인일자리 및 사회활동	만 65세 이상과 만 60세 이상자 중 사업 내용에 맞는 대상자	시장형사업단과 인력파견형사업에 노인들이 참여하여 임금을 받도록 함
경로당, 노인복지관	복지서비스가 필요한 모든 노인	• 지역의 노인복지센터 · 정보센터 · 학대노인 지킴이센터의 기능 • 건강관리 · 운동 · 교육 · 여가 · 자원봉사 등 다양한 프로그램 제공 • 활동적이고 안정적이며 건강한 노후를 위한 기반 구축 및 지원

4. 노인장기요양 등급외자 지원사업

(1) 국민건강보험공단 사업연계

사업	대상	비고
만성질환자 사례관리사업	고혈압, 당뇨, 관절염 등 만성질환이 있는 등급외자와 서비스가 필요한 노인	• 3~6개월간 사례관리 실시 • 건강관리 및 의료이용 정보 제공, 생활습관 개선 등의 보건 교육적 상담서비스 제공

노인건강 관리사업	등급외자와 필요 노인	• 노인체조, 게이트볼, 스트레칭, 생활댄스, 탁구 등 • 경로당, 마을회관, 운동경기장, 공원 등에서 실시

※ 국민건강보험공단은 건강증진 서비스를 보완하기 위해 장기요양 등급외자는 물론 해당 서비스가 필요한 노인에게 만성질환자 사례관리사업, 노인건강관리사업을 운영한다.

(2) 등급외자의 신체 및 인지 상태

등급외 A형 (장기요양인정점수 45점 이상~ 51점 미만)	거동관련 장애 대상자	• 실내 이동은 지팡이를 이용해서 자립 • 목욕하기, 화장실 이용하기 등 어려운 항목에서 약간의 도움 • 수발자 없이 장시간 혼자 집안에 머무는 것이 가능
	인지관련 대상자	• 단기기억 장애나 판단력 장애 등으로 인지력이 약간 떨어져 있음 • 종이접기 등의 프로그램 참여 등 복지관 이용 가능
등급외 B형 (장기요양인정점수 40점 이상~ 45점 미만)	거동관련 장애 대상자	• 실내 이동은 자립, 실외 이동도 자립 비율이 높음 • 일상생활은 목욕하기 등에서 약간의 도움, 대부분은 자립 • 만성관절염 호소
	인지관련 대상자	• 단기기억 장애나 판단력 장애 등 인지력이 약간 저하되어 있음 • 문제행동도 거의 나타나지 않음 • 복지관 이용 가능
등급외 C형 (장기요양인정점수 40점 미만)	거동 · 인지관련 대상자	• 신체기능이나 인지기능에 문제가 없으며 혼자서 일상생활이 가능 • 건강증진 등 예방서비스가 필요한 대상임

※ 등급외자는 장기요양인정조사표 등급판정점수에 따라 등급외 A, B, C로 분류된다. 노인장기요양 등급외자는 지역사회에서 노인보건복지사업의 대상자로 노인돌봄기본서비스, 노인돌봄종합서비스, 노인복지관 및 사회복지관 서비스를 지자체에서 제공한다.

용어해설

노인장기요양 등급외자
노인장기요양보험 인정신청을 하였으나 등급판정을 받지 못한 대상자를 말한다.

❸ 요양보호 업무

1. 목적 및 기능

⑴ 목적

65세 이상 노인 또는 65세 미만 노인성 질병을 가진 자를 포함하는 장기요양급여수급자 등에게 계획적인 전문적 요양보호서비스 즉, 신체활동지원서비스, 일상생활지원서비스, 개인활동지원서비스, 정서지원서비스, 방문목욕지원서비스 등을 제공하여 장기요양대상자들의 신체기능 증진 및 삶의 질 향상에 기여함을 목적으로 한다.

⑵ 기능

노인의 신체기능 수준, 사회·심리적 상태 및 가정주변 환경 등에 따라 필요한 요양보호서비스를 제공함으로써 대상자의 삶의 질을 향상시켜준다.

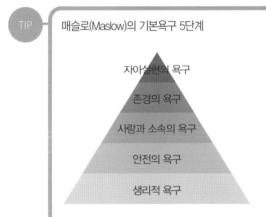

TIP

매슬로(Maslow)의 기본욕구 5단계

자아실현의 욕구
존경의 욕구
사랑과 소속의 욕구
안전의 욕구
생리적 욕구

- 5단계(자아실현의 욕구) : 가장 상위인 욕구, 자기완성, 삶의 보람, 자기만족 등을 느끼는 단계
- 4단계(존경의 욕구) : 타인에게 지위, 명예 등을 인정받고 존중받고 싶어 하는 단계
- 3단계(사랑과 소속의 욕구) : 가족이나 친구 모임 등 어떤 단체에 소속되어 사랑받고 싶어 하는 단계
- 2단계(안전의 욕구) : 신체나 정신이 고통이나 위험으로부터 안전하기를 추구하는 단계
- 1단계(생리적 욕구) : 배고픔, 목마름, 배설, 수면, 성 등과 같은 생리적 욕구를 해결하는 단계

2. 요양보호사의 역할

⑴ 숙련된 수발자

숙련된 요양보호서비스에 대한 지식과 기술로 대상자의 불편함을 경감하기 위해 필요한 서비스를 지원하여 대상자를 도와준다.

⑵ 정보전달자

대상자의 신체, 심리에 관한 정보를 가족, 시설장 또는 관리책임자, 간호사, 의료기관의 의료진에게 전달하며 필요시 이들의 지시 사항을 대상자와 그의 가족에게 전달한다.

POINT 요양보호사는 노인장기요양보험 급여서비스 제공 계획서 내용을 숙지하고, 서비스 내용 변경이 필요할 때 기관에 보고하는 역할을 수행한다.

(3) 관찰자

맥박, 호흡, 체온, 혈압 등의 변화와 투약 여부, 질병의 변화에 대한 증상뿐만 아니라 심리적인 변화까지 관찰한다.

(4) 말벗과 상담자

효율적인 의사소통 기법을 활용하여 대상자와 관계를 형성하고 필요한 서비스를 제공하여 대상자의 신체적, 정신적, 심리적 안위를 도모한다.

(5) 동기 유발자

신체활동지원서비스나 일상생활지원서비스 등을 제공하는 것에 그치지 않고 대상자가 능력을 최대한 발휘하도록 동기를 유발하며 지지한다.

(6) 옹호자

가정이나, 시설, 지역사회에서 학대를 당하거나 소외되고 차별받는 대상자를 위해 대상자의 입장에서 편들어 주고 지켜준다.

3. 요양보호서비스 분류 및 제공 원칙

(1) 요양보호서비스 분류

분류	표준서비스 내용		
신체활동지원서비스	• 세면 도움 • 몸단장 • 식사 도움 • 신체기능의 유지증진	• 구강관리 • 옷 갈아입히기 • 체위변경 • 화장실 이용 돕기	• 머리감기기 • 목욕 도움 • 이동 도움
일상생활지원서비스	• 취사	• 청소 및 주변정돈	• 세탁
개인활동지원서비스	• 외출 시 동행	• 일상 업무 대행	
정서지원서비스	• 말벗 · 격려 · 위로	• 생활상담	• 의사소통 도움
기능회복훈련서비스	• 신체 · 인지향상프로그램 • 물리치료 • 인지 및 정신기능 훈련	• 기본동작 훈련 • 언어치료 • 기타 재활치료	• 일상생활동작 훈련 • 작업치료

방문목욕서비스	방문목욕		
치매관리지원서비스	행동변화 대처		
응급서비스	응급상황 대처		
시설환경관리서비스	• 침구 · 리넨 교환 및 정리 • 물품관리	• 환경관리 • 세탁물관리	
간호처치서비스	• 관찰 및 측정 • 피부간호 • 배설간호	• 투약 및 주사 • 영양간호 • 의사진료 보조	• 호흡기간호 • 통증간호 • 그 밖의 처치

⑵ **요양보호서비스 제공 원칙**

① 대상자 개인의 삶을 존중하며 본인 및 가족들로부터 대상자의 성격, 습관, 선호하는 서비스 등을 서비스 제공 개시 전에 반드시 확인하여 특별히 싫어하는 행동은 하지 않는다.

② 대상자가 가능한 한 자립생활을 할 수 있도록 대상자의 능력을 최대한 활용하면서 서비스를 제공한다.

③ 서비스를 제공하기 전에 대상자에게 충분히 설명한 후, 대상자가 동의하면 서비스를 제공한다. 다만, 대상자가 치매 등으로 인지능력이 없는 경우에는 보호자에게 동의를 구한다.

④ 대상자의 개인정보 및 서비스 제공 중 알게 된 비밀을 누설하여서는 안 되며, 대상자의 사생활을 보호하고 자유로운 의사표현을 보장하여야 한다.

⑤ 대상자의 상태를 관찰하면서 서비스를 제공하여야 하며 대상자의 상태와 관계없이 기계적으로 서비스를 제공하거나 서비스를 제공받도록 강요하지 말아야 한다.

⑥ 요양보호사의 모든 서비스는 대상자에게만 제공한다.

⑦ 대상자의 상태 변화 등으로 계획된 서비스 외에 서비스를 추가, 변경하거나 의료적 진단 등이 필요하다고 판단되는 경우 시설장 또는 관리책임자에게 신속하게 보고한다.

⑧ 대상자나 대상자의 가족과 의견이 상충될 시에는 불필요한 마찰을 피하고, 시설장 또는 관리책임자에게 보고한다.

⑨ 서비스 제공 중 예기치 못한 사고가 발생한 경우 소속된 시설장, 간호사 등에게 신속하게 보고를 하여야 한다(**예** 부축하여 동행하다가 넘어져 부상을 입거나, 목욕 물의 온도 조절 실패로 화상을 입는 등).

⑩ 흡인, 비위관 삽입, 관장, 도뇨, 욕창 관리, 투약(경구약 및 외용약 제외) 등을 포함하는 모든 의료 행위를 하지 않는다.

⑪ 요양보호사는 서비스 제공 중 대상자에게 응급 상황이 발생한 경우 응급처치 우선순위에 따

라 응급처치 하고 응급처치를 할 수 없거나 의사에게 보고할 수 없는 상황인 경우에는 가장 가까운 의료기관으로 대상자를 옮긴다.

⑫ 치매 대상자에게 서비스를 제공할 때 발생하는 여러 돌발 상황에 대해서는 시설장 또는 관리 책임자와 의논하여 처리한다.

4. 요양보호 업무의 유형과 내용

(1) 신체활동지원서비스

① 세면도움 : 얼굴, 목, 손, 발 씻기, 세면장까지의 이동 보조, 세면 동작지도, 세면 지켜보기 등

② 구강관리 : 구강 청결, 양치 지켜보기, 가글액 · 물 양치, 의치 손질, 필요 물품 준비 및 사용 물품 정리 등

③ 머리 감기기 : 세면장까지의 이동 보조, 머리 감기기, 머리 말리기, 필요 물품 준비 및 사용 물품의 정리 등

④ 몸단장 : 머리단장, 손발톱 깎기, 면도, 면도 지켜보기, 화장하기, 필요 물품 준비 및 사용 물품의 정리 등

⑤ 옷 갈아입히기 : 의복 준비(양말, 신발 포함), 지켜보기 및 지도, 속옷, 겉옷 갈아입히기, 의복 정리 등

⑥ 목욕 도움 : 입욕준비, 입욕 시 이동 보조, 몸 씻기(샤워 포함), 지켜보기, 기계 조작, 욕실 정리 등

⑦ 식사 도움 : 아침, 점심, 저녁 및 간식을 포함한 식사 도움, 지켜보기, 경관영양 돕기, 구토물 정리, 식사준비 및 정리 등

⑧ 체위 변경 : 자세 변경, 일어나 앉기 시 도움 등

⑨ 이동 도움 : 침대에서 휠체어로 옮겨 태우기 등, 시설 내 보행 지켜보기, 보행 도움 등

⑩ 신체기능의 유지증진 : 관절구축 예방, 일어나 앉기 연습 도움, 보행, 서있기 연습, 보조기구 사용 운동 보조, 보장구 장치 도움(지켜보기 포함) 등

⑪ 화장실 이용 돕기 : 화장실 이동 보조, 배뇨 · 배변 도움, 지켜보기, 기저귀 교환, 용변 후 처리, 필요물품 준비 및 사용물품의 정리 등

> **TIP**
>
> **신체활동지원서비스 원칙**
> - 세면이나 양치를 도울 때는 대상자가 이동할 수 있는 세면장에서 하게 하는 것이 좋다. → 시간과 노력은 들어도 잔존기능 유지에 도움이 되기 때문임
> - 휠체어를 이용하여 대상자의 이동을 도울 때는 대상자의 신체 크기나 질환 상태 등을 고려하여 휠체어를 선택하고 잠금장치, 공기압 등 안전상태를 사전에 확인하고 사용하여야 한다.

(2) **일상생활지원서비스**

　① **취사** : 식재료 구매(장보기), 조리 방법 선택, 특별식이 준비, 식품 및 식기 등의 위생관리, 주방의 위생관리 등

　② **청소 및 주변 정돈** : 대상자와 직접 관련된 침구 준비와 정리, 침구 교환, 침대 주변 정리 정돈, 환기, 온도 조절, 채광, 방음, 전등과 텔레비전 켜고 끄기, 청소, 세면대 소독, 쓰레기 버리기, 일용품 정리 정돈, 보조기구 관리 등

　③ **세탁** : 세탁물 분류, 세탁물 빨기, 삶기, 널기, 개키기, 다리기, 정리정돈, 의복 보관, 의복 수선 등

TIP **일상생활지원서비스 원칙**
- 청소 및 주변정돈을 도울 때 기존에 놓여있던 생활용품 등을 요양보호사의 판단으로 다른 곳으로 옮겨서는 안 된다.
- 부득이하게 물건을 옮겨야 한다면 대상자의 동의를 구하고 옮겨야 한다. → 요양보호사가 돌아가고 나서 대상자가 물건을 찾는 데 어려움을 겪거나 물건이 없어졌다고 오해할 수 있기 때문임

(3) **개인활동지원서비스**

　① **외출 시 동행** : 은행, 관공서, 병원 등의 방문 또는 산책 시 부축 및 동행(차량 이용 포함)

　② **일상 업무 대행** : 물품 구매, 약 타기, 은행, 관공서 이용 등의 대행

(4) **정서지원서비스**

　① **말벗, 격려, 위로** : 급여 대상자의 심리적, 신체적 요구에 따른 가벼운 구두 응대 및 정서적 지지 등

　② **생활상담** : 신체 및 가사 활동지원서비스와 관련된 내용의 제한된 상담

　③ **의사소통 도움** : 책 읽어 주기, 편지 대필, 구두로 의사 전달하기, 편지 및 신문 전달, 콜벨 대처 등

(5) **방문목욕서비스**

　① 목욕 장비를 갖추고 재가 노인을 방문하여 목욕을 제공하는 서비스

　② 급여 대상자의 집으로 방문하여 입욕준비, 입욕 시 이동 보조, 몸 씻기(샤워 포함), 지켜보기, 목욕 기계 조작, 욕실 정리 등

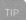

방문목욕서비스 원칙

방문목욕서비스 제공 시 사전에 대상자의 질환상태 확인과 목욕 이후 체력저하 및 감기 등에 걸리지 않도록 세심한 관찰과 지원이 필요하다.

요양보호사의 업무 제한

• 노인장기요양보험 표준서비스 분류 중 기능회복훈련서비스, 간호처치서비스 등은 전문적인 교육과 훈련을 받고 자격을 갖춘 자가 제공해야 하므로 요양보호사의 업무에서 제외된다.

• 가정에서 생활하며 방문요양급여를 제공받는 대상자의 경우, 함께 생활하고 있는 가족과 관련된 서비스(세탁, 청소, 식사준비 등)를 요구하는 경우가 있으나 이는 요양보호사의 업무가 아니므로 해서는 안 된다.

5. 요양보호서비스 유형별 대처방안 주요 사례

(1) 신체활동지원서비스

[사례1] 거동할 수 있는 대상자가 세면 장소까지 걸어가기를 거부한다.

〈대처1〉 날씨, 생활 등에 대한 이야기로 기분을 전환시키고 대상자의 잔존기능을 살리려는 의지를 가지고 설득하여 세면장까지 가도록 돕는다.

〈대처2〉 좋아하는 것을 하게 하여 기분을 전화시킨 뒤 세면장으로 안내하여 대상자 옆에서 세면하는 동안 도움을 준다.

[사례2] 혈압이 높은데도 대상자와 가족이 목욕을 희망한다.

〈대처1〉 혈압이 높을 때는 기본적으로 목욕을 하지 않는 것이 좋다는 것을 대상자와 가족에게 설명한다.

〈대처2〉 두통이나 어지럼, 피로감 등 증상이 있는지 관찰하고, 시설장이나 간호사와 상의하여 조치한다.

[사례3] 변비인 대상자가 관장을 해달라고 한다.

〈대처1〉 평상시 식습관과 배변 양상을 확인하고 서비스 계획에 반영한다.

〈대처2〉 관장은 요양보호사의 업무가 아님을 대상자에게 설명하고 의료행위에 해당되므로 의료진과 상의한다.

〈대처3〉 배변은 식사 후 위의 작용(연동운동)에 의해 일어나는 것이므로, 시간을 잘 계산하여 여유 있게 화장실에 앉아서 배변하게 한다.

〈대처4〉 배변 활동이 원활하도록 복부를 배꼽 주위에서 시계방향으로 원을 그리듯이 마사지한다.

[사례4] 외출 시 교통신호를 어기면서 길을 건너자고 한다.
〈대처1〉 "금방 초록불로 바뀌니까 잠시만 기다리세요! 위험해요!"라고 말을 하여 긴장하고 멈출 수 있게 한다.
〈대처2〉 사고를 예방하기 위해 신호를 지켜야 한다고 설명한다.

(2) 일상생활지원서비스

[사례1] 가족의 식사 조리와 손주의 간식 만들어 주기를 요구한다.
〈대처1〉 요양서비스는 대상자를 위한 서비스만을 원칙으로 함을 설명한다.
〈대처2〉 가족의 식사 조리와 손주의 간식 만들기를 계속 요구하면 시설장이나 간호사 등에게 보고한다.

[사례2] 냉장고 안에 있는 유효기간이 지난 식품을 버리지 못하게 한다.
〈대처1〉 대상자의 허락 없이 식품을 처분하지 않으며, 대상자와 함께 냉장고 내부를 정리 정돈한다.
〈대처2〉 가족의 지원을 요청하거나 가족이 지켜보는 가운데서 정리한다.

[사례3] 청소하고 난 후 대상자가 물건이 없어졌다고 한다.
〈대처1〉 청소했을 때의 상황을 설명하고 정리 정돈 한 물건의 위치를 확인시킨다.
〈대처2〉 청소할 때 물건의 위치를 잘 기억하여 청소가 끝난 후 원래 있던 곳에 물건을 놓아둔다.
〈대처3〉 대상자와 갈등이 일어나기 전에 가족과 시설장에게 알린다.

[사례4] 대상자가 집 안 대청소(정원 잡초 뽑기, 거실 대형 유리 닦기 등)를 요구한다.
〈대처1〉 청소와 관련된 규정을 설명하고 규정 이외의 업무는 하지 않는다고 설명한다.
〈대처2〉 급여범위 이외의 서비스를 계속 요구하면 시설장에게 보고한다.

(3) 개인활동지원서비스

[사례1] 외출 시 요양보호사 차량을 이용하려고 한다.
〈대처1〉 사고가 날 경우 요양보호사의 책임이므로 개인 차량을 이용할 수 없음을 설명한다.
〈대처2〉 차량 이용 시 요양보호사가 사고를 예방하기 위해 대상자 옆에 있어야 함을 설명한다.

[사례2] 고액과 관련된 은행 업무를 맡겨서 부담이 된다.

〈대처1〉 고액과 관련된 은행 업무는 가능한 한 대상자나 가족과 함께 동반하도록 한다.

〈대처2〉 대상자나 가족과 동반하기 어려운 경우에는 은행 업무 수행 사전에 가족에게 알리고 확인을 받는다.

[사례3] 대상자가 본인 아들과 관련된 행정 업무를 도와줄 것과, 대상자의 약을 타다 줄 것을 요구한다.

〈대처1〉 요양서비스는 대상자를 위한 서비스만을 원칙으로 함을 설명한다.

〈대처2〉 요양보호사는 요양서비스 시간 동안 대상자 곁에 있어야 함을 설명한다.

[사례4] 요구한 물건을 사왔는데 마음에 들지 않는다고 한다.

〈대처1〉 물건을 구매하기 전에 대상자가 희망하는 상품이 무엇인지를 명확하게 파악한다.

〈대처2〉 대상자가 희망하는 상품을 명확하게 설명하지 못하면 가능한 한 대상자와 함께 구입하러 간다.

〈대처3〉 물건을 사러 갈 경우, 희망하는 물건을 찾지 못했을 때, 대체품을 사야 하는지, 산다면 어떤 것을 살지 등을 사전에 생각해 둔다.

(4) 정서지원서비스

[사례1] 대상자가 서비스 시간 이외에 자주 전화하여 이런저런 푸념을 한다.

〈대처1〉 우선 상황을 파악한 후 특별한 문제가 없으면 서비스 시간 외에는 다른 업무로 인해 통화가 어려움을 대상자에게 이해시킨다.

〈대처2〉 계속 전화하여 다른 업무를 방해할 경우 가족과 관리책임자에게 보고한다.

[사례2] 몸을 만지는 등 신체 접촉을 한다.

〈대처1〉 신체 접촉을 하지 말라고 단호하게 말한다.

〈대처2〉 계속 신체 접촉을 시도할 경우 가족과 관리책임자에게 알리고 대책을 강구한다.

[사례3] 대상자가 아들과 며느리 이야기, 집안 사람들에 대한 험담을 한다.

〈대처1〉 대상자의 이야기를 들어주되 옳고 그름에 대해 판단하지 않는다.

〈대처2〉 대상자의 이야기를 들어주되 가족관계에 깊이 관여하지 않는다.

[사례4] 대상자가 귀가 잘 들리지 않아 가까이에서 이야기를 하며 몸을 만진다.

〈대처1〉 보청기의 작동 상태를 확인한다.

〈대처2〉 몸을 만지지 말라고 단호하게 말한다.

(5) 방문목욕서비스

[사례1] 목욕서비스를 위해 방문을 하였는데 집 청소를 부탁한다.

〈대처1〉 급여 내용에 없는 서비스는 제공할 수 없음을 설명한 후 정중히 거절한다.

〈대처2〉 계속 요구하면 가족과 관리책임자에게 보고한다.

[사례2] 방문목욕서비스를 하는데 대상자 발에 물이 묻으면 안 되는 상처가 있다.

〈대처1〉 목욕이 가능한 대상자인지를 보호자나 의료진에게 확인한 후 필요시 상처 부위에 물이
묻지 않게 거즈나 방수테이프(비닐봉지 등)로 상처를 감싼 다음에 목욕한다.

〈대처2〉 상처 부위에 물이 묻지 않게 하기 위해 다른 사람의 도움이 계속 필요하면 시설장이나
간호사에게 보고하여 요양보호사의 증원을 요청한다.

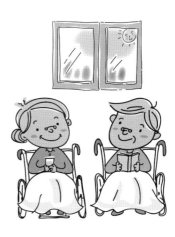

01
다음 중 사회복지의 목적에 해당되지 않는 것은?

① 인간다운 생활보장　　　② 부의 축적
③ 사회적 평등　　　　　　④ 자립성의 증진
⑤ 사회통합

▶01
사회복지의 목적은 인간다운 생활보장, 빈곤의 경감, 사회적 평등, 자립성의 증진, 사회통합이다.

02
노인요양시설에 적응하도록 돕는 방법에 해당되지 않는 것은?

① 새로운 장소와 설비, 기구 등을 설명하여 안심하고 생활할 수 있도록 한다.
② 취미, 학습, 재활 등의 프로그램에 참여하여 자기표현의 기회로 삼도록 돕는다.
③ 식사, 목욕, 의료서비스 등을 안심하고 이용할 수 있도록 설명한다.
④ 대상자는 요양보호사의 도움을 항상 받아야 한다.
⑤ 대상자에게 일관되고 개별화된 요양보호를 제공한다.

▶02
노인시설 입소 초기 단계에는 시설의 새로운 규칙 등으로 부적응이 나타날 수 있으므로 이에 대한 관심과 보호가 필요하다. 이후에는 대상자 스스로 자립심을 가지고 생활할 수 있도록 한다.

03
사회복지 분야 중 생활 유지 능력이 없거나 생활이 어려운 국민의 최저생활을 보장하고 자립을 지원하는 제도는?

① 사회보험　　　　　　　② 공적부조
③ 사회서비스　　　　　　④ 최저임금보장제
⑤ 사회관계망서비스

▶03
사회복지 분야는 크게 공적부조, 사회보험, 사회서비스로 구분되며, 생활 유지 능력이 없거나 생활이 어려운 국민의 최저생활을 보장하고 자립을 지원하는 제도는 공적부조에 해당된다.

04

사회보험에 해당되지 않는 것은?

① 국민연금
② 건강보험
③ 생명보험
④ 산업재해보상보험
⑤ 고용보험

▶04
사회보험은 보험적용을 받는 자가 질병, 실업, 노령, 사망 등에 의해 소득이 중단되었을 경우 보험원리에 의거하여 소득을 보장받는 제도이다. 국민연금, 건강보험, 산업재해보상보험, 고용보험 등이 있다.

05

다음 중 UN에서 정한 고령인구 비율에 대한 설명으로 옳은 것은?

① 우리나라는 2000년부터 고령화사회에 진입하였다.
② 고령인구는 앞으로 감소될 전망이다.
③ 고령화사회는 전체인구 중 65세 이상의 고령인구 비율이 14% 이상 인 사회이다.
④ 고령사회는 전체인구 중 60세 이상 고령인구 비율이 20% 이상인 사 회이다.
⑤ 초고령사회는 전체인구 중 65세 고령인구 비율이 20% 미만인 사회 이다.

▶05
고령화 사회는 전체인구 중 65세 이상 고령인구 비율이 5% 이상에서 14% 미만인 사회이고, 고령사회는 14% 이상 20% 미만인 사회이며, 초고령사회는 20% 이상인 사회를 말한다.

06

다음 중 UN이 정한 노인복지 실행의 원칙으로서 올바르지 않은 것은?

① 독립의 원칙
② 의존의 원칙
③ 참여의 원칙
④ 보호의 원칙
⑤ 자아실현의 원칙

▶06
노인복지 실행원칙은 독립의 원칙, 참여의 원칙, 보호의 원칙, 자아실현의 원칙, 인간존엄의 원칙이다.

답 01 ② 02 ④ 03 ② 04 ③ 05 ① 06 ②

Part 1 요양보호와 인권
Part 2 노화와 건강증진
Part 3 요양보호와 생활 지원
Part 4 상황별 요양 보호 기술

07
노인복지의 목적으로 옳지 않은 것은?

① 노인의 안정된 생활 유지
② 자아실현의 욕구충족
③ 사회통합의 유지
④ 노인방임
⑤ 다양한 노인문제를 미연에 예방 해결

▶07
노인방임은 노인복지의 목적이 아니다. 노인복지의 목적은 노인의 안정된 생활유지, 자아실현의 욕구충족, 사회통합의 유지이다.

08
다음 중 표준장기요양이용계획서에 수록되지 않은 내용은?

① 인정유효기간
② 재가급여
③ 시설급여
④ 장기요양등급
⑤ 등급판정위원회 의견

▶08
표준장기요양이용계획서에 수록된 내용은 대상자 성명, 생년월일, 장기요양등급, 인정유효기간, 본인부담율, 재가급여 및 시설급여, 장기요양 필요영역 및 목표 · 문제, 장기요양 필요내용, 수급자 희망급여, 유의사항, 장기요양 이용계획 및 비용 등이다.

09
다음 중 재가서비스에 해당되지 않는 것은?

① 방문요양서비스
② 주 · 야간보호서비스
③ 단기보호서비스
④ 방문목욕서비스
⑤ 노인요양공동생활가정 입소

▶09
노인요양공동생활가정 입소는 해당사항이 아니다. 재가서비스에는 방문요양서비스, 주 · 야간보호서비스, 단기보호서비스, 방문목욕서비스 등이 있다.

10
노인복지시설의 종류에 포함되지 않는 것은?

① 노인주거복지시설
② 노인의료복지지설
③ 노인여가복지시설
④ 사회복지관
⑤ 노인보호전문기관

▶10
노인복지시설의 종류에는 노인주거복지시설, 노인의료복지시설, 노인여가복지시설, 재가노인복지시설, 노인보호전문기관, 노인일자리 전담기관, 학대피해노인 전용쉼터가 있다.

11

장기요양등급 판정기준 중 일상생활에서 전적으로 다른 사람의 도움이 필요한 상태의 등급기준은?

① 1등급   ② 2등급
③ 3등급   ④ 4등급
⑤ 5등급

▶11
장기요양등급 판정기중 중 1등급은 일상생활에서 전적으로 다른 사람의 도움이 필요한 상태이다.

장기요양등급 판정기준

• 1등급 : 일상생활에서 전적으로 다른 사람의 도움이 필요한 상태(95점 이상)
• 2등급 : 일상생활에서 상당 부분 다른 도움이 필요한 상태(75점 이상 95점 미만)
• 3등급 : 일상생활에서 부분적으로 다른 사람의 도움이 필요한 상태(60점 이상 75점 미만)
• 4등급 : 심신의 기능상태 장애로 일상생활에서 일정부분 다른 사람의 도움이 필요한 사람(51점 이상 60점 미만)
• 5등급 : 치매(제2조에 따른 노인성 질병으로 한정한다)환자(45점 이상 51점 미만)

12

노인장기요양보험의 관리운영기관은?

① 보건복지부   ② 국민건강보험공단
③ 국민연금관리공단   ④ 보건소
⑤ 노인전문의료기관

▶12
노인장기요양보험 제도의 관리운영기관은 국민건강보험공단이다.

13

노인장기요양보험 이용 시 본인 일부부담에 대한 설명으로 옳지 않은 것은?

① 국민기초생활수급권자 무료
② 일반인 시설급여 이용 시 10%
③ 일반인 재가급여 이용 시 15%
④ 40% 경감대상자 시설급여 이용 시 12%
⑤ 60% 경감대상자 재가급여 이용 시 6%

▶13
노인장기요양보험 이용 시 국민기초생활 수급권자의 본인 부담은 무료이며 일반인은 시설급여 이용 시 20%, 재가급여 이용 시 15%이며, 40% 경감대상자는 시설급여 이용 시 12%, 60% 경감대상자는 재가급여 이용 시 6%이다.

답   07 ④   08 ⑤   09 ⑤   10 ④   11 ①   12 ②   13 ②

14

장기요양보험료에 관한 공단의 처분에 이의가 있을 때 이의신청을 할 수 있는 곳은?

① 국민연금공단   ② 산업재해공단
③ 국민건강보험공단   ④ 장기요양시설
⑤ 근로공단

▶14
장기요양인정, 장기요양등급, 장기요양급여, 부당이득, 장기요양급여비용 또는 장기요양보험료 등에 관한 공단의 처분에 이의가 있는 자는 국민건강보험공단에 이의신청을 할 수 있다.

15

다음은 노인장기요양 인정 절차이다. 빈칸에 들어갈 내용으로 옳은 것은?

〈보기〉
인정신청 → 방문조사 → (　　　　) → 장기요양인정 결과 통지 → 장기요양 급여 제공

① 사례조사   ② 목표의 설정
③ 욕구 조사항목 설정   ④ 급여이용 계약
⑤ 등급판정

▶15
장기요양인정 절차는 장기요양인정 신청 → 방문조사 → 장기요양인정 여부 및 등급판정 → 장기요양인정 결과 통지 → 장기요양급여 이용계획 및 장기요양 급여제공이다.

16

다음은 노인장기요양보험 대상자에 대한 설명이다. 빈칸에 들어갈 내용으로 옳은 것은?

〈보기〉
노인장기요양보험급여 대상자는 '65세 이상인 자' 또는 '65세 미만이지만 노인성 질병을 가진 자'로 거동이 불편하거나 치매 등으로 인지가 저하되어 (　　　　) 이상의 기간 동안 혼자서 일상생활을 수행하기 어려운 사람이다.

① 1개월   ② 3개월
③ 6개월   ④ 9개월
⑤ 12개월

▶16
노인장기요양보험급여 대상자는 '65세 이상인 자' 또는 '65세 미만이지만 노인성 질병을 가진 자'로 거동이 불편하거나 치매 등으로 인지가 저하되어 6개월 이상의 기간 동안 혼자서 일상생활을 수행하기 어려운 사람이다.

17

다음 중 노인주거복지시설로 묶인 것은?

─────────〈 보기 〉─────────

가. 양로시설   나. 노인요양시설   다. 노인복지주택
라. 경로당   마. 노인공동생활가정

① 가, 나, 다   ② 나, 다, 라
③ 가, 다, 마   ④ 다, 라, 마
⑤ 나, 다, 마

▶17
노인주거복지시설은 양로시설, 노인복지주택, 노인공동생활가정이다.

18

다음 중 노인의료복지시설의 종류로 묶인 것은?

─────────〈 보기 〉─────────

가. 방문요양   나. 노인요양시설
다. 노인요양공동생활가정   라. 단기보호

① 가, 나   ② 나, 다
③ 다, 라   ③ 가, 다
⑤ 나, 라

▶18
노인의료복지시설에는 노인요양시설, 노인요양공동생활가정이 있다.

19

다음 중 노인여가복지시설로 묶인 것은?

─────────〈 보기 〉─────────

가. 노인복지관   나. 경로당
다. 노인교실   라. 노인요양시설
마. 노인요양공동생활가정

① 가, 나, 다   ② 나, 다, 라
③ 가, 나, 라   ③ 다, 라, 마
⑤ 가, 다, 라

▶19
노인여가복지시설은 노인복지관, 경로당, 노인교실이 있다.

답 14 ③   15 ⑤   16 ③   17 ③   18 ②   19 ①

Part 1 요양보호와 인권

Part 2 노화와 건강증진

Part 3 요양보호와 생활 지원

Part 4 상황별 요양 보호 기술

20
다음 중 노인보호전문기관으로 묶인 것은?

―――――――〈보기〉―――――――
가. 노인요양시설　　　　　나. 노인전문병원
다. 중앙노인보호전문기관　라. 지역노인보호전문기관
마. 양로시설

① 가, 나　　　　　　② 나, 마
③ 다, 라　　　　　　③ 가, 마
⑤ 나, 라

▶20
노인보호전문기관에는 중앙노인보호전문기관, 지역노인보호전문기관이 있다.

21
다음 중 장기요양 등급외 A형 대상자의 상태에 해당하는 것은?

① 실내외 이동 자립
② 장시간 혼자 집에 머물 수 없음
③ 혼자서 일상생활 불가능
④ 침대에 누워서 생활하는 와상 상태
⑤ 목욕하기, 화장실 이용하기 등 어려운 항목에서 약간의 도움받음

▶21
등급외 A형 대상자는 지팡이를 이용해서 실내 이동이 가능하며, 목욕하기나 화장실 이용하기 등 어려운 항목에서 약간의 도움을 받아야 하는 상태이다. 수발자 없이 장시간 혼자 집안에 머물 수 있다.

22
노인복지사업의 유형 중 노인돌봄 및 지원서비스에 해당되지 않는 것은?

① 독거노인 보호 사업
② 노인 건강진단
③ 노인보호전문기관
④ 학대피해노인 전용쉼터
⑤ 결식 우려 노인 무료급식 지원

▶22
노인복지사업의 유형 중 노인돌봄 및 지원서비스에는 독거노인 보호 사업, 독거노인 공동생활홈 서비스, 노인돌봄종합서비스, 노인보호전문기관, 학대피해노인 전용쉼터, 결식우려 노인 무료급식 지원이 있다. ②의 노인 건강진단은 치매 사업 및 건강보장 사업에 해당된다.

23

인간의 기본욕구에 대한 설명으로 가장 맞는 것은?

① 인간의 기본욕구는 질병에서 벗어나려는 것이다.

② 인간의 기본욕구는 여가활동을 추구하는 것이다.

③ 인간의 기본욕구는 최저수준의 욕구로 의식주에 해당한다.

④ 인간의 기본욕구는 사회적 위험으로부터 벗어나려는 것이다.

⑤ 인간의 기본욕구는 인간관계 개선 등을 도모하는 것이다.

▶23

인간의 기본욕구란 가장 최저수준의 욕구로 배고픔, 수면, 성욕구, 배설욕구 등으로 의식주에 해당한다.

24

노인장기요양보험 표준서비스 중 일상생활지원서비스에 해당되지 않는 것은?

① 취사　　　　　　② 청소

③ 세탁　　　　　　④ 주변정돈

⑤ 외출 시 동행

▶24

외출 시 동행은 노인장기요양보험 표준서비스 중 개인활동지원서비스에 해당된다.

25

노인장기요양보험 표준서비스 중 간호처치서비스에 해당되지 않는 것은?

① 물리치료　　　　② 관찰 및 측정

③ 투약 및 주사　　④ 배설간호

⑤ 의사진료 보조

▶25

물리치료는 노인장기요양보험 표준서비스 중 기능회복훈련서비스에 해당된다.

답　20 ③　　21 ⑤　　22 ②　　23 ③　　24 ⑤　　25 ①

26

건강증진 서비스를 보완하기 위해 장기요양 등급외자에게 만성질환자 사례관리사업, 노인건강관리사업을 운영하는 기관은?

① 보건소
② 노인 병원
③ 노인요양시설
④ 국민건강보험공단
⑤ 방문요양서비스센터

▶26
국민건강보험공단은 건강증진 서비스를 보완하기 위해 장기요양 등급외자는 물론 해당 서비스가 필요한 노인에게 만성질환자 사례관리사업, 노인건강관리사업을 운영한다.

27

우리나라 노인복지정책으로 옳지 않은 것은?

① 공적부조는 소득보장과 국민기초생활보장법과 깊은 연관이 있다.
② 노인 건강진단은 건강보장 사업과는 별도로 운영한다.
③ 양로시설은 노인주거복지사업이다.
④ 경로당 운영은 사회서비스의 일종으로 지자체의 일부 지원으로 운영되고 있다.
⑤ 노인의 사회적 지위 약화로 일반 국민의 노인복지정책에 대한 관심이 고조되고 있다.

▶27
노인 건강진단은 건강보장 사업이다.

28

노인복지법에 의하여 주 · 야간보호센터에서 제공되는 서비스 중 옳지 않은 것은?

① 주 · 야간보호서비스는 오전 8시부터 밤 10시까지 일정한 시간동안 제공한다.
② 부득이한 사유로 가정의 보호를 받을 수 없는 심신이 허약한 노인과 장애노인이 대상이다.
③ 주된 서비스는 24시간 케어하고 상담하는 일이다.
④ 각종편의를 제공하며 노인이 생활안정과 심신기능을 유지하는 것을 도모한다.
⑤ 부양가족의 부담을 경감한다.

▶28
일정한 시간에만 제공한다. 주 · 야간보호사업의 목적은 부득이한 사유로 가정의 보호를 받을 수 없는 심신이 허약한 노인과 장애노인을 오전 8시부터 오후 10시까지 일정 시간 동안 재가시설에 입소시켜 각종편의를 제공하여 노인의 생활안정과 심신기능의 유지 및 향상을 도모하고 부양가족의 부담을 경감하는 데 있다.

29
장기요양 급여 대상자가 아닌 것은?

① 뇌졸중으로 신체 활동이 어려운 60세 노인

② 거동이 불편하여 일상생활이 어려운 70세 노인

③ 치매 판정을 받은 50세 노인

④ 관절염으로 병원에 입원 중인 65세 노인

⑤ 파킨슨병으로 신체 활동이 어려운 40세 노인

▶29
노인장기요양보험급여의 대상자는 65세 이상 노인 또는 65세 미만이지만 노인성 질병을 가진 자로서 거동이 불편하거나 치매 등으로 인지가 저하되어 6개월 이상의 기간 동안 혼자서 일상생활을 수행하기 어려운 사람이다. 또한 병원에 입원 중인 노인은 급여 대상자에서 제외된다.

30
장기요양 3등급 판정기준으로 옳은 것은?

① 일상생활에서 전적으로 다른 사람의 도움이 필요한 자

② 부분적으로 다른 사람의 도움이 필요한 자로서 장기요양점수가 60점 이상 75점 미만인 자

③ 다른 사람의 도움이 필요한 자로서 장기요양점수가 75점 이상 95점 미만인 자

④ 침대에서 움직일 수 없는 와상상태로 3개월 이상된 자

⑤ 전적으로 타인의 도움을 받아야 움직일 수 있는 자

▶30
장기요양 3등급은 일상생활에서 부분적으로 다른 사람의 도움이 필요한 자로서 장기요양점수가 60점 이상 75점 미만인 자이다.

31
건강보험공단의 만성질환자 사례관리 사업에 대한 설명으로 적절치 않은 것은?

① 대상은 고혈압, 당뇨, 관절염 등의 만성질환자이다.

② 3~6개월간 사례 관리를 실시한다.

③ 건강관리 및 의료이용 정보를 제공한다.

④ 생활습관 개선 등 보건상담 서비스를 제공한다.

⑤ 스트레칭이나 생활댄스 프로그램을 제공한다.

▶31
스트레칭은 노인건강관리사업이다. 이외에도 노인체조, 게이트볼, 생활댄스 등이 있다.

답 26 ④ 27 ② 28 ③ 29 ④ 30 ② 31 ⑤

32

장기요양보험법에 의한 시설급여로 이용할 수 있는 기관은?

① 노인전문요양원
② 노인요양공동생활가정
③ 주 · 야간보호시설
④ 단기보호시설
⑤ 노인복지관

▶32
시설급여로 이용할 수 있는 기관은 노인의료복지시설이다. 노인의료복지시설에는 노인요양시설, 노인요양공동생활가정이 있다.

33

노인복지 시설 중 양로시설과 요양시설의 분류 기준은?

① 대상자의 건강상태
② 대상자의 경제능력
③ 대상자 선택여부
④ 대상자 가족의 의견
⑤ 대상자의 지적능력

▶33
양로시설과 요양시설은 대상자의 건강상태에 따라 구분한다.

34

빈칸에 들어갈 내용으로 옳은 것은?

───────〈 보기 〉───────
　　등급판정위원회는 장기요양인정 유효기간을 (　　　) 범위 내에서 가감하여 조정할 수 있다.

① 3개월
② 6개월
③ 9개월
④ 1년
⑤ 2년

▶34
등급판정위원회는 유효기간을 6개월 범위 내에서 가감하여 조정할 수 있다.

35

장기요양보험급여 중 재가급여에 해당되는 것은?

① 노인양로시설　　　　　② 노인전문병원
③ 주 · 야간보호서비스　　④ 경로당
⑤ 노인공동생활가정

▶35
재가급여에는 방문요양, 방문목욕, 주 · 야간보호서비스, 단기보호서비스, 그 밖의 서비스가 있다.

36

특별현금급여 중 수급자가 노인전문병원 또는 요양병원에 입원했을 때 지급되는 현금급여는?

① 가족요양비　　　　　　② 요양병원간병비
③ 특례요양비　　　　　　④ 가족부양비
⑤ 특례간병비

▶36
특별현금급여는 가족요양비, 특례요양비, 요양병원간병비가 있는데 요양병원간병비에 대한 설명이다.

37

장기요양기관 및 장기요양서비스의 관리에 대한 설명으로 옳지 않은 것은?

① 장기요양기관의 지정취소는 시장 · 군수 · 구청장이 한다.
② 공단은 장기요양사업의 평가를 위해 수급자 및 장기요양기관에게 자료의 제출을 요구할 수 있다.
③ 공단은 장기요양급여기관을 법의 규정에 따라 공정하게 평가하고 결과에 따라 시행할 수 있다.
④ 정당한 사유 없이 장기요양급여 제공을 거부한 경우는 지정취소 사유가 될 수 없다.
⑤ 장기요양보험료율은 장기요양위원회의 심의를 거쳐 대통령령으로 정한다.

▶37
정당한 사유 없이 장기요양급여 제공을 거부한 경우 지정취소 사유가 될 수 있다.

답 32 ② 　33 ① 　34 ② 　35 ③ 　36 ② 　37 ④

Part 1 요양보호와 인권
Part 2 노화와 건강증진
Part 3 요양보호와 생활 지원
Part 4 상황별 요양보호 기술

38

장기요양기관의 지정취소 사유에 해당되지 않는 것은?

① 거짓 등의 부정한 방법으로 지정을 받은 경우
② 자료제출을 기관의 부득이한 사정으로 늦게 제출한 경우
③ 장기요양기관의 시설 · 인력 지정기준에 적합하지 아니한 경우
④ 거짓이나 부정한 방법으로 재가 및 시설급여비용을 청구한 경우
⑤ 자료의 제출을 거부 · 방해하거나 거짓으로 보고 · 제출하는 경우

39

건강보험공단이 장기요양 인정자에게 송부해야 하는 것은?

① 장기요양 인정서, 요양 시설 안내문
② 요양시설 안내문, 재가 시설 안내문
③ 장기요양 인정서, 복지 용구 안내서
④ 복지용구 인정서, 표준장기요양 이용계획서
⑤ 장기요양 인정서, 표준장기요양 이용계획서

40

재가서비스의 단점에 해당하지 않는 것은?

① 대상자의 개인생활이 어렵다.
② 의료, 간호, 요양서비스가 단편적으로 되기 쉽다.
③ 서비스를 제공하는 데 이동시간이 걸리고 효과적이지 못하다.
④ 서비스 제공의 책임 소재가 불분명하다.
⑤ 서비스의 효과적인 평가가 어렵다.

▶38
부득이한 사정으로 자료제출을 늦게
한 경우는 지정취소 사유가 아니다.
장기요양기관의 지정 취소 사유
- 거짓이나 그 밖의 부정한 방법으로 지정을 받은 경우
- 장기요양기관의 시설 · 인력 지정기준에 적합하지 아니한 경우
- 정당한 사유 없이 장기요양급여의 제공을 거부한 경우
- 본인일부부담금을 면제하거나 감경하는 행위를 한 경우
- 위반하여 수급자를 소개, 알선 또는 유인하는 행위 및 이를 조장하는 행위를 한 경우
- 거짓이나 부정한 방법으로 재가 및 시설급여비용을 청구한 경우
- 자료제출 명령에 따르지 아니하거나 거짓으로 자료제출을 한 경우나 질문 또는 검사를 거부 · 방해 또는 기피하거나 거짓으로 답변한 경우
- 장기요양기관 종사자가 수급자에게 상해, 성폭행, 성희롱, 유기 및 방임 행위를 한 경우
- 업무정지기간 중에 장기요양급여를 제공한 경우

▶39
건강보험공단이 장기요양 인정자에게 송부해야 하는 것은 장기요양 인정서와 표준장기요양 이용계획서이다.

▶40
대상자의 개인생활이 어려운 것은 시설서비스의 단점이다.

41

우리나라 국민연금법상 급여의 종류가 다른 것은?

① 노령연금
② 상병보상연금
③ 장애연금
④ 유족연금
⑤ 반환일시금

▶41
우리나라 현행 국민연금법상 급여의 종류는 노령연금, 장애연금, 유족연금, 반환일시금으로 4가지가 있다. 상병보상연금은 산업재해보상보험법상 급여에 해당한다.

42

우리나라 현행 국민연금제도의 가입대상자의 연령은?

① 국내에 거주하는 국민으로서 16세 이상 45세 미만
② 국내에 거주하는 국민으로서 16세 이상 50세 미만
③ 국내에 거주하는 국민으로서 18세 이상 55세 미만
④ 국내에 거주하는 국민으로서 18세 이상 60세 미만
⑤ 국내에 거주하는 국민으로서 19세 이상 60세 미만

▶42
국내에 거주하는 국민으로서 18세 이상 60세 미만인 자는 국민연금 가입대상이 된다. 다만 공무원연금법, 군인연금법, 및 사립학교교직원 연금법을 적용받는 공무원, 군인 및 사립학교 교직원, 그 밖에 대통령령으로 정하는 자는 제외한다(국민연금법 제6조).

43

장기요양 1등급의 요건은 장기요양점수가 몇 점 이상인가?

① 85점
② 90점
③ 95점
④ 100점
⑤ 105점

▶43
장기요양인정점수가 95점 이상인 자를 장기요양 1등급으로 한다.
• **장기요양 1등급** : 95점 이상
• **장기요양 2등급** : 75점 이상 95점 미만
• **장기요양 3등급** : 60점 이상 75점 미만
• **장기요양 4등급** : 51점 이상 60점 미만
• **장기요양 5등급** : 45점 이상 51점 미만

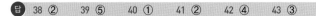

44

수급자가 장기요양기관이 아닌 노인요양시설 등의 기관 또는 시설에서 재가급여 또는 시설급여에 상당한 장기요양급여를 받는 경우 수급자에게 지급되는 현금급여를 무엇이라 하는가?

① 가족요양비
② 특례요양비
③ 요양병원간병비
④ 장기요양비
⑤ 방문급여

45

현행 장기요양보험의 수급권자는 몇 등급으로 나뉘는가?

① 1등급
② 2등급
③ 3등급
④ 4등급
⑤ 5등급

46

노인장기요양보험법상 장기요양 2등급의 요건에 해당되는 것은?

① 치매대상자로 장기요양인정점수가 45점 이상 51점 미만인 자
② 일상생활에서 일정 부분 다른 사람의 도움이 필요한 자로서 장기요양인정점수가 51점 이상 60점 미만인 자
③ 일상생활에서 부분적으로 다른 사람의 도움이 필요한 자로서 장기요양인정점수가 60점 이상 75점 미만인 자
④ 일상생활에서 상당 부분 다른 사람의 도움이 필요한 자로서 장기요양인정점수가 75점 이상 95점 미만인 자
⑤ 일상생활에서 전적으로 다른 사람의 도움이 필요한 자로서 장기요양인정점수가 95점 이상인 자

▶44
현금급여 중 특례요양비에 대한 설명이다.
• 가족요양비 : 도서·벽지 등 장기요양기관이 현저히 부족한 지역, 천재지변, 수급자의 신체, 정신 또는 성격상의 사유 등으로 인해 가족으로부터 방문요양에 상당한 장기요양급여를 받을 때 지급되는 현금급여
• 특례요양비 : 수급자가 장기요양기관이 아닌 노인요양시설 등의 기관 또는 시설에서 재가급여 또는 시설급여에 상당한 장기요양급여를 받은 경우 수급자에게 지급되는 현금급여
• 요양병원간병비 : 수급자가 노인전문병원 또는 요양병원에 입원한 때 지급되는 현금급여

▶45
노인장기요양보험법 시행령 제7조에 의하여 장기요양보험의 수급권자는 5등급으로 나뉜다.

▶46
장기요양 2등급은 일상생활에서 상당 부분 다른 사람의 도움이 필요한 자로서 장기요양인정점수가 75점 이상 95점 미만인 자이다.

47

다음 중 장기요양요원에 대한 설명으로 옳지 않은 것은?

① 방문요양에 관한 업무를 수행하는 장기요양요원은 요양보호사 또는 사회복지사이다.
② 방문목욕에 관한 업무를 수행하는 장기요양요원은 요양보호사이다.
③ 방문간호에 관한 업무를 수행하는 장기요양요원은 간호사로서 2년 이상의 간호 업무 경력이 있는 자이다.
④ 방문간호에 관한 업무를 수행하는 장기요양요원은 간호조무사 중 2년 이상의 간호보조 업무 경력이 있는 자로서 보건복지부장관이 지정한 교육기관에서 소정의 교육을 이수한 자이다.
⑤ 방문간호에 관한 업무를 수행하는 장기요양요원에는 치과 위생사도 포함된다.

▶47
노인장기요양보험법시행령 제11조 장기요양급여 종류별 장기요양요원의 범위에 따르면, 방문간호에 관한 업무를 수행하는 장기요양요원은 간호조무사 중 3년 이상의 간호보조 업무 경력이 있는 자로서 보건복지부장관이 지정한 교육기관에서 소정의 교육을 이수한 자이다. 이 경우, 교육기관 지정 기준 및 절차 등 교육에 필요한 사항은 보건복지부장관이 정한다.

48

장기요양인정 판정 과정에서 등급판정위원회가 따르는 등급판정기준은 어떤 명령으로 정하는가?

① 대통령
② 보건복지부
③ 국민건강보험공단장
④ 시 · 군 · 구청장
⑤ 장관

▶48
등급판정위원회는 대통령령이 정하는 등급판정기준에 따라 1차 판정 결과를 심의하여 장기요양인정 여부 및 장기요양등급을 최종 판정한다.

답　44 ②　　45 ⑤　　46 ④　　47 ④　　48 ①

49

장기요양보험료에 관한 설명으로 옳은 것은?

① 장기요양보험의 가입자는 국민건강보험의 가입자로 한다.

② 장기요양보험료는 건강보험료와 분리하여 징수한다.

③ 장기요양보험료는 건강보험료액을 장기요양보험료율로 나누어 계산한다.

④ 국민건강보험공단은 장기요양보험료와 건강보험료를 통합관리 해야한다.

⑤ 국민건강보험공단은 장기요양사업에 사용되는 비용을 자체적으로 충당한다.

▶49
국민건강보험공단은 장기요양보험료와 건강보험료를 통합징수하고 각각을 독립회계로 관리해야 하며 건강보험료액과 장기요양보험료율을 곱하여 산정한다. 또한 노인장기요양보험제도가 운영되기 위해서는 보험료와 국가지원, 본인일부부담이 필요하다.

50

장기요양인정 유효기간에 관한 설명으로 옳은 것은?

① 등급판정위원회는 유효기간을 6개월 범위 내에서 가감 조정이 가능하다.

② 직전 등급과 갱신 등급이 모두 1등급인 경우 갱신된 유효기간은 3년이다.

③ 직전 등급과 갱신 등급이 모두 3등급인 경우 갱신된 유효기간은 2년이다.

④ 직전 등급과 갱신 등급이 모두 5등급인 경우 갱신된 유효기간은 1년이다.

⑤ 직전 등급과 갱신 등급이 모두 인지지원등급인 경우 갱신된 유효기간은 4년이다.

▶50
② 1등급의 경우 4년이다.
③ 2~4등급의 경우 3년이다.
④ 5등급의 경우 2년이다.
⑤ 인지지원등급의 경우 2년이다.

51

장기요양인정신청서를 제출한 날부터 도달되는 날까지의 기간 중에 장기요양급여를 받을 수 있는 경우는?

① 수급자를 돌볼 가족이 있는 경우

② 수급자에게 주거를 같이하는 가족이 있는 경우

③ 수급자에게 주거를 같이하는 가족이 수급자를 방임하는 경우

④ 수급자에게 주거를 같이하는 가족이 미성년자 외에는 없는 경우

⑤ 수급자에게 주거를 같이하는 가족이 60세의 노인이 있는 경우

▶51
수급자를 돌볼 가족이 없는 경우, 주거를 같이하는 가족이 없는 경우, 주거를 같이하는 가족이 미성년자 또는 65세 이상의 노인 외에는 없는 경우에 장기요양급여를 받을 수 있다.

52

장기요양서비스 제공 계획을 수립하기 전에 대상자의 신체적 상황, 정신심리 상태, 사회 환경을 파악하는 평가 방법은?

① 상황평가　　　　② 순환평가

③ 욕구평가　　　　④ 상대평가

⑤ 자가평가

▶52
장기요양서비스 제공 계획 수립 전에 장기요양기관은 가정을 방문하여 대상자의 신체적 상황뿐만 아니라 정신심리 상태, 사회 환경까지 파악해야 한다. 욕구평가는 대상자의 욕구와 문제를 해결하기 위하여 정보를 수집하고 분석하여 대상자의 상황을 명확하게 한다.

53

다음 중 등급판정을 받은 대상자에게 장기요양인정서를 발급하는 기관은?

① 보건복지부　　　　② 건강보험심사평가원

③ 국민연금공단　　　④ 국민건강보험공단

⑤ 시·군·구청

▶53
국민건강보험공단에서 장기요양인정서를 발급한다.

Part 1 요양보호와 인권

Part 2 노화와 건강증진

Part 3 요양보호와 생활 지원

Part 4 상황별 요양 보호 기술

54

수급자나 가족에게 어느 정도 만족스러운 상태로 서비스가 제공되고 조정되는지, 혹은 새로운 변화가 필요한지 등을 평가하기 위해서 기관이 해야 하는 일은?

① 이용계획서 작성　　　　② 서비스제공 계획서 수립
③ 업무보고　　　　　　　④ 모니터링
⑤ 심사

▶54
수급자나 가족에게 어느 정도 만족스러운 상태로 서비스가 제공되고 조정되는지, 혹은 새로운 변화가 필요한지 등을 평가하기 위해서 모니터링을 한다. 기관의 전문가는 모니터링을 통해 서비스가 효과적으로 제공되고 있는지를 점검하고, 목표달성 등의 진척상황 등을 일정정도의 시간적인 간격을 두고 반복적으로 체크한다.

55

장기요양인정서 수급자 안내사항으로 알맞지 않은 것은?

① 수급자가 장기요양급여를 받기 위해서는 장기요양기관에 장기요양인정서를 제시하여야한다.
② 의료급여법상 수급자는 본인일부부담금이 50% 경감된다.
③ 장기요양보험료를 6회 이상 납부하지 아니하면 장기요양급여를 받을 수 없다.
④ 등급판정결과에 대해 이의가 있는 경우 통보 받은 날로부터 60일 이내에 공단에 증명서류를 첨부하여 이의신청을 할 수 있다.
⑤ 장기요양인정의 갱신 신청을 하고자 할 경우에는 유효기관이 만료되기 90일 전부터 30일 이전까지 공단에 신청하여야 한다.

▶55
등급판정결과에 대해 이의가 있는 경우 통보 받은 날로부터 90일 이내에 공단에 증명서류를 첨부하여 이의신청을 할 수 있다.

56

등급외 대상자가 맞춤형 방문건강관리서비스를 받을 수 있는 곳은?

① 보건소　　　　　　　　② 경로당
③ 노인복지관　　　　　　④ 노인보호 전문기관
⑤ 국민건강보험공단

▶56
등급외 A형, B형에 해당하는 대상자는 보건소에서 맞춤형 방문건강관리, 치매 조기검진 등의 서비스를 제공한다.

57

시 · 군 · 구에서 시행하고 있는 노인 관련 지역보건복지사업이 아닌 것은?

① 노인돌봄종합서비스 ② 노인복지관 운영
③ 장애인돌봄보조서비스 ④ 보건소 맞춤형 건강관리
⑤ 독거노인생활관리사 파견

58

장기요양 수급자에서 제외되는 자에게 목욕서비스를 제공할 수 있는 기관은?

① 시 · 군 · 구청 ② 마을회관
③ 보건소 ④ 경로당
⑤ 사회복지관

59

시 · 군 · 구에서 하는 노인 관련 지역보건복지사업에 연계하는 방법에 대한 설명으로 옳지 않은 것은?

① 장기요양 수급자로 판정받지 못한 등급외 대상자에게 서비스를 연계한다.
② 지역보건복지사업의 종류는 노인돌봄종합서비스, 독거노인생활관리사파견 등이 있다.
③ 동일 대상자에게 서비스의 중복은 제한이 없다.
④ 연계를 위해 대상자의 자료를 국민건강보험공단에서 보건소, 구청 등에 통보한다.
⑤ 등급외 노인에게는 필요한 경우 식사 · 가사 지원 서비스를 연계한다.

▶57
시 · 군 · 구에서 시행하고 있는 노인 관련 지역보건복지사업은 노인돌봄종합서비스, 독거노인생활관리사파견(노인돌봄기본서비스), 보건소 맞춤형 방문건강관리, 보건소 치매 조기검진, 노인복지관 운영 등으로 매우 다양하다. 장애인돌봄보조서비스는 장애인 관련 복지사업이다.

▶58
목욕서비스를 제공하기 위한 목욕시설은 노인복지관이나 사회복지관 등에 설치되어 있다.

▶59
동일 대상자에게 서비스의 과도한 중복은 금지된다.

Part 1 요양보호와 인권

Part 2 노화와 건강증진

Part 3 요양보호와 생활 지원

Part 4 상황별 요양 보호 기술

답 54 ④ 55 ④ 56 ① 57 ③ 58 ⑤ 59 ③

60
매슬로(Maslow)의 기본욕구 5단계에 해당되지 않는 것은?

① 성취의 욕구　　　② 자아실현의 욕구
③ 안전의 욕구　　　④ 생리적 욕구
⑤ 사랑과 소속의 욕구

▶60
매슬로 욕구 5단계는 생리적 욕구, 안전의 욕구, 사랑과 소속의 욕구, 존경의 욕구, 자아실현의 욕구이다.

61
요양보호사에 대한 설명으로 옳지 않은 것은?

① 수급자에게 신체적·정신적·심리적 보살핌을 제공하는 사람이다.
② 가사지원서비스뿐 아니라 신체활동도 지원한다.
③ 대상자가 할 수 있는 일도 가능하면 요양보호사가 모두 해야 한다.
④ 대상자의 심리상태와 주변환경에 따라 서비스를 제공한다.
⑤ 개인활동지원서비스와 정서지원서비스, 방문목욕서비스도 제공한다.

▶61
대상자가 스스로 할 수 있도록 요양보호사가 도와준다.

62
다음 중 요양보호서비스의 목적에 해당하는 것은?

① 신체기능의 유지만 강조　　　② 삶의 질 향상
③ 가족의 부양부담 증가　　　④ 노인의 생계보장
⑤ 개인욕구충족

▶62
요양보호서비스는 대상자들의 신체기능 증진 및 삶의 질 향상에 기여함을 목적으로 한다.

63
요양보호서비스의 기능에 대한 설명으로 맞는 것은?

① 대상자의 신체기능 증진만을 강조하는 서비스이다.
② 대상자의 상황과 관계없이 본인의 계획대로 서비스를 제공한다.
③ 대상자의 사회·심리적 상태에 따라 필요한 서비스를 제공한다.
④ 대상자의 상태와 관계없이 가사지원서비스를 제공한다.
⑤ 대상자보다는 가족의 상황을 더 고려하여 서비스를 제공한다.

▶63
요양보호서비스는 각 대상자의 신체 기능 수준, 사회·심리적 상태 및 가정 주변환경 등에 따라 필요한 요양 보호서비스를 제공한다. 서비스의 종류에는 신체활동지원, 가사지원, 개인활동지원, 정서적지원, 방문목욕 서비스가 있다.

64
다음 중 요양보호사의 주요 역할에 해당되지 않는 것은?

① 숙련된 수발자 역할　　② 정보전달자 역할
③ 관리자 역할　　④ 말벗과 상담자 역할
⑤ 동기 유발자 역할

▶64
관리자 역할이 아니라 관찰자 역할 이다.
요양보호사의 역할 : 숙련된 수발자 역할, 관찰자 역할, 정보전달자 역할, 말벗과 상담자 역할, 동기 유발자 역할, 옹호자 역할

65
다음 〈보기〉의 사례를 행한 요양보호사의 역할에 해당하는 것은?

─── 〈 보기 〉───

　　요양보호대상자인 송씨 할머니는 40대의 미혼모 딸과 단 둘이 살고 있다. 요양보호사가 송씨 할머니 댁을 방문했을 때, 다리 골절로 거동이 불편한 송씨 할머니가 배고픔을 호소하자 그 딸이 폭언과 구타를 하는 것을 보고 요양보호사는 이를 만류하며 시설장에게 보고한 후 노인학대센터에 신고하였다.

① 숙련된 수발자 역할　　② 관찰자 역할
③ 정보전달자 역할　　④ 동기 유발자 역할
⑤ 옹호자 역할

▶65
〈보기〉의 사례는 가정이나, 시설, 지역사회에서 학대를 당하거나 소외되고 차별받는 대상자를 위해 대상자의 입장에서 편들어 주고 지켜주는 것이므로, 요양보호사의 역할 중 옹호자 역할에 해당된다.

답　60 ①　　61 ③　　62 ②　　63 ③　　64 ③　　65 ⑤

66

요양보호서비스 제공 시 요양보호사가 지켜야 할 원칙으로 옳지 않은 것은?

① 대상자의 현재 상태에 맞는 서비스를 제공한다.
② 대상자의 의견을 존중한다.
③ 사고가 발생하면 되도록이면 주변에 알리지 않고 해결한다.
④ 대상자의 사생활의 비밀을 보장해야 한다.
⑤ 대상자로부터 서비스에 대한 물질적 보상을 받아서는 안된다.

▶66
요양보호사 혼자 판단하지 말고 대상자와 대상자의 가족과 협조하여 해결해야 한다.

67

요양보호서비스 제공 시 요양보호사가 지켜야 할 원칙으로 옳은 것은?

① 서비스 변경이나 의견충돌이 있을 때마다 가족에게 보고한다.
② 서비스 변경이나 추가 시 대상자만 상의한다.
③ 요양보호사와 대상자는 상호대등한 관계이므로 존중한다.
④ 대상자가 협조하지 않으면 물리적인 힘을 가한다.
⑤ 간단한 의료행위는 할 수도 있다.

▶67
모든 서비스는 대상자에게만 제공하며 서비스 변경이나 의견충돌이 있을 때는 시설장에게 보고해야 한다. 활력징후측정, 흡연, 위관영양, 도뇨, 관장, 욕창 관리 및 투약 등을 포함하는 모든 의료행위는 할 수 없다.

68

다음 중 요양보호서비스의 범위 중 취사, 청소 및 주변정돈에 해당되는 것은?

① 신체활동서비스　　　② 일상생활서비스
③ 개인활동서비스　　　④ 정서지원서비스
⑤ 방문목욕서비스

▶68
요양보호서비스에는 신체활동서비스, 일상생활서비스, 개인활동서비스, 정서지원서비스, 방문목욕서비스가 있다. 취사, 청소 및 주변정돈, 세탁 등은 일상생활서비스에 해당된다.

69

요양보호서비스의 분류가 바른 것은?

① 신체활동서비스 – 외출 시 동행, 일상업무대행
② 일상생활서비스 – 세면도움, 구강관리
③ 개인활동서비스 – 취사, 청소, 주변정돈, 세탁
④ 정서지원서비스 – 말벗, 격려, 위로, 상담
⑤ 방문목욕서비스 – 머리 감기기, 몸단장, 옷 갈아입히기

70

요양보호사의 일상생활지원서비스에 대한 설명으로 옳지 않은 것은?

① 취사는 대상자의 건강상태에 맞는 조리법을 선택하여 준비한다.
② 취사는 대상자 본인과 동거하는 가족을 위한 음식조리나 특별한 요리를 하지 않는다.
③ 대상자 및 가족의 이용공간을 청소 및 정리 · 정돈해준다.
④ 대상자의 집의 정원잡초뽑기, 대청소, 거실의 대형유리닦기 등은 하지 않는다.
⑤ 세탁은 세탁물 분류, 세탁물 빨기, 삶기, 의복보관 등을 원칙으로 한다.

71

다음 중 요양보호서비스 유형별 대처방안으로 옳지 못한 것은?

① 혈압이 높을 때는 기본적으로 목욕을 하지 않는 것이 좋다고 설명한다.
② 변비인 대상자에게 관장을 시행하여 배변을 원활히 할 수 있도록 돕는다.
③ 외출 시 사고를 예방하기 위해 신호를 지켜야 한다고 설명한다.
④ 가족의 식사 조리를 요구하면 대상자를 위한 서비스만을 원칙으로 한다고 설명한다.
⑤ 냉장고 안에 있는 유효기간이 지난 식품이라도 대상자의 허락 없이 처분하지 않는다.

▶69
말벗, 격려, 위로, 상담 등은 정서지원서비스에 해당된다.

요양보호서비스 분류
• **신체활동서비스** : 세면도움, 구강관리, 머리 감기기, 몸단장, 옷 갈아입히기 등
• **일상생활서비스** : 취사, 청소, 주변정돈, 세탁
• **개인활동서비스** : 외출 시 동행, 일상업무대행
• **방문목욕서비스** : 방문목욕

▶70
청소 및 주변정돈은 대상자와 직접 관련된 침구준비와 정리, 일용품 정돈 등을 말한다.

▶71
관장은 요양보호사의 업무가 아님을 대상자에게 설명하고 의료행위에 해당되므로 의료진과 상의한다.

답　66 ③　67 ③　68 ②　69 ④　70 ③　71 ②

72

기도가 막힐 위험성이 있을 정도로 음식을 급하게 먹는 대상자에 대한 요양보호사의 대응으로 적절하지 않은 것은?

① "더 있으니까 천천히 드세요."라며 안심시킨다.
② 음식을 삼키기 쉽게 잘게 썰어서 제공한다.
③ 밥을 천천히 먹을 수 있도록 식사 시간을 임의로 앞당겨준다.
④ 음식물을 삼킨 것을 확인한 후 다시 음식물을 제공한다.
⑤ 부드럽게 음식을 조리한다.

▶72
식사 시간을 임의로 앞당겨 주는 것은 음식을 급하게 먹는 대상자에 대한 대응으로 적절하지 않다.

73

배변감이 있어도 화장실에 가려 하지 않는 대상자에 대한 요양보호사의 대응으로 적절한 것은?

① 화장실에 강제로 데려간다.
② 먼저 화장실에 가자고 말할 때까지 모른 척한다.
③ 배변감이 없더라도 정해진 시간에 무조건 화장실에 가는 습관을 들이게 한다.
④ 대상자의 자존심을 고려하여 산책하는 길에 화장실에 들른다.
⑤ 요양보호사 대신 다른 대상자와 함께 화장실에 가도록 유도한다.

▶73
타인의 보살핌을 받고 싶지 않거나, 속옷이 더러워진 것을 보이고 싶지 않거나, 혹은 수치심이나 부끄러움을 느껴 자존심 상한 적이 있거나, 요양보호사와 케어서비스에 대한 신뢰관계가 형성되어 있지 않은 등의 이유를 파악하고 대상자의 자존심을 고려하여 산책하는 길에 화장실에 들르는 등 다른 방식을 취한다.

74

요양보호사가 방문할 때마다 매번 목욕을 하겠다고 알몸으로 기다리고 있는 대상자에 대한 요양보호사의 대응으로 적절한 것은?

① 간단하게라도 목욕을 시켜준다.
② 화를 내며 옷을 입으라고 한다.
③ 옷을 다시 입을 때까지 밖에서 기다리다가 들어간다.
④ 누구에게도 알리지 않고 혼자 해결해본다.
⑤ 금일 목욕 서비스가 없음을 설명하고 옷을 입도록 단호하게 말한다.

▶74
금일 목욕 서비스가 없음을 설명하고 옷을 입도록 단호하게 말해야 하며 옷을 벗고 있는 이유를 정확히 파악한 후 시설장이나 간호사 등에게 보고해야 한다.

75

다음과 같은 상황이 발생했을 때 요양보호사의 대처 방법은?

─── 〈보기〉 ───

겨울에도 손녀가 사준 얇은 긴팔 티만 입으려고 한다.

① 입고 싶어 하는 옷을 안에 입히고 겉옷을 상황에 맞게 입힌다.
② 계절에 안 맞는 옷을 입으면 외출할 수 없다고 말한다.
③ 강제로 옷을 갈아입힌다.
④ 같이 쇼핑을 가서 사비로 옷을 사준다.
⑤ 항상 입고 싶은 옷만 입게 내버려 둔다.

▶75
대상자가 계절이나 장소에 안 맞는 옷을 입으려고 하면 대상자의 요구를 가능한 한 수용하고 요양보호사의 의견을 강요하지 않으며 입고 싶어 하는 옷을 안에 입히고 겉옷을 상황에 맞게 입힌다.

76

다음과 같은 상황이 발생했을 때 요양보호사의 대응으로 적절한 것은?

─── 〈보기〉 ───

대상자 : (목욕서비스를 하러 방문한 요양보호사에게) 목욕은 빨리 끝내고 집 청소를 좀 해주면 안 될까?
요양보호사 : (   )

① "목욕이 꽤 오래 걸려서 안 돼요."
② "죄송해요, 급여 내용에 없는 서비스는 제공할 수 없어요."
③ "목욕시켜드리는 게 얼마나 힘든 일인지 아세요?"
④ "네, 금방 끝내고 청소도 해드릴게요."
⑤ "그럼 오늘은 목욕 대신 청소만 해드려도 괜찮을까요?"

▶76
급여 내용에 없는 서비스는 제공할 수 없음을 설명한 후 정중히 거절하고, 요구가 계속되면 가족과 관리책임자에게 보고한다.

답 72 ③   73 ④   74 ⑤   75 ①   76 ②

Chapter 03 인권과 직업윤리

❶ 노인의 인권 보호

1. 인권보호 사항 및 법적 권익 보호

⑴ **노인의 인권보호 사항**

① **건강** : 진단과 치료뿐만 아니라 다양한 예방조치를 통해 노화에 따른 질병과 장애를 감소시킬 수 있도록 지원해야 한다.

② **소비자로서의 노인** : 안전한 음식, 가정용품이나 가구, 약품 등을 사용할 수 있고, 보청기나 돋보기, 의치 등에 대한 접근 기회도 확보되어야 한다.

③ **주거와 환경** : 노인들이 가능한 한 독립적인 생활을 오랫동안 유지할 수 있도록 적합한 주거 공간을 개발, 제공하여야 하고, 빈곤노인이나 요양원 입소노인을 위해 공적 지원이 충분히 이루어져야 한다.

④ **가족** : 노인의 존엄성과 지위, 안전이 가족 내에서 보장될 수 있도록 가족을 지원하고 보호하여야 한다.

⑤ **사회복지** : 적극적으로 사회에 참여할 수 있도록 사회보장정책을 마련해야 한다.

⑥ **소득보장과 고용** : 독립적인 생활을 보장하는 최소한의 소득이 지원되어야 하고, 필요에 따라 고용에도 참여할 수 있어야 한다.

⑦ **교육** : 노인들이 보유한 지식과 문화, 정신적 가치를 전수할 수 있도록 프로그램을 개발하여야 한다.

⑵ **법적 권익 보호**

① **일반적 기본권** : 행복추구권, 평등권

② **자유권** : 신체적 자유권, 사생활에 관한 자유권, 정신적 활동에 관한 자유권, 경제 생활에 관한 자유권, 정치활동에 대한 자유권

③ **사회권** : 경제권, 노동권, 주거공간을 보장받을 권리, 의료보장에 대한 권리, 사회적 서비스를 요구할 권리, 요양보호권, 평생교육권, 문화생활권, 가족유지권

2. 재가노인 및 시설노인 인권 보호

(1) 재가노인 인권 보호

① 생존권과 경제권 보호를 위해 공적연금과 경제활동지원사업을 제공하고 있다.

② 건강권 보호를 위해 국민건강보험과 노인장기요양보험, 노인돌봄사업을 운영하고 있다.

③ 교육·문화권 보호를 위해 자신의 능력에 맞게 교육을 받고 여가와 문화생활 하는 것을 보장하고 있다.

④ 주거 환경권 보호를 위해 지역사회 내의 자신의 집에서 생활할 수 있도록 주거환경을 개선하고 있다.

(2) 시설생활노인 권리보호를 위한 윤리강령

① 존엄한 존재로 대우받을 권리

　　㉠ 치매 등의 사유로 인간으로서 권리와 가치가 손상되지 않도록 하여야 한다.

　　㉡ 종사자는 돌봄 과정에서 노인의 권익 신장을 위한 상담과 조치를 취하여야 하며, 노인의 권리가 침해될 우려가 있거나, 침해받은 경우 이의 회복과 구제에 적극적 조치를 강구하여야 한다.

　　㉢ 시설장과 종사자는 노인의 인권을 존중할 의무를 지니며 노인복지법 제6조의3에 의한 인권교육을 이수하여야 하며, 시설장은 입소 노인에게 인권교육을 하도록 노력해야 한다.

　　㉣ 가족은 면회나 전화 등을 통하여 노인과 관계를 지속적으로 유지하고, 시설의 서비스나 운영에 관하여 적극 협조해야 한다.

　　㉤ 노인의 권리 변화, 건강과 일상생활의 변화, 수발 및 의료적 처치의 변화 등과 관련하여서는 충분히 이야기할 시간을 갖고 사전에 노인과 가족에게 통보하고, 의사결정과정에 노인 또는 가족을 참여시키고 이들의 결정을 존중해야 한다.

　　㉥ 생활노인, 가족, 시설장, 종사자는 상호 존엄성을 인정하고 존경과 예의로 대하며, 막말이나 부당한 요구를 하지 않는 등 시설의 윤리적 기준을 준수해야 한다.

② 질 높은 서비스를 받을 권리

　　㉠ 개인적 선호와 건강 및 기능 상태에 따라 다양한 영양급식을 개별화된 식단으로 운영해야 한다.

　　㉡ 종사자의 편의에 따라 식사시간이 조정되지 않도록 하며, 연하 장애가 있는 노인의 경우 연하곤란 식사 제공 방안에 따라 적절한 음식물이 제공되어야 한다.

　　㉢ 노인의 건강상태, 질병과 증상, 치료 및 투약 등에 관한 상세한 내용을 숙지하고 적절한 요양 서비스를 제공해야 한다.

ⓔ 노인의 잔존능력을 유지하고 기력을 향상하기 위해 하체근육 재활 및 밀착 돌봄 등 노력을 기울여야 한다.

ⓜ 기저귀는 꼭 필요한 노인에게만 사용하며, 타인의 도움 없이 스스로 배변할 수 있도록 도와야 한다.

ⓗ 보건의료 서비스 제공 시 노인의 의사를 반영해서 이루어져야 하나, 건강상 반드시 필요한 서비스의 경우 건강권이 우선시되도록 보호자와 상의하는 등 올바른 조치를 취해야 한다.

ⓢ 건강에 해롭다는 의학적 판정 없이 노인이 개인적으로 복용하는 약물을 금지시켜서는 안 된다.

ⓞ 시설은 종사자의 능력 개발을 위한 직무훈련과 교육기회를 충분히 부여하여, 이들의 수발 및 서비스 능력을 제고해야 한다.

ⓩ 입소비용 미납 등 경제적 이유만으로 시설에서 제공하는 서비스 이용을 제한해서는 안 되며, 입소비용 문제 해결을 위한 지지망을 개발하고, 노인의 전원 또는 퇴소 시까지 최선의 서비스를 제공해야 한다.

ⓧ 종사자는 직무수행상의 사고로 인하여 노인에게 위험을 초래하지 않기 위해서 안전한 직무 수행에 최선을 다해야 한다.

ⓚ 모든 서비스 제공 과정에서 노인의 이익이 최대한 보장되도록 한다.

용어해설

연하 장애
음식이나 물을 삼키기 힘든 삼킴 장애를 말한다.

---

③ 안락하고 안전한 생활환경을 제공받을 권리

    ㉠ 휠체어 등 보조기구 이동 공간 확보, 미끄럼 방지, 문턱 제거, 안전바 설치 등 저하된 신체 기능을 고려한 주거환경을 제공해야 한다.

    ㉡ 시설은 안전하고 깨끗하며 가정과 같은 환경을 제공하기 위해 환기, 온도, 습도, 소음, 채광, 조명, 청소 상태 등을 철저히 점검해야 한다.

    ㉢ 목욕, 의복 및 침구 세탁 등 노인의 위생관리를 철저히 해야 한다.

    ㉣ 소방기구를 정기적으로 점검하며, 비상상황에 대비한 비상연락장치(비상벨 등)를 필요한 장소(생활실, 화장실, 욕실 등)에 설치해야 한다.

④ 신체구속을 받지 않을 권리

    ㉠ 절박성, 비대체성, 일시성 등 긴급하거나 어쩔 수 없는 경우를 제외하고는 노인의 의사에 반하는 신체적 제한을 해서는 안 된다.

ⓛ 신체를 제한할 경우 노인의 심신 상태, 신체 제한을 가한 시간, 신체적 제한을 할 수밖에 없었던 사유에 대하여 자세히 기록하고 노인 본인이나 가족 등 보호자에게 그 사실을 통지하여야 한다.

⑤ **사생활과 비밀 보장에 관한 권리**

㉠ 개인정보를 수집하고 활용하기 전에 그 목적을 충분히 설명하고 동의를 구하며, 사전 동의 없이 그 정보를 공개해서는 안 된다.

ⓛ 입소상담 및 직무수행과정에서 얻은 정보에 관한 비밀을 당사자의 허락 없이 타인에게 노출해서는 안 된다.

ⓒ 노인이나 가족이 요구할 경우 건강상태와 치료·돌봄, 제반 서비스에 관한 정보와 기록에 대한 접근을 허용하며, 타인에게 정보를 제공해서는 안 된다. 다만, 인지능력이 제한된 노인의 경우에는 가족 등 관계자의 동의를 받은 후 노인의 서비스 증진을 위한 전문적 목적에 한하여 정보를 제공할 수 있다.

ⓔ 입소 노인의 개인적 사생활이 농담이나 흥밋거리로 다루어져서는 안 된다.

ⓜ 입소 노인이 원할 때 정보통신기기(유무선 전화기 등) 사용, 우편물 수발신에 제한이 있어서는 안 된다.

⑥ **차별 및 노인학대를 받지 않을 권리**

㉠ 성별, 종교, 신분, 경제력, 장애 등 신체조건 및 사회적 신분 등을 이유로 차별해서는 안 된다.

ⓛ 어떠한 이유로도 신체적·정신적·정서적·경제적 착취 또는 가혹 행위, 성적 폭력, 유기 및 방임 등의 학대 행위를 해서는 안 되며, 학대 행위가 발생했을 경우 관련 법률과 지침에 따라 학대피해노인에 대한 보호조치를 신속하게 취해야 한다.

ⓒ 노인에 의사에 반하는 어떠한 노동행위도 시켜서는 안 된다.

⑦ **정치, 문화, 종교적 신념의 자유에 대한 권리**

㉠ 시설 내 자발적 모임이나 다른 노인과 사귀고 의사소통하는 데 제재를 가해서는 안 된다.

ⓛ 다른 생활노인의 권리를 침해하지 않는 범위 내에서 자신의 의사에 따라 시설 내부의 다양한 서비스, 여가, 문화 활동에 참여할 수 있는 기회를 부여해야 한다.

ⓒ 시설 외부의 건강, 사회, 법률, 또는 다른 서비스 기관의 이용을 적극적으로 권장하고, 필요시 지역사회 서비스를 연계하여야 한다.

ⓔ 노인이 원치 않는 경우를 제외하고는 면회나 방문객을 거부해서는 안 된다.

ⓜ 노인의 자유로운 외출, 외박 기회를 최대한 보장해야 한다.

ⓗ 시설장은 노인의 지역행사 참여, 자원봉사자 연계 등 지역사회와의 유대관계 증진을 위한

노력을 기울여야 한다.

Ⓐ 노인의 정치적 이념을 존중하고, 투표 등의 정치적 권리행사에 부당한 영향력을 행사해서는 안 되며, 자유로운 투표권을 보장해야 한다.

Ⓞ 노인의 종교적 신념을 인정하고, 특정 종교행사 참여 강요 등 종교적 신념의 변화를 목적으로 부적절한 영향력을 행사해서는 안 된다.

Ⓩ 노인의 삶의 방식 등 문화적 차이와 생활양식의 차이를 최대한 존중하여 프로그램 기획 등 서비스를 제공해야 한다.

⑧ 자신의 재산과 소유물을 스스로 관리할 권리

㉠ 공간이 허용하는 한 개인물품을 관리 · 보관하는 보안장치가 마련된 사물함 등을 개인에게 제공해야 한다.

㉡ 시설은 노인 또는 보호자가 원하지 않는 이상 개인의 금전 및 물품의 관리와 사용에 대한 권리는 타인에게 양도하거나 임의로 처분해서는 안 된다.

㉢ 다만, 노인이 스스로 재산을 관리할 수 있는 능력이 없어 노인이나 가족 또는 기타 후견인의 특별한 요청이 있을 경우에는 시설에서 사용 또는 처분할 수 있으며, 이 경우 분기별 또는 수시로 재정 사용에 대한 결과를 알려 주어야 한다.

㉣ 노인에게 후원금품을 강요하거나 노인의 개인 재산을 기부한 것으로 조작해서는 안 된다.

⑨ 자신의 견해와 불평을 표현하고 해결을 요구할 권리

㉠ 노인과 보호자의 불만 및 고충을 처리하기 위한 규정을 마련하며, 그 방법과 절차를 안내해야 한다.

㉡ 시설생활의 불편함과 고충을 자유롭게 표현하며 이를 해결하기 위한 제도적 장치(건의함, 고충처리위원회 등)를 마련해야 한다.

㉢ 노인과 보호자의 불평을 즉각적으로 해결하기 위한 조치를 취해야 한다.

㉣ 노인과 보호자가 불만, 불평, 고충처리를 요구했다는 이유로 노인에게 부당한 처우나 불이익을 주어서는 안 된다.

⑩ 시설 정보에 대한 접근성을 보장받을 권리

㉠ 노인 및 보호자가 시설과 관련한 기본적인 정보(운영 주체, 위치, 환경, 서비스 내용 등)를 접하는 데 어려움이 없어야 한다.

㉡ 시설은 카페, 블로그, 메신저, 기관 홈페이지 등 온라인 매체를 통해 정보를 상시 공개하도록 노력해야 한다.

㉢ 노인 및 보호자가 시설 정보 수집을 위해 시설을 방문한 경우 안내책자 등을 제공하며, 질문에 친절하고 성실히 임해야 한다.

ⓔ 노인 및 보호자가 시설에 정보를 요청할 때 정보 제공에 의해 제3자(동료 생활노인 등)의 피해가 발생하지 않는 범위에서 성실히 답변해야 한다.

ⓜ 시설은 노인 및 보호자가 시설을 선택하는 데 혼란을 야기할 수 있는 허위정보를 제공해서는 안 된다.

⑪ 충분한 정보를 제공받을 권리

　ⓐ 입소 계약과 관련한 충분한 정보(계약 기간, 장기요양급여의 내용 및 비용, 비급여 항목과 비용 등)를 제공해야 한다.

　ⓑ 노인의 권리, 시설에서 제공되는 서비스 내용, 입소 절차, 운영 규칙 및 규정, 기관 라운딩 등 시설 내 생활에 대한 전반적인 정보를 대상자 특성에 맞게 설명하거나 공지해야 한다.

　ⓒ 노인이 시설 내에서 자유로운 생활을 영위할 권리와 자유로운 생활이 제한받게 되는 상황에 대해 설명해야 한다.

⑫ 스스로 입소를 결정하고 계약할 권리

　ⓐ 입소 계약 과정에서 노인의 의사가 자유롭게 표현되며, 존중되어야 한다.

　ⓑ 가족 등 타인의 강요가 아닌 노인 스스로가 입소 여부를 결정하도록 자기결정권을 보장해야 하며, 그러한 권리가 보장될 수 있도록 지역사회자원연계 등 필요한 노력을 해야 한다.

　ⓒ 시설은 돌봄이 어려울 것으로 예상되는 노인을 배척하는 등 자의적이고 선별적으로 입소 노인을 선택해서는 안 된다. 또한 의료적 서비스가 더 필요하거나 입소정원 초과 등 합리적 사유로 입소가 부적합한 것으로 판단된 경우에도 노인 및 보호자에게 타 시설을 소개하는 등 노인이 적합한 서비스를 공백 없이 지원받을 수 있도록 노력해야 한다.

　ⓓ 입소 계약 시 당사자(시설, 노인, 보호자 등)들은 노인이 시설생활에 안정적으로 적응할 수 있도록 돕는 기본적인 정보(노인의 성격, 취향 등)를 나누며, 계약서는 서명 후 당사자들이 각 한 부씩 보관한다.

⑬ 개별화된 서비스를 제공받고 선택할 권리

　ⓐ 노인의 욕구를 파악하고 그 내용을 기반으로 하여 돌봄 및 생활 지원 계획을 수립하며, 노인이 서비스 변경을 요청하면 그 의사를 반영할 수 있도록 노력해야 한다.

　ⓑ 시설 내 모든 서비스의 내용이 사전에 설명되며, 강요나 강압이 아닌 자유 선택에 의해 진행되어야 한다.

　ⓒ 노인의 욕구가 반영되지 않거나 서비스 제공이 늦어질 때 그 이유를 노인이 이해할 수 있도록 설명하여야 하며, 필요시 동의를 구해야 한다.

　ⓓ 생활실에 노인 개인 물품을 설치하거나 이용하는 것을 허용해야 한다.

　ⓔ 개인 생활 방식(머리 모양, 의복 등)을 선택하거나 결정할 수 있는 권리를 보장해야 한다.

ⓑ 자기결정과 선택이 어려운 노인은 올바른 선택을 할 수 있도록 적절히 지원해야 한다.

ⓐ 노인 및 보호자가 부적절하거나 실현 가능성이 없는 개별화된 서비스를 요구할 경우 노인의 이익에 가장 부합하는 정보를 제공하여 노인 및 보호자가 최선의 선택을 할 수 있도록 돕는다.

⑭ 이성교제, 성생활, 기호품 사용에 관한 자기 결정의 권리

ㄱ 노인의 이성교제를 금기시하거나 흥밋거리로 다루지 않아야 하며, 타인의 불편을 초래하지 않는 범위에서 존중되어야 한다.

ㄴ 노인의 성적욕구를 인간의 기본욕구로서 선입견 없이 받아들여야 한다.

ㄷ 흡연, 음주 등 특정 기호품 사용에 대해 욕구가 있는 경우, 시설에서 생활하는 타인의 권리가 침해되지 않는 범위에서 노인 본인과 가족의 의사를 반영하여 주어진 시설환경 내에서 충족할 수 있는 방안을 마련해야 한다.

⑮ 노인 스스로 퇴소를 결정하고 거주지를 선택할 권리

ㄱ 노인의 의사에 반하는 전원 또는 퇴소를 하여서는 안 되며, 불가피한 경우 전원 또는 퇴소 시 그 사유를 통보하고 의사결정 과정에 노인 또는 가족을 참여시켜야 한다.

ㄴ 노인 및 보호자의 퇴소 결정은 최대한 존중되어야 하며, 노인의 퇴소 결정을 번복시키고자 회유, 강요, 협박 등의 부적절한 언행을 해서는 안 된다.

ㄷ 다른 시설로 전원을 검토하거나 의료기관에 입원할 필요가 있는 노인은 전원 상담 등을 통해 자유로운 의사표현 및 선택을 할 수 있도록 자기 결정권을 보장해야 한다.

ㄹ 퇴소 후 지역사회 내 서비스 연계가 필요한 경우 생활노인의 욕구를 반영하여 충분한 정보를 제공할 수 있도록 노력해야 한다.

ㅁ 보호자의 방임, 생활노인의 개인적 성향, 종사자와의 불화 등의 사유로 노인의 퇴소를 권유하거나 강요하지 않아야 한다.

ㅂ 퇴소 이후에도 노인의 삶이 적정수준 유지될 수 있도록 지역사회 자원 등 활용할 수 있는 서비스를 알아보고 노인 및 보호자에게 제공해야 한다.

❷ 노인학대 예방

1. 노인학대의 개념과 발생 원인

(1) 노인학대의 개념

노인학대는 노인의 가족 또는 타인이 노인에게 신체적, 언어 · 정서적, 성적, 경제적으로 고통이나 장해를 주는 행위, 또는 노인에게 필요한 최소한의 적절한 보호조차 제공하지 않는 방임, 자기방임 및 유기를 의미한다.

(2) 노인학대의 발생 요인

① 노인의 인구사회학적 특성 요인 : 성별, 연령, 학력, 결혼 상태 등

② 노인의 건강, 경제, 심리적 기능 요인 : 건강, 의존성, 자아존중감, 무기력 등

③ 가족상황적 요인 : 가족과의 동거 여부, 부양자의 특성, 자녀와의 관계, 부양자의 부양부담과 스트레스, 자녀와의 좋지 못한 과거 관계 등

④ 사회관계망 요인 : 사회적 고립, 사회지지망의 부재

⑤ 사회문화적 요인 : 사회서비스체계의 인지 및 이용, 노인차별주의, 가족주의 등

2. 노인학대 현황과 유형

(1) 노인학대 현황

① 피해노인

 ㉠ 성별 및 연령대별 학대 발생순 : 여성 노인＞남성 노인, 70대(44.2%)＞80대(30.9%)＞60대(19.1%)

 ㉡ 장소별 학대 발생순 : 가정(89.3%)＞생활시설(7.1%)＞이용시설(0.3%)

 ㉢ 학대 유형별 발생순 : 정서적 학대＞신체적 학대＞방임＞경제적 학대＞자기방임

② 학대행위자 : 아들＞배우자＞딸 순으로 많으며 생활시설의 경우 기관 종사자, 이용시설에서는 타인에 의한 학대가 발생함

③ 노인보호전문기관

구분	중앙노인보호전문기관	지역노인보호전문기관
활동내용	• 노인인권 보호 관련 정책제안 • 노인인권 보호를 위한 연구 및 프로그램의 개발 • 노인학대 예방의 홍보, 교육자료의 제작 및 보급	• 노인학대 신고전화의 운영 및 사례접수 • 노인학대 의심사례에 대한 현장조사 • 피해노인 및 노인학대자에 대한 상담 • 피해노인가족 관련자와 관련 기관에 대한 상담

활동내용	• 노인보호전문사업 관련 실적 취합, 관리 및 대외자료 제공 • 지역노인보호전문기관의 관리 및 업무지원 • 지역노인보호전문기관 상담원의 심화교육 • 관련 기관 협력체계의 구축 및 교류 • 노인학대 분쟁사례 조정을 위한 중앙노인학대사례판정위원회 운영 • 그 밖에 노인의 보호를 위하여 대통령령으로 정하는 사항	• 상담 및 서비스제공에 따른 기록과 보관 • 일반인을 대상으로 한 노인학대 예방교육 • 노인학대행위자를 대상으로 한 재발방지교육 • 노인학대사례 판정을 위한 지역노인학대사례판정위원회 운영 및 자체사례회의 운영 • 그 밖에 노인의 보호를 위하여 보건복지부령으로 정하는 사항
지역	중앙정부	특별시, 광역시, 특별자치도

(2) 노인학대의 유형

① **신체적 학대** : 물리적인 힘이나 도구를 이용하여 노인에게 신체적 손상, 고통, 장애 등을 유발하는 행위

- 노인을 폭행한다.
- 노인을 제한된 공간에 강제로 가두거나, 노인의 거주지 출입을 통제한다.
- 노인의 신체를 강제로 억압한다.
- 신체적 해를 가져올 위험성이 큰 행위로 노인을 협박하거나 위협한다.
- 노인의 신체적 생존을 위협할 수 있는 행위를 한다.
- 약물을 사용하여 노인의 신체를 통제하거나 저해한다.
- 노인이 원하지 않거나 수행하기 어려운 노동을 하게 한다.

② **정서적 학대** : 비난, 모욕, 위협, 협박 등의 언어 및 비언어적 행위를 통하여 노인에게 정서적으로 고통을 주는 것

- 노인과의 접촉을 기피한다.
- 노인의 사회관계 유지를 방해한다.
- 노인을 위협·협박하는 언어적 표현이나 감정을 상하게 하는 행동을 한다.
- 노인과 관련된 결정 사항의 의사결정 과정에서 소외시킨다.

③ **성적 학대** : 성적 수치심 유발 행위 및 성희롱, 성추행 등 노인의 의사에 반하여 강제적으로 행하는 모든 성적 행위

- 노인에게 성폭력을 행한다.
- 노인에게 성적 수치심을 주는 표현이나 행동을 한다.

④ **경제적 학대** : 노인의 자산을 당사자의 동의 없이 사용하거나 부당하게 착취하여 이용하는 행위 및 노동에 대해 합당한 보상을 하지 않는 행위

- 노인의 소득 및 재산, 임금을 가로채거나 임의로 사용한다.
- 노인의 재산에 관한 법률적 권리를 침해하는 행위를 한다.
- 노인의 재산 사용 또는 관리에 대한 결정을 통제한다.

⑤ **방임** : 부양 의무자로서의 책임이나 의무를 의도적 혹은 비의도적으로 거부, 불이행하거나 포기하여 노인에게 의식주 및 의료를 적절하게 제공하지 않는 것

- 거동이 불편한 노인의 의식주 등 일상생할 관련 보호를 제공하지 않는다.
- 경제적 능력이 없는 노인의 생존을 위한 경제적인 보호를 제공하지 않는다.
- 의료 관련 욕구가 있는 노인에게 의료적 보호를 제공하지 않는다.

⑥ **자기방임** : 노인 스스로 의식주 제공 및 의료 처치 등의 최소한의 자기 보호관련 행위를 의도적으로 포기하거나 비의도적으로 관리하지 않아 심신이 위험한 상황 또는 사망에 이르게 되는 경우

- 자신을 돌보지 않거나, 돌봄을 거부함으로써 노인의 생명이 위협받는다.

⑦ **유기** : 스스로 독립할 수 없는 노인을 격리하거나 방치하는 행위

- 의존적인 노인을 유기한다.

TIP

노인학대 사례

> 저녁 7시쯤 퇴근한 아들이 어머니를 찾았으나 시어머니에 관심이 없는 며느리는 오후에 나간 시어머니의 귀가 여부를 모르고 있었다. 빨리 어머니를 찾아오라는 남편의 성화에 집 밖으로 나간 며느리는 여기저기 수소문하고서야 공원에 홀로 앉아 계신 시어머니를 찾을 수 있었다.

- 화가 난 며느리는 "내가 노친네 때문에 진짜 힘들어서 못 살겠어! 안 들어오고 뭐해요!"라며 고함을 질렀다. → 정서적 학대
- 집으로 가는 길에도 걸음이 늦는다고 밀어 넘어뜨리고, 빨리 일어나지 않는다고 양 주먹으로 수차례 구타하고 발길질을 하여 시어머니를 넘어뜨렸다. → 신체적 학대
- 집에서 늦은 저녁식사를 하고 소파에 앉아 쉬고 있는 시어머니께 "에이, 꼴도 보기 싫은데 빨리 방에나 들어가지 왜 거기 앉아 있는 거야. 죽치고 앉아있지 말고 빨리 들어가요."라고 소리를 질렀다. → 정서적 학대

- 다음 날 타박상과 갑작스러운 감기증세로 시어머니가 몸져누워 있었지만 며느리는 아픈 시어머니를 병원에 데려갈 생각은 않고 하루 종일 방 안에 방치하였다. → 방임
- 며칠 후 시어머니 생신을 맞아 방문한 작은아들이 준 용돈을 빌려달라고 하여 다 써버리고 경로연금이 지급된 통장과 도장을 가져가서는 돌려주지 않았다. → 경제적 학대
- 이런 일들이 반복되다 보니 시어머니는 삶의 의욕을 잃었는지 세수도 하지 않고, 식사도 제대로 하지 않아 몸이 날로 쇠약해져 갔다. → 자기방임

3. 노인학대 예방을 위한 법적 · 제도적 장치

(1) 법적 · 제도적 근거

① **노인복지법 제61조의2(과태료)** : 다음 어느 하나에 해당하는 자에게는 500만 원 이하의 과태료를 부과한다.

- 제39조의11제2항에 따른 명령을 위반하여 보고 또는 자료제출을 하지 아니하거나 거짓으로 보고하거나 거짓 자료를 제출한 자
- 제39조의6제2항을 위반하여 노인학대를 신고하지 아니한 사람
- 제39조의17제5항을 위반하여 취업자등에 대하여 노인학대관련범죄 경력을 확인하지 아니한 노인관련 기관의 장

② **노인복지제39조의6(노인학대 신고의무와 절차 등)** : 다음 각 호의 어느 하나에 해당하는 자는 그 직무상 65세 이상의 사람에 대한 노인 학대를 알게 된 때에는 즉시 노인보호전문기관 또는 수사기관에 신고하여야 한다.

- 「사회복지사업」 제14조에 따른 사회복지전담공무원 및 같은 법 제34조에 따른 사회복지관, 부랑인 및 노숙인보호를 위한 시설의 장과 그 종사자
- 「노인장기요양보험법」 제31조에 따른 장기요양기관 및 제32조에 따른 재가장기요양기관의 장과 그 종사자

TIP

요양보호사 신고 과태료
요양보호사는 학대받는 노인을 보면 노인보호전문기관이나 경찰서에 신고해야 한다. 신고하지 않으면 500만 원 이하의 과태료를 물게 된다.

(2) 노인학대 예방을 위한 유관기관의 역할

구분	역할
보건복지부	노인보호업무와 관련한 법·제도적 정책 수립, 노인복지시설에 대한 행정·재정적 지원 등
시·도	시설에 확인 업무지도 및 감독, 노인복지법 제39조의5 제2항에 따라 보호조치를 의뢰받은 학대피해노인에 확인 행정적인 조치 등
시·군·구	학대피해노인 및 보호자 또는 학대행위자의 신분조회 요청 등에 대한 협조, 필요시 관계 공무원 또는 노인복지상담원으로 하여금 노인복지 시설과 노인 또는 관계인에 대한 조사, 노인 인권 보호 및 학대예방 관련 위원회 설치 운영 등
노인보호 전문기관	노인학대 사례의 신고접수, 신고된 시설학대 사례에 확인 개입, 시설의 학대사례 판정에 대한 자문, 학대사례에 대한 사례관리 절차지원 등
노인복지시설	• 시설 내 노인학대 의심사례 및 학대사례 발견 시 노인보호전문기관 또는 수사 기관에 신고, 학대피해노인 및 학대행위자에 대한 상담 및 개입 협조 • 보호가 필요한 학대피해노인에 대한 입소 의뢰 시 신속한 보호 • 시설내 종사자 및 이용자 대상 노인학대 예방교육 실시
사법경찰	노인학대 신고사례에 대한 현장조사, 노인학대행위자의 형사재판을 요하는 사례에 대한 수사 전담, 응급조치를 요하는 노인 학대 사례를 일시보호시설 또는 의료기관에 의뢰
의료기관	다분야의 보건의료전문가로 구성된 학대노인 보호팀을 구성·운영하며, 의뢰받은 피학대 노인에게 종합적인 의료서비스 제공, 노인학대 판정을 위한 의학적 진단, 소견, 증언 진술
법률기관	피해 노인의 법률적 보호 및 학대행위자에 대한 보호처분을 포함한 판정, 후견인의 지정, 피해 노인을 가족과 격리함 등

❸ 요양보호사의 인권 보호

1. 요양보호사의 인권

① 요양보호사의 기본적 인권항목 : 평등권, 노동 관련 권리, 자유권
② 지방자치단체의 조치
　㉠ 장기요양기관의 운영과 관련된 위법, 부당행위 및 그 밖에 비리 사실 등을 관계 행정기관과 수사기관에 신고하는 행위로 인하여 징계 조치 등 신분상 불이익과 근무조건상 차별을 받지 않도록 조치해야 함
　㉡ 장기요양요원지원센터를 설립하고, 장기요양요원에 대한 사회적 인식 제고 및 권익의 향상, 육체적, 정신적 스트레스를 예방, 해소하기 위한 건강증진, 직무향상 교육, 장기요양

요원의 취업, 창업, 상담지원 및 대체인력 지원, 그 밖의 복리향상에 힘써야 함

TIP **요양보호사 인권 보호를 위한 법적 근거**
노인장기요양보험법제47조의2(장기요양요원지원센터의설치 등)에 근거하여 지방자치단체는 장기요양요원지원센터를 설치하고, 장기요양요원의 권리침해 관한 상담 및 지원, 역량강화를 위한 교육지원, 건강검진 등 건강관리를 위한 사업 지원 등을 하고 있다.

2. 요양보호사의 법적 권익보호

(1) 근로에 관한 보호

① **근로기준법** : 근로자의 기본적 생활을 보장, 향상하며 균형 있는 국민경제의 발전에 기여하는 것을 목적으로 한다.

② **근로계약** : 근로기준법에서 정한 기준에 미치지 못하는 근로조건으로 정한 근로계약은 무효이다.

(2) 안전과 보건에 관한 보호

① **산업안전보건법** : 산업재해를 예방하고 쾌적한 작업환경을 조성함으로써 근로자의 안전과 보건을 유지 · 증진함을 목적으로 한다.

ⓐ 장기요양기관의 장은 요양보호사에게 안전에 대해 교육해야 한다.

ⓑ 장기요양기관의 장은 요양보호사가 안전, 보건상의 이유로 작업을 중지했을 때 처벌할 수 없다.
  • 근로자는 산업재해가 발생할 위험이 있는 경우 작업을 중지하고 대피할 수 있음
  • 그 사실을 보고하면 관리감독자 등은 필요한 조치를 하여야 함
  • 사업주는 작업을 중지하고 대피한 근로자에 대하여 해고나 불리한 처우를 해서는 안 됨

ⓒ 장기요양기관의 장은 요양보호사의 건강문제를 예방하기 위해 노력해야 한다.

② **산업재해보상보험법** : 산업재해를 당한 근로자를 신속하고 공정하게 보상하고, 재해발생에 따른 사업주의 보상 부담을 줄이기 위한 사회보장제도로, 상시 1인 이상 사업장 근로자는 모두 산재보험의 보상을 받을 수 있다.

TIP **산재근로자 보호의 주요 내용**
• 산재로 요양 중에 퇴직하거나 사업장이 부도 · 폐업하여 없어진 경우라도 재요양, 휴업급여, 장해급여 지급에는 지장이 없다.

- 산재를 당했다는 이유로 해고할 수 없는데, 산재요양으로 휴업하는 기간과 치료를 종결한 후 30일 간은 해고하지 못하며, 요양이 끝난 30일 이후에 해고시킬 경우 해고 및 정리해고의 요건을 충족시켜야 한다.
- 보험급여는 조세 및 기타 공과금 부과가 면제되어 세금을 떼지 않는다.
- 보험급여를 받을 권리는 급여 내용에 따라 3년 혹은 5년간 유효하며 퇴직 여부와 상관없이 받을 수 있다.
- 보험급여는 양도 또는 압류할 수 없어 채권자가 건드릴 수 없다.

 POINT　일하는 사람의 건강과 안전을 지키기 위해 만들어진 법에는 「산업안전보건법」과 「산업재해보상보험법」이 있다.

(3) 성희롱으로부터의 보호

① **성희롱의 개념** : 업무, 고용 등의 관계에서 공공기관의 종사자, 사용자 또는 근로자가 그 지위를 이용하거나 업무 등과 관련하여 성적언동 등으로 성적 굴욕감 또는 혐오감을 느끼게 하거나 기타 요구 등에 대한 불응을 이유로 고용상의 불이익을 주는 것

② **성희롱의 구분** : 육체적, 언어적, 시각적 행위

③ **대처방안**

　㉠ 장기요양기관장의 대처

- 요양보호사들에게 성희롱 예방교육을 1년에 1번 이상 해야 한다.
- 성희롱으로 인한 피해가 있을 때 그 피해자에게 원하지 않는 업무배치 등의 불이익한 조치를 해서는 안 된다.
- 직원들 사이에 성희롱이 발생하였을 경우에는 행위자를 징계해야 하며, 성희롱을 한 서비스 이용자에게 재발 방지 약속이나 서비스 중단 등의 적절한 조치를 취해야 한다.
- 성희롱 처리지침을 문서화하여 기관 내에 두어야 한다.
- 성희롱 시 가해자가 받을 수 있는 불이익과 향후 대처 계획을 명확히 설명한다.
- 대상자 가족에게 사정을 말하고 시정해 줄 것을 요구한다.
- 시정 요구에도 상습적으로 계속할 경우 녹취하거나 일지를 작성해 둔다.

　㉡ 요양보호사의 대처

- 감정적인 대응은 삼가고, 단호히 거부의사를 표현한다.
- 모든 피해사실에 대하여 기관의 담당자에게 보고하여 기관에서 적절한 조치를 취하게 한다.

- 심리적 치유상담 및 법적 대응이 필요하다고 판단될 경우 외부의 전문기관(성폭력상담소, 여성노동상담소 등)에 상담하여 도움을 받는다.
- 평소 성폭력에 대한 충분한 예비지식과 대처방법을 숙지한다.

> **TIP**
>
> **성희롱의 구분**
> - 육체적 행위
>   - 입맞춤이나 포옹, 뒤에서 껴안기 등의 신체접촉
>   - 가슴, 엉덩이 등 특정 신체부위를 만지는 행위
>   - 안마나 애무를 하거나, 신체일부를 밀착하거나 잡아 당김
> - 언어적 행위
>   - 음란한 농담이나 음탕하고 상스러운 이야기
>   - 외모에 대한 성적인 비유나 평가
>   - 성적 관계를 강요하거나 회유하는 행위
>   - 성적 사실관계를 묻거나 성적인 내용의 정보를 의도적으로 유포하는 행위
>   - 음란한 내용의 전화통화
>   - 회식자리 등에서 무리하게 옆에 앉혀 술을 따르도록 강요하는 행위 등
> - 시각적 행위
>   - 음란한 사진, 그림, 낙서, 음란출판물 등을 게시하거나 보여주는 행위
>   - 직접 또는 팩스나 컴퓨터 등을 통해 음란한 편지, 사진, 그림을 보내는 행위
>   - 성과 관련된 자신의 특정 신체부위를 고의적으로 노출하거나 만지는 행위 등
> - 기타
>   - 사회통념상 성적 굴욕감을 유발하는 것으로 인정되는 언어나 행동

❹ 요양보호사의 직업윤리

1. 의의 및 원칙

(1) 직업윤리 의의

직업윤리란 개인의 자질이나 능력에 관계없이 직업인으로서 마땅히 지켜야 하는 도덕적 가치관으로 사회적으로 요구되는 행동 규범을 의미한다.

(2) 직업윤리 원칙

① 요양보호사는 인종, 연령, 성별, 성격, 종교, 경제적 지위, 정치적 신념, 신체·정신적 장애, 기타 개인적 선호 등을 이유로 대상자를 차별 대우 하지 않는다.

② 요양보호사는 인도주의 정신 및 봉사 정신을 바탕으로 대상자의 인권을 옹호하고 대상자의 자기 결정을 최대한 존중한다.

③ 요양보호사는 지시에 따라 업무와 보조를 성실히 수행하고 업무의 경과와 결과를 시설장 또는 관리책임자에게 보고한다.

④ 요양보호사는 효율적이고 안전하게 업무를 수행하기 위해 지속적으로 지식과 기술을 습득한다.

⑤ 요양보호사는 업무 수행에 방해가 되지 않도록 건강관리, 복장 및 외모 관리 등을 포함하여 자기 관리를 철저히 한다.

⑥ 요양보호사는 업무 수행 시 항상 친절한 태도로 예의 바르게 행동한다.

⑦ 요양보호사는 대상자의 사생활을 존중하고 업무상 알게 된 개인정보를 비밀로 유지한다.

⑧ 요양보호사는 업무와 관련하여 대상자의 가족, 의사, 간호사, 사회복지사 등과 적극적으로 협력한다.

⑨ 대상자가 의사소통이 어렵고 협조를 안 한다는 등의 이유로 신체적, 언어적, 정서적 학대를 해서는 안 되며, 학대를 발견하면 반드시 신고해야 한다.

⑩ 대상자로부터 서비스에 대한 물질적 보상을 받지 않는다.

⑪ 대상자에게 일방적으로 도움을 제공하는 수직적인 관계가 아닌 함께하는 상호 대등한 관계임을 인식해야 한다.

2. 요양보호사의 윤리적 태도

(1) 대상자를 하나의 인격체로 존중하는 태도

① 대상자의 권리를 지켜주고 증진시켜 주어야 한다.

② 대상자의 종교를 존중하고 요양보호사 자신의 종교를 선교의 목적으로 강요해서는 안 된다.

③ 요양보호사는 반드시 대상자의 의견을 물은 후 서비스를 수행한다.

(2) 겸손한 태도

① 요양보호사로 종사하게 된 동기를 점검하며 겸손한 태도를 유지한다.

② 초심을 잊지 않고 요양보호사 자신을 점검한다.

③ 새로운 지식이나 기술을 배워 능력을 발휘할 수 있도록 한다.

(3) 책임감 있는 성실한 업무 태도

① 요양보호 업무는 대상자의 건강과 일상생활에 직접적인 영향을 미치므로 요양보호사는 성실하고 침착한 태도로 책임감을 갖고 업무에 임한다.

② 매사에 약속을 지키며 책임 있는 언행을 한다.

③ 자신의 활동이 모든 요양보호사를 대표한다고 생각한다.

(4) 상호 협조 및 조화의 태도

① 요양보호 업무와 관련된 모든 직업인과 상호 협조하는 태도 및 조화를 이루려는 자세를 가져야 한다.

② 시설장이나 간호사의 협조는 필수적이며 의료진의 지시가 있을 경우에는 반드시 지시에 따라야 한다.

③ 시설 직원, 동료 요양보호사, 대상자의 가족과 협조 및 조화를 이루려는 자세를 가져야 한다.

(5) 지속적인 학습과 자기 계발 태도

① 요양보호 업무 수행에 필요한 교육훈련 프로그램에 적극적으로 참여하는 등 지속적으로 학습하고 자신을 계발해야 한다.

② 직무를 수행하는 데 필요한 전문적 지식과 기술을 갖춰야 한다.

③ 보수교육에 적극적으로 참여하여 자기계발의 기회로 삼는다.

④ 자신의 업무 활동을 점검하고 일의 경과를 기록하여 자기 평가, 지도받은 내용, 앞으로의 발전 등을 자료로 보관한다.

(6) 친절하고 예의바른 태도

① 요양보호사는 대상자의 호감을 받고 상호 신뢰감을 형성하기 위해 친절하고 예의바른 태도, 바른 몸가짐과 언어생활을 하려고 노력해야 한다.

② 대상자와 약속한 내용, 방문시간 등을 반드시 지키며 사정이 있어 늦거나 방문일을 변경해야 할 경우에는 반드시 사전에 연락하여 양해를 구한다.

③ 대상자를 방문하였을 때 대상자가 없으면 방에 들어가지 말고, 다음 방문 일을 적어 메모를 남긴다.

④ 대상자 앞에서 나태하거나 피곤한 모습을 보이지 않는다.

⑤ 대상자에게 유아어, 명령어, 반말 등을 사용하지 않는다.

⑥ 대상자와 자신의 시선을 맞추고 내려다보지 않는다.

⑦ 신체 접촉 등은 상황에 맞게 하며 너무 과장되지 않게 한다.

⑧ 대상자와 개인적으로 별도의 서비스 계약을 하거나 타 기관에 의뢰하여서는 안 된다.

(7) 법적 · 윤리적 책임

① 대상자, 가족, 타 직원에 대한 언어적, 신체적 폭력

② 많은 업무를 비효율적으로 수행함, 무능력, 태만

③ 대상자, 가족, 다른 직원의 재산을 고의적으로 파괴하거나 훔치는 행위

④ 감독자에 대한 불복종이나 반항

⑤ 비도덕적이고 정직하지 못한 행위

⑥ 알코올, 약물 혹은 마약을 복용하고 근무하는 행위

⑦ 대상자나 가족에게 돈을 빌리거나 뇌물 혹은 팁을 받는 행위

⑧ 감독자에게 알리지 않고 근무지를 비우는 행위

⑨ 금연구역에서 담배를 피우는 행위

⑩ 물건을 팔거나 공용물품을 가져가는 행위

⑪ 복지용구를 직접 판매 또는 대여하거나 이를 알선하는 행위

⑫ 장기요양서비스 제공에 따른 본인부담금을 할인하거나 추가로 부담하게 하는 행위

⑬ 대상자의 기록 또는 직무기록을 고의로 위조·변조하여 기록하는 행위

⑭ 대상자를 존중하지 않고 대상자가 존엄을 지키고자 하는 권리를 침해하는 행위

⑮ 대상자의 기록·정보 등에 대한 비밀이나 대상자의 사적 생활을 내외부로 발설하는 행위

⑯ 타인의 근무를 대신하거나 자신의 근무를 대신 해달라고 요구하는 행위

⑰ 할당된 장소에서의 근무를 거부하는 행위

⑱ 등급 판정 또는 장기요양인정 신청을 유도하는 행위

(8) 사고예방과 사고발생 즉시 보고

요양보호사는 서비스 제공 시 일어날 수 있는 분실·파손·부상 등의 사고를 예방하고, 사고 발생 시에는 즉시 시설장 또는 관리책임자에게 보고한다.

(9) 전문가의 진단이 필요한 사항은 전문가와 연계

전문가의 진단이 필요한 사항은 요양보호사가 판단·조언하지 말고 시설장 또는 관리책임자에게 보고하여 전문가와 상담할 수 있도록 연계한다.

(10) 법적 소송에 유의

① 대상자의 개인적인 권리를 보호한다.

② 요양보호서비스 제공 시 정해진 정책과 절차에 따른다.

③ 제공된 요양보호서비스 내용을 정확히 기록한다.

④ 대상자의 상태 변화를 세심하게 관찰하며 이를 정확히 기록한다.

⑤ 제공해야 할 서비스 내용 및 방법이 확실하지 않을 때는 도움을 청한다.

⑥ 누군가에 의해 대상자가 학대를 받는다고 의심되는 경우는 보고 또는 신고한다.

3. 윤리문제 사례

(1) 요양보호사가 서비스 대상자를 선별하는 경우

[대처방법]

요양보호사는 장기요양서비스를 제공할 때 인종, 연령, 성별, 성격, 종교, 경제적 지위, 기타 개인적 선호 등을 이유로 대상자를 차별 대우 해서는 안 된다. 모든 대상자에게 평등하게 요양보호서비스를 제공해야 하며, 요양보호사가 정당한 사유 없이 대상자의 서비스 신청을 거부하면 법적으로 처벌을 받게 된다. 대상자 및 가족으로부터 장기요양서비스에 대한 신청이 있을 경우 요양보호사는 본인이 서비스 제공 여부를 결정하지 말고 관리책임자에게 보고를 해야 한다.

(2) 요양보호 대상자가 성적 행동을 하는 경우

[대처방법]

대상자가 요양보호사에게 성적인 농담이나 신체접촉을 할 때에는 단호하게 거부한 후 대상자의 가족과 관리책임자 혹은 시설장에게 이러한 사실을 알리겠다고 대상자에게 전한다. 반복적으로 같은 일이 일어날 때에는 서비스를 중단하겠다고 알린다. 대상자의 가족에게 이러한 사실을 알릴 때에는 기관 차원에서 대상자의 가족과 면담하여 알린다.

(3) 대상자로부터 본인부담금 면제를 강요받은 경우

[대처방법]

대상자나 보호자가 타 센터의 불법 사례를 예로 들거나 본인의 어려운 가정 사정을 얘기하면서 불법을 요구할 때는 먼저 노인장기요양보험법 제69조를 설명하고 그런 불법행위를 신고하면 신고 포상금을 받을 수 있다고 정보를 제공한다.

(4) 복지용구를 유인·알선한 경우

[대처방법]

대상자가 복지용구가 필요하다고 할 때는 대상자의 상태 등을 판단하여 신중하게 선택할 수 있도록 정보를 제공하는 것은 바람직한 일이나, '유인·알선'에 의한 부당한 수익을 목적으로 했다면 요양보호사 윤리원칙에 어긋나며 법적 처벌을 받게 된다.

(5) 가족 요양보호사가 부정수급을 한 경우

[대처방법]

가족에 의한 서비스 제공기준을 무시하고 편법으로 운영된다면 가족에 의한 돌봄을 보장하기 위한 제도의 취지가 흐려질 수 있다. 따라서 본 제도가 더 이상 퇴색되지 않고 본래의 취지에 충실하도록 노력해야 할 것이다.

(6) 요양보호 대상자에게 해가 되는 활동을 강요받은 경우

[대처방법]
윤리원칙에서 의도적으로 해를 입히거나 해를 입힐 위험이 있는 행위는 하지 말아야 한다는 '무해성의 원칙'에 어긋나는 행동이다. 대상자에게 해가 되는 활동을 할 수 없는 이유를 보호자에게 설명하고, 만약 그럼에도 불구하고 보호자가 계속 강요한다면 관리책임자와 다른 가족(자녀 등)들에게 이러한 상황에 대해 설명을 해야 한다. 그래도 문제가 해결되지 않을 때는 기관 차원에서 요양보호서비스를 이어갈 수 없음을 알린다.

(7) 요양보호사가 대상자의 금품을 절도한 경우

[대처방법]
이 사건이 발생한 가장 근본적인 원인은 요양보호사의 직업윤리가 결여되어 있다는 점이다. 요양보호사로서 마땅히 지켜야 할 도덕적 가치관을 지니고 있었다면 이러한 사건은 일어나지 않았을 것이다. 요양보호사는 요양보호 업무에 임할 때마다 자신의 직업적 윤리와 자세를 정비할 필요가 있다. 요양보호사직에 종사하게 된 동기를 점검하며 대상자를 존중하는 태도를 갖도록 노력한다.

> **TIP**
>
> **노인장기요양보험법 위반에 따른 벌칙(제67조)**
> ② 2년 이하의 징역 또는 2천만 원 이하의 벌금 〈개정 2020.12.29.〉
> 　1. 지정받지 아니하고 장기요양기관을 운영하거나 거짓이나 그 밖의 부정한 방법으로 지정받은 자
> 　2. 본인부담금을 면제 또는 감경하는 행위를 한 자
> 　3. 수급자를 소개, 알선 또는 유인하는 행위를 하거나 이를 조장한 자
> 　4. 업무수행 중 알게 된 비밀을 누설한 자
> ③ 1년 이하의 징역 또는 1천만 원 이하의 벌금 〈개정 2020.12.29.〉
> 　1. 정당한 사유 없이 장기요양급여의 제공을 거부한 자
> 　2. 거짓이나 그 밖의 부정한 방법으로 장기요양급여를 받거나 다른 사람으로 하여금 장기요양급여를 받게 한 자
> 　3. 정당한 사유 없이 권익보호조치를 하지 아니한 자

❺ 요양보호사의 건강 및 안전 관리

1. 근골격계 질환의 예방

(1) 근골격계 질환

① 발병 단계별 특징

ⓒ 1단계 : 작업 중 피로감과 통증, 휴식 시 증상이 없어짐, 며칠 동안 지속

ⓒ 2단계 : 작업 초기부터 통증, 밤잠을 방해함, 작업능력이 낮아짐, 몇 주 혹은 몇 달간 지속

ⓒ 3단계 : 일상적인 움직임에도 통증, 하루 종일 통증, 밤잠 방해, 몇 년간 지속

② 일반적인 근골격계 위험요인

㉠ 반복적으로 같은 동작을 하는 경우

㉡ 불안정하거나 불편한 자세로 작업하는 경우

㉢ 무거운 물건을 들거나 이동하는 경우

㉣ 갑자기 무리한 힘을 주게 되는 경우

㉤ 근무시간 중 자주 대상자를 들어 옮겨야 하는 경우

㉥ 피곤하고 지친 상태에서 작업하는 경우

㉦ 미끄럽거나 물기가 있는 바닥, 평평하지 않은 바닥, 매우 어지럽혀져 있거나 물체가 바닥에 많이 있는 작업장이나 통로, 정비 · 수리가 되지 않는 보행로 또는 고장난 장비, 적절하지 않은 계단높이, 밤 근무 시 어두운 조명

> **작업 관련 근골격계 원인**
> • **직업 요인** : 반복적 동작, 무리한 힘의 사용, 부자연스러운 자세, 정적인 자세, 날카로운 면과의 접촉, 진동이나 추운 날씨 등 작업 환경
> • **작업자 요인** : 과거병력, 성별 여성, 나이, 작업경력, 작업 습관, 흡연, 비만, 피로, 운동 및 취미활동
> • **사회심리적 요인** : 직업만족도, 근무조건 만족도, 직장 내 인간관계, 업무적 스트레스, 기타 정신 심리상태

③ 근골격계 질환의 종류

㉠ 어깨 통증

• 특별한 외상 없이도 어깨관절 전체에 통증이 있고 관절이 뻣뻣하다.

• 통증이 어깨주변에서 시작하여 팔로 방사된다.

• 팔을 움직일 때 어깨에서 소리가 나며 특히 팔을 들고 내릴 때 통증이 심하다.

• 손과 팔을 등 뒤로 돌릴 때 아프다.

ⓛ 목 통증

- 목이 뻣뻣하고 목덜미가 당기며 어깨, 팔, 손 전체 혹은 부분적인 통증이 있다.
- 현기증, 어지럼증과 같은 두통이 있다.
- 몸의 절반 정도가 둔감한 느낌이 들 때가 있으며 팔에 힘이 빠진다.
- 스트레칭 운동과 목 근육 운동을 통해 예방할 수 있다.

ⓒ 팔꿈치 내측상과염(팔꿈치 통증)

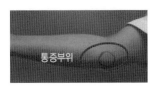

통증부위

- 골프를 치는 사람에게 주로 발생한다고 하여 골프 엘보라고도 한다.
- 손목 굽히는 일을 과도하게 사용할 때 발생하며, 팔꿈치 안쪽에서 시작하여 손으로 가는 통증이 있다.

ⓒ 팔꿈치 외측상과염(팔꿈치 통증)

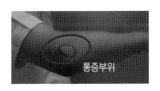

통증부위

- 테니스 선수들에게 많이 발생한다고 하여 테니스 엘보라고도 한다.
- 반복적인 손목을 펴는 동작을 많이 할 경우 팔꿈관절 쪽(외측상과)과 손목관절까지 통증이 나타난다.

ⓜ 수근관 증후군(손목 통증)

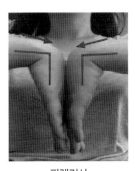

팔렌검사

- 손목관절이 좁아지거나 내부 압력이 증가하여 신경이 자극되는 것을 수근관 증후군이라 한다.
- 손바닥과 손가락이 저리고 손의 감각이상(감각저하), 통증, 근력 약화가 특징이며 엄지손가락의 운동 기능장애로 물건을 자주 떨어뜨리거나 젓가락질에 어려움이 있다.
- 양측의 손목을 구부려 손등을 맞대고 미는 동작을 1분 정도 유지하며 저린 증상이 심해지는 지를 확인하는 팔렌검사를 통해 자가진단 할 수 있다.

용어해설

수근관

손목 앞쪽의 피부조직 밑에 손목을 이루는 뼈와 인대들로 형성된 작은 통로이다. 이곳으로 9개의 힘줄과 정중신경이 손 쪽으로 지나간다.

ⓗ 요통

- 등쪽 허리, 골반 부위부터 시작하여 다리로 뻗치는 듯한 통증이 있다.

- 신경이 눌린 부위의 다리에 저린 증상, 감각 이상, 근력 약화가 있다.
- 오랜 시간 앉아 있는 경우 통증이 심하다.
- 업무상 급성요통보다는 만성요통의 근골격계 질환자가 증가한다.
- 윌리엄 운동과 맥켄지 운동을 통해 요통을 완화시킨다.

> **TIP**
>
> **물건을 양손으로 들어 올릴 때 요통 예방하기**
> - 허리를 펴고 무릎을 굽혀 몸의 무게 중심을 낮추고 지지면을 넓힌다.
> - 무릎을 펴서 들어올린다.
> - 물건을 든 상태에서 방향을 바꿀 때 허리를 돌리지 않고 발을 움직여 조절한다.
> - 물체는 최대한 몸 가까이 위치하도록 하여 들어올린다.
> - 허리가 아닌 다리를 펴서 들어 올린다.

④ **초기치료** : 손상 후 24~72시간 내에 초기치료 한다.

　㉠ **휴식** : 외상을 조절하고 조직의 추가적인 손상을 막기 위해 휴식이 필요하다.

　㉡ **냉찜질** : 손상 후 초기치료(급성기 3일 정도)에 좋으며, 얼음주머니는 2시간마다 20~30분씩 사용한다.

　㉢ **압박** : 손상 부위에 축적되어 있는 부종을 조절하고 원하지 않는 움직임을 줄여 통증을 완화시킨다.

　㉣ **올리기** : 손상 부위를 심장보다 높게 올리는 것은 모세혈관의 압력을 줄여 정맥혈 회귀를 증가시키고 부종을 줄여준다.

　㉤ **아픈 부위 고정** : 주변 근육이 이완되고 지지되어 통증과 근육경련이 감소된다.

　㉥ **약물** : 통증과 부종이 있는 경우 의사의 처방에 따라 진통제나 근육이완제 등의 약물을 복용하기도 한다.

> **POINT**
> - **손목 삠** : 냉찜질(얼음주머니)
> - **만성관절염** : 온찜질

⑤ **급성기 이후**

　㉠ **물리치료 및 운동치료** : 온열치료(온습포, 적외선, 초욕, 수치료 등), 전기광선 치료(저주파치료, 고주파치료 등), 견인요법

　㉡ 스테로이드 주사를 너무 많이 맞으면 건이 약화되어 쉽게 파열될 수 있다.

　㉢ 수술 증상이 악화되거나 감각 장애가 생기면 의사와 상의한다.

(2) 스트레칭

① 스트레칭 목적

㉠ 근육의 긴장을 완화하고 작업이나 운동 시 부상을 예방한다.

㉡ 유연성을 증진하여 관절의 가동 범위를 넓힌다.

㉢ 격렬하고 빠른 운동에 반응할 수 있게 운동신경을 촉진한다.

㉣ 혈액순환을 촉진한다.

㉤ 기분전환을 한다.

> **TIP**
> **스트레칭을 해야 할 때**
> • 몸이 찌뿌듯하고 뻐근할 때
> • 작업 시작 전, 후
> • 오랫동안 서 있거나 앉아 있은 후

② 스트레칭시 주의사항

㉠ 같은 동작은 5~10회 반복하고, 동작과 동작 사이에 5~10초 정도 쉰다.

㉡ 천천히 안정되게 한다.

㉢ 통증을 느끼지 않고 시원하다고 느낄 때까지 계속한다.

㉣ 스트레칭 된 자세로 10~15초 정도 유지해야 근섬유가 충분히 늘어나는 효과를 볼 수 있다.

㉤ 상 · 하 · 좌 · 우 균형있게 교대로 한다.

㉥ 호흡은 편안하고 자연스럽게 한다.

> **POINT** 전체 4~5분간 스트레칭하며 그동안 권장되는 스트레칭 횟수는 대략 5~10회이다.

2. 요양보호사의 감염 예방

(1) 감염질환

① 결핵

㉠ 공기를 통한 결핵균 감염 질환으로 대부분 폐결핵으로 발병한다.

㉡ 결핵의 의심증상으로는 2주 이상의 기침, 피가 섞인 가래, 호흡곤란, 흉통, 발열, 야간에 땀 흘림, 식욕부진, 체중감소, 전신피로, 무기력감 등이 있다.

㉢ 결핵 예방을 위해 술과 흡연은 금하고, 면역력을 유지해야 한다.

㉣ 결핵에 걸린 대상자와 접촉했을 때에는 병원 또는 보건소를 방문하여 결핵감염 검사를 받

아야 한다.

ⓜ 2~3주 이상의 기침, 발열, 체중감소, 수면 중 식은땀 등의 증상이 나타나면 결핵검사를 받아야 한다.

ⓑ 결핵균에 감염된 사람이 대화, 기침, 재채기를 하면 공기 중에 결핵균이 섞인 가래 방울이 일시적으로 떠 있게 되는데, 주위 사람이 숨을 들이쉴 때 폐 속으로 들어가 감염된다.

ⓢ 결핵이 의심되는 대상자를 돌볼 때는 보호장구(마스크, 장갑)를 착용해야 한다.

ⓞ 결핵은 호흡기를 통하여 감염되므로 결핵에 걸린 대상자가 사용하는 물건을 함께 쓰는 것은 괜찮다.

ⓩ 결핵균은 건조한 상태에서도 오래 살 수 있고 강산이나 알칼리에도 잘 견디나, 햇빛에는 약하여 직사광선을 쪼이면 수분 내에 죽으므로 침구 등을 일광소독 하는 것이 중요하다.

② 독감(인플루엔자)

㉠ 인플루엔자 바이러스에 의한 급성 호흡기 질환이다.

㉡ 독감 예방 접종은 10~12월 사이에 받는 것을 권장한다.

㉢ 병이 회복될 즈음에 다시 열이 나고, 기침과 누런 가래가 생기면 폐렴이 의심되므로 반드시 병원진료를 받는다.

㉣ 독감은 증상이 생기기 하루 전부터 감염이 시작되며, 증상이 생긴 후 5일 이상 병을 퍼뜨릴 수 있으므로 인플루엔자에 걸린 요양보호사는 1주일 정도 쉬어야 한다.

③ 노로바이러스 장염

㉠ 노로바이러스는 전파가 잘되므로 요양보호사가 감염된 경우 증상이 약하더라도 2~3일간 요양보호 업무를 중단한다.

㉡ 증상 회복 후 최소 2~3일간 음식조리에 참여하지 않는다.

㉢ 개인위생을 철저히 하고 어패류 등은 반드시 익혀서 먹는다.

④ 옴

㉠ 옴 진드기에 의하여 발생되고, 감염력이 매우 강하여 잘 옮는다.

㉡ 알레르기와 혼동하기 쉬우므로 심한 가려움증은 병원에 방문한다.

㉢ 대상자는 물론, 동거가족이나 요양보호사도 동시에 치료해야 한다.

㉣ 개인위생을 철저하게 하고 내의 및 침구류를 삶아서 빨거나 다림질하고 소독한다.

㉤ 병원에서 처방받은 도포용 약제(린단 로션, 크로타마톤 크림 등)를 목에서 발끝까지 온몸에 골고루 바르고 씻어낸다. 머리나 얼굴, 마비로 인해 수축되거나 굴곡진 부위도 빠트리지 말고 발라야 한다.

⑤ 머릿니

  ㉠ 두피 주위의 머리카락을 잡고 사는 암컷이 서캐를 생산하여 생긴다.

  ㉡ 감염자와 직접 머리를 접촉하거나 침구류·머리빗을 공동으로 사용하여 감염될 수 있다.

  ㉢ 살충성분이 포함된 샴푸로 치료한다.

  ㉣ 병의원의 치료를 받으며 처방된 치료제로 머리를 자주 감고, 감염자의 베개나 모자를 뜨거운 물에 세탁한 후 건조한다.(55℃ 이상에 5분 이상 노출 시 사멸)

  ㉤ 감염 대상자가 치료 전 2일 동안 사용한 의류, 침구 등의 물품을 뜨거운 물로 세탁하거나 고온 기계 세탁 후 건조한다.

  ㉥ 떨어져 있던 이는 48시간까지 살아남아 재감염되므로 주의한다.

⑵ **일반적 감염 예방**

  ① **기관 차원에서 할 일**

    ㉠ 장기요양기관의 장은 적절한 보호장구 지급

    ㉡ 반드시 인플루엔자 등 예방접종

    ㉢ 정기적으로 건강검진

    ㉣ 감염 예방 직원 교육

  ② **요양보호사가 할 일**

    ㉠ 요양보호사가 감염된 경우 대상자와 접촉하면 안 되며, 대상자가 감염된 경우 요양보호사는 보호장구를 착용 후 접촉

    ㉡ 임신한 요양보호사는 선천성 기형을 유발할 수 있는 감염성 질환을 가진 대상자와 접촉하지 않음

    ㉢ 손 자주 씻기

    ㉣ 철저한 개인위생과 적절한 소독법 시행

용어해설

직업성 감염질환

업무 중 박테리아, 바이러스, 곰팡이 등 생물학적 위험 요인에 노출되어 발생하는 질환

01

다음 중 윤리에 대한 설명으로 맞지 않는 것은?

① 사람이 사회적 관계에서 마땅하게 행동하거나 지켜야 하는 도리를 말한다.
② 사회적 도덕과 가치에 그 기반을 둔다.
③ 강제력을 수반하는 사회 규범이다.
④ 요양보호사는 기본적으로 윤리를 지켜야 한다.
⑤ 요양보호사는 인간의 존엄성을 존중해 주는 윤리성을 지녀야 한다.

▶01
강제력을 수반하는 사회 규범은 '법'이다.

02

요양보호사의 직업윤리 원칙에 대한 설명으로 옳지 않은 것은?

① 치매노인을 존중하고 친절하고 예의바른 태도로 대한다.
② 가족의 의견과 대상자의 의사를 존중한다.
③ 대상자가 학대를 받아도 신고할 의무는 없다.
④ 대상자의 자기 결정을 최대한 존중한다.
⑤ 대상자의 가족, 의사, 간호사 등과 적극적으로 협력한다.

▶02
요양보호사는 인도주의 정신 및 봉사정신을 바탕으로 대상자의 인권을 옹호하고 대상자의 자기결정을 최대한 존중한다.

03

다음 중 요양보호사의 직업윤리 원칙에 관한 설명으로 옳은 것은?

① 요양보호사는 자신이 편한 차림으로 활동해도 무관하다.
② 요양보호사는 때로는 개인적 선호로 대상자를 차별할 때도 있다.
③ 요양보호사는 지시에 따라 업무와 보조를 성실히 수행한다.
④ 요양보호사는 업무상 알게 된 비밀을 상부에 보고해야 한다.
⑤ 요양보호사는 자격증만 소지하면 모든 기술을 다 익히는 것이다.

▶03
요양보호사는 업무수행에 방해되지 않도록 복장 및 외모관리 등을 철저히 해야 하며 어떠한 이유로도 대상자를 차별하지 않아야 한다. 또한 업무상 알게 된 정보나 비밀은 유지하고 지속적으로 지식과 기술을 습득해야 한다.

04

요양보호사의 직업윤리로 잘못된 것은?

① 인종, 연령, 성별, 정치적 신념 등으로 대상자를 차별 대우하지 않는다.
② 인도주의 정신 및 봉사정신을 바탕으로 대상자의 인권을 옹호한다.
③ 업무의 결과는 시설장에게 보고하되, 업무 경과까지는 보고하지 않아도 된다.
④ 효율적이고 안전한 업무를 수행하기 위해 지식과 기술을 습득한다.
⑤ 업무수행에 방해되지 않도록 건강관리, 외모관리 등 자기관리를 철저히 한다.

▶04
업무의 경과와 결과를 시설장, 간호사 등에게 보고한다. 요양보호사는 업무와 관련하여 대상자의 가족, 간호사 등과 적극적으로 협력한다.

05

요양보호사의 윤리적 태도에 관한 설명으로 맞지 않는 것은?

① 대상자를 하나의 인격체로 존중하는 태도를 갖는다.
② 처음 동기를 점검하여 겸손한 태도를 갖는다.
③ 매사에 약속을 지키며 책임 있는 언행과 신뢰받는 활동이 되어야 한다.
④ 대상자에게 자신의 권한을 강조하여 지시해야 한다.
⑤ 대상자 앞에서 나태한 모습을 보이지 않도록 한다.

▶05
자신의 권한을 강조하여 지시하는 것은 요양보호사의 직업적 태도가 아니다.

06

요양보호사의 윤리적 태도로 옳지 않은 것은?

① 대상자를 하나의 인격체로 존중한다.
② 대상자로부터 호감의 대상이 되도록 항상 친절한 태도를 갖춘다.
③ 새로운 업무 지식을 익히고 기술을 습득하고자 노력한다.
④ 법적 소송에 휘말리지 않기 위해 제공된 요양보호서비스 내용을 정확히 기록한다.
⑤ 업무의 원활한 진행을 위해 상황에 따라 유아어나 반말을 적절히 사용한다.

▶06
요양보호사는 항상 바른 언어생활을 해야 하며, 대상자에게 유아어, 명령어, 반말 등을 사용하지 않는다.

답　01 ③　　02 ③　　03 ③　　04 ③　　05 ④　　06 ⑤

07

다음 사례에 해당하는 노인학대의 유형은?

〈보기〉

며느리가 저녁 식사 후 소파에 앉아 있는 시어머니에게 "내가 어머니 때문에 진짜 힘들어서 못살겠어요. 꼴도 보기 싫으니까 얼른 방으로 들어가세요!" 라고 소리를 질렀다.

① 자기방임　　　　　　　② 유기
③ 재정적 학대　　　　　　④ 성적 학대
⑤ 언어 · 정서적 학대

▶07
비난이나 모욕, 위협 등의 언어 및 비언어적 행위를 통하여 노인에게 정서적으로 고통을 주는 행위로, 언어 · 정서적 학대에 해당한다.

08

요양보호사가 법적소송에 휘말리지 않도록 하기 위한 전략으로 옳지 않은 것은?

① 대상자의 개인적인 권리를 보호한다.
② 요양보호서비스제공 시 정해진 정책과 결과에 따른다.
③ 제공된 요양보호서비스 내용을 정확히 기록한다.
④ 제공해야 할 서비스 내용 및 방법이 확실하지 않을 때는 법적 책임을 진다.
⑤ 누군가에게 의해 대상자가 학대를 받는다고 의심되는 경우에는 보고 또는 신고한다.

▶08
제공해야 할 서비스 내용 및 방법이 확실하지 않을 때는 도움을 청한다.

09

요양보호업무에서 건강위험 요인이 아닌 것은?

① 직업성 감염　　　　　　② 대상자와 가족의 폭언
③ 교대근무　　　　　　　④ 직업성 스트레스
⑤ 운동으로 인한 체력 소모

▶09
요양서비스를 제공하는 현장에서의 위험요인으로는 직업성 감염이나 안전사고, 대상자나 가족으로부터의 폭언 · 폭력, 교대근무로 인한 건강장애, 직업성 스트레스가 있다.

10
일반적인 근골격계 위험요인들로서 적절하지 않은 것은?

① 반복동작
② 불편한 자세에서 행하는 작업
③ 힘이 많이 드는 일을 할 때
④ 가벼운 물체를 들어 올릴 때
⑤ 근무시간 중 자주 대상자를 들어 올려야 할 때

▶10
무거운 물체를 들어 올려야 할 때가 위험요인이다.
일반적인 근골격계 위험요인
• 반복동작
• 불편한 자세에서 행하는 작업
• 힘이 많이 드는 일을 할 때
• 무거운 물체를 들어 올려야 할 때
• 무리한 힘이 필요한 경우
• 근무시간 중 자주 대상자를 들어 올려야 할 때

11
직업 관련 근골격계 원인 중 직업 요인에 해당되는 것은?

① 과거병력
② 작업경력
③ 반복적 동작
④ 피로
⑤ 직장 내 인간관계

▶11
직업 관련 근골격계 원인 중 직업 요인으로는 반복적 동작, 무리한 힘의 사용, 부자연스러운 자세, 정적인 자세, 날카로운 면과의 접촉, 진동이나 추운 날씨 등 작업 환경이 있다. 과거병력, 작업경력, 피로 등은 작업자 요인에 해당되고 직장 내 인간 관계는 사회심리적 요인에 해당된다.

12
요양보호사의 직업성 근골격계 질환 중 요통에 대한 설명으로 옳지 못한 것은?

① 등과 허리, 골반 부위부터 시작하여 다리로 뻗치는 듯한 통증이 있다.
② 신경이 눌린 부위의 다리에 저린 증상, 감각 이상, 근력 약화가 있다.
③ 오랜 시간 앉아 있는 경우 밤중에 통증이 심하다.
④ 업무상 급성요통보다는 만성요통의 근골격계 질환자가 증가한다.
⑤ 코드만 진자운동을 통해 요통을 완화시킨다.

▶12
코드만 진자운동은 힘줄염을 완화시키는 방법이며, 요통은 윌리엄 운동과 맥켄지 운동을 통해 완화시킨다.

13

요통을 예방하면서 물건을 이동하는 방법이 아닌 것은?

① 물체는 최대한 몸 가까이 위치하도록 하여 들어올린다.

② 허리를 펴고 무릎을 굽혀 지지면을 넓힌다.

③ 몸의 무게중심을 높여 다리보다는 허리의 힘으로 들어 올린다.

④ 물건을 든 상태에서 방향을 바꿀 때는 허리가 아닌 발을 움직인다.

⑤ 침대에 있는 물체를 움직일 때는 한쪽 무릎을 뒤에 올리고 자세를 낮추어 움직인다.

▶13
발을 벌려 지지면을 넓힌 후 허리를 펴고 무릎을 굽혀 몸의 무게 중심을 낮춘 뒤 다리를 펴서 들어 올려야 한다.

14

스트레칭의 목적이 아닌 것은?

① 근육의 긴장을 완화하고 작업이나 운동실시에 따른 부상을 예방한다.

② 관절의 가동 범위를 좁힌다.

③ 격렬하고 빠른 운동에 반응할 수 있게 운동신경을 활발하게 한다.

④ 혈액순환을 촉진시킨다.

⑤ 유쾌하게 기분전환을 시킨다.

▶14
스트레칭의 목적은 유연성을 증진시켜 관절의 가동범위를 넓히는 데 있다.

15

스트레칭 시 주의사항이 아닌 것은?

① 심신을 이완시킨 후 스트레칭을 실시한다.

② 천천히 움직이며 반동을 하지 않는다.

③ 아픔을 느끼지 않을 때까지 이완시키고 그 자세를 15~16초 동안 유지한다.

④ 타인을 신경 써야 한다.

⑤ 하루에 몇 번 나누어 매일하는 것이 좋다.

▶15
타인을 신경 쓰지 않는다. 유연성은 개인차, 부위의 차가 있기 때문에 타인을 의식하지 않는다.

16

직업성 감염질환의 예방법이 아닌 것은?

① 정기적인 건강검진을 실시한다.
② 면역저하 등 감염의 위험이 높을 경우 전염성 있는 대상자와의 접촉을 제한한다.
③ 손 씻기는 하루에 세 번이 적절하다.
④ 개인위생을 철저히 하고 적절한 소독법을 알고 시행한다.
⑤ 반드시 인플루엔자 예방접종 및 기타 예방접종을 실시한다.

▶16
손 씻기는 전염병의 70% 이상을 예방하므로 철저히 해야 한다.

17

대상자로부터 타 센터의 불법 사례를 예로 들며 본인부담금 면제를 강요받을 경우의 대처방법은?

① 그런 불법행위를 신고하면 신고 포상금을 받을 수 있다고 정보를 제공한다.
② 타 센터와 연계하여 본인부담금을 면제해줄 방법을 찾는다.
③ 요양보호사 개인의 재량으로 가능한 선에서 면제해준다.
④ 불법행위이므로 경고 없이 퇴소 조치한다.
⑤ 급여제공기록지를 조작하여 면제해준다.

▶17
대상자나 보호자가 타 센터의 불법 사례를 예로 들거나, 본인의 어려운 가정 사정을 얘기하면서 불법을 요구할 때는 노인장기요양보험법 제69조를 설명한 후, 그런 불법행위를 신고하면 신고 포상금을 받을 수 있다는 정보를 제공한다.

18

요양보호사의 권리를 보장하는 법 중 산업재해를 예방하고 쾌적한 작업환경을 조성함으로써 근로자의 안전과 보건을 유지·증진함을 목적으로 하는 법은?

① 국민건강보험법
② 산업안전보건법
③ 산업재해보상보험법
④ 근로기준법
⑤ 노인장기요양보험법

▶18
「산업안전보건법」에 해당하는 법이다. 이 법에 의하여 장기요양기관의 장은 요양보호사에게 안전에 대해 교육해야 하며 요양보호사가 안전, 보건상의 이유로 작업을 중지했을 때 처벌할 수 없으며 요양보호사의 건강문제를 예방하기 위해 노력해야 한다.

답　13 ③　　14 ②　　15 ④　　16 ③　　17 ①　　18 ②

19

다음 중 요양보호사의 직업성 감염질환에 해당되지 않는 것은?

① 결핵

② 당뇨

③ 독감

④ 노로바이러스 장염

⑤ 옴

▶19
요양보호사의 직업성 감염질환에는 결핵, 독감(인플루엔자), 노로바이러스 장염, 옴 등이 있다.

20

요양보호사의 직업성 감염질환 중 결핵에 대한 설명으로 옳지 못한 것은?

① 결핵균에 감염된 사람이 기침할 때 나오는 분비물이 공기 중에 떠다니다가 면역력이 약한 사람에게 감염된다.

② 결핵전파가 우려되는 대상자를 돌볼 때에는 마스크, 장갑 등의 보호장구를 착용한다.

③ 결핵은 유전성 질환이므로 평소에 음식을 잘 섭취하고 과로하지 않도록 한다.

④ 결핵에 걸린 대상자가 사용하는 물건을 함께 쓰는 것은 괜찮다.

⑤ 결핵에 걸린 대상자와 접촉했을 때에는 결핵감염 검사를 받아야 한다.

▶20
결핵은 유전성 질환이 아니라 다른 사람으로부터 호흡기로 감염되는 감염질환이다.

21

골프를 치는 사람에게 주로 발생한다고 하여 골프 엘보라고 하는 근골격계 질환은?

① 오십견

② 힘줄염

③ 수근관 증후군

④ 팔꿈치 내측상과염

⑤ 팔꿈치 외측상과염

▶21
팔꿈치 내측상과염은 골프를 치는 사람에게 주로 발생한다고 하여 골프 엘보라고도 한다. 손목 굽히는 일을 과도하게 사용할 때 발생하며, 팔꿈치 안쪽에서 시작하여 손으로 가는 통증이 있다.

22

손상 부위에 축적되어 있는 부종을 조절하고 원하지 않는 움직임을 줄여 통증을 완화시키는 초기치료 방법은?

① 휴식　　　　　　　　　② 냉찜질
③ 약물　　　　　　　　　④ 압박
⑤ 아픈 부위 고정

23

다음 사례에서 보장되어야 하는 대상자의 권리는?

――〈보기〉――

대상자는 외부에서 시설 방문을 왔다면서 맘대로 사진을 찍거나 방에 불쑥 들어와 구경하고 나가는 것을 보면 매우 불쾌하다고 한다.

① 신체구속을 받지 않을 권리
② 안락하고 안전한 생활환경을 제공받을 권리
③ 사생활과 비밀 보장에 관한 권리
④ 질 높은 서비스를 받을 권리
⑤ 차별 및 노인학대를 받지 않을 권리

24

요양보호사의 법적 권익보호에 대한 설명으로 알맞지 않은 것은?

① 근로기준법의 기준에 미치지 못하는 근로계약은 무효이다.
② 근로계약서에 임금의 구성항목, 계산방법은 적지 않는다.
③ 장기요양기관의 장은 요양보호사가 안전, 보건상의 이유로 작업을 중지했을 때 처벌할 수 없다.
④ 산재요양으로 휴업하는 기간과 치료를 종료한 후 30일간은 해고하지 못한다.
⑤ 사업주는 소속 근로자에게 안전에 대해 교육해야 한다.

▶22
초기치료
• 휴식 : 외상을 조절하고 조직의 추가적인 손상을 막기 위해 휴식이 필요하다.
• 냉찜질 : 손상 후 초기치료(급성기 2일 정도)에 좋으며, 얼음주머니는 2시간마다 20~30분씩 사용한다.
• 압박 : 손상 부위에 축적되어 있는 부종을 조절하고 원하지 않는 움직임을 줄여 통증을 완화시킨다.
• 올리기 : 손상 부위를 심장보다 높게 올리는 것은 모세혈관의 압력을 줄여 정맥혈 회귀를 증가시키고 부종을 줄여준다.
• 아픈 부위 고정 : 주변 근육이 이완되고 지지되어 통증과 근육경련이 감소된다.
• 약물 : 통증과 부종이 있는 경우 의사의 처방에 따라 진통제나 근육이완제 등의 약물을 복용하기도 한다.

▶23
외부인이 허락 없이 방에 들어와 구경하거나 휴대전화가 없는 대상자의 방에 별도의 전화를 설치하지 않아 외롭게 지내는 것 등은 모두 사생활과 비밀 보장에 관한 권리를 보장받지 못하는 사례이다.

▶24
근로계약서에는 임금 및 근로시간을 적어야 하는데 임금의 구성항목, 계산방법 및 지불방법도 명시되어야 한다.

25

산업재해를 당한 근로자를 신속하고 공정하게 보상하고, 재해발생에 따른 사업주의 보상부담을 줄이기 위한 사회보장제도는?

① 근로보험 ② 근로연금

③ 건강보험 ④ 산재보험

⑤ 화재보험

▶25
산재보험의 내용이며 근무시간 중의 재해, 휴식시간 중의 재해, 체육대회 등에서 발생한 재해 등이 보상된다.

26

산재근로자 보호내용으로 적절하지 않은 것은?

① 산재로 요양 중에 퇴직하거나 사업장이 부도, 폐업하여 없어진 경우에는 재요양, 휴업급여, 장해급여 지급에 지장을 받는다.

② 산재를 당했다는 이유로 해고할 수 없다.

③ 보험급여에 대해서는 조세 및 기타공과금 부과가 면제되어 세금을 떼지 않는다.

④ 보험급여를 받을 권리는 3년 혹은 5년간 유효하며 퇴직 여부와 상관 없이 받을 수 있다.

⑤ 보험급여는 양도 또는 압류할 수 없어 채권자가 건드릴 수 없다.

▶26
산재로 요양 중에 퇴직하거나 사업장이 부도, 폐업하여 없어진 경우에도 장해급여 지급은 지장 받지 않는다.

27

성희롱의 개인적 대처방안으로 잘못된 것은?

① 평소에 자기주장을 분명히 하는 태도를 갖는다.

② 긴급한 상황에서는 의사표현을 분명히 하지 않는다.

③ 분명한 거부의사를 표현한다.

④ 음담패설을 삼간다.

⑤ 평소 성폭력에 대한 충분한 예비지식과 대처방법을 숙지한다.

▶27
긴급한 상황에서 의사표현을 분명히 해야 성희롱을 예방할 수 있다.

28

성폭력피해상담소 업무에 해당하지 않는 것은?

① 성폭력피해를 신고 받거나 이에 관한 상담에 응하는 일
② 성폭력피해로 인하여 정상적인 가정생활 및 사회생활이 어렵거나 기타 사정으로 긴급히 보호를 필요로 하는 사람을 보호시설로 데려다 주는 일
③ 가해자에 대한 고소와 피해배상청구 시 피해보상을 해주는 일
④ 성폭력범죄의 예방을 위해 홍보하는 일
⑤ 기타 성폭력범죄 및 성폭력피해에 관하여 조사·연구하는 일

29

노인복지시설 노인의 인권보호 윤리강령에 해당되지 않는 것은?

① 존엄한 존재로 대우 받을 권리
② 결정권 위임의 권리
③ 가정과 같은 환경에서 생활할 권리
④ 신체적 제한을 받지 않을 권리
⑤ 사생활 및 비밀보장에 대한 권리

30

노인의 자산을 노인의 동의 없이 사용하거나 부당하게 착취하여 이용하는 행위는 어디에 해당되는가?

① 신체적 학대
② 언어·정서적 학대
③ 성적학대
④ 재정적 학대
⑤ 방임

▶28
성폭력피해상담소 업무
• 성폭력피해를 신고 받거나 이에 관한 상담에 응하는 일
• 성폭력피해로 인하여 정상적인 가정생활 및 사회생활이 어렵거나 기타 사정으로 긴급히 보호를 필요로 하는 사람을 성폭력피해자 보호시설로 데려다주는 일
• 가해자에 대한 고소와 피해배상청구 등 사법처리절차에 관해 대한변호사협회, 대한법률구조공단 등 관계기관에 필요한 협조와 지원을 요청하는 일
• 성폭력범죄의 예방 및 방지를 위한 홍보를 하는 일
• 기타 성폭력범죄 및 성폭력피해에 관하여 조사·연구하는 일

▶29
노인복지시설 노인의 인권보호 윤리강령에 결정권 위임의 권리는 포함되어 있지 않다.

▶30
노인의 자산을 노인의 동의 없이 사용하거나 부당하게 착취하여 이용하는 행위 및 노동에 대한 합당한 보상을 제공하지 않는 행위는 재정적 학대이다.

답   25 ④   26 ①   27 ②   28 ③   29 ②   30 ④

31

노인학대 신고 의무자에 해당되지 않는 사람은?

① 의료업을 행하는 의료인   ② 노인복지시설장
③ 경찰관   ④ 요양보호사
⑤ 노인복지상담원

▶31
의료기관에서 의료업을 행하는 의료인, 노인복지시설의 장 및 종사자, 노인복지 상담원, 사회복지전담공무원 등은 노인학대 신고 의무자이다.

32

다음 중 언어적 성희롱에 해당하는 것은?

① 음란출판물을 보여주는 행위
② 음란한 내용의 전화통화
③ 안마나 애무를 강요하는 행위
④ 신체부위를 고의적으로 노출하거나 만지는 행위
⑤ 컴퓨터를 통해 음란한 편지를 보내는 행위

▶32
언어적 성희롱 행위
• 음란한 농담이나 음탕하고 상스러운 이야기
• 외모에 대한 성적인 비유나 평가
• 성적 관계를 강요하거나 회유하는 행위
• 성적 사실관계를 묻거나 성적인 내용의 정보를 의도적으로 유포하는 행위
• 음란한 내용의 전화통화
• 회식자리 등에서 무리하게 옆에 앉혀 술을 따르도록 강요하는 행위

33

노인학대 중 신체적 학대의 구체적 행위에 해당되지 않는 것은?

① 때린다.   ② 꼬집는다.
③ 강하게 흔든다.   ④ 욕을 퍼붓는다.
⑤ 감금한다.

▶33
욕을 퍼붓는 것은 정서적 학대의 구체적 행위이다.

34

노인학대의 현황 설명으로 틀린 것은?

① 피해노인은 남성노인보다 여성노인이 더 많이 차지하고 있다.
② 연령별 학대 피해노인은 70대가 가장 많다.
③ 노인학대행위자의 첫 번째는 며느리이다.
④ 가정 내에서 가장 많이 발생한다.
⑤ 학대유형으로는 정서적 학대와 신체적 학대가 가장 많다.

▶34
학대행위자는 아들이 가장 많고, 배우자, 딸 순으로 보고되었다. 생활시설의 경우 기관 종사자, 이용시설에서는 타인에 의해 학대가 발생하고 있다.

35

요양보호사가 갖추어야 할 직업적 태도로 맞는 것은?

① 요양보호사는 신체적, 정신적으로 허약하고 도움이 필요한 대상자를 하나의 인격체로 존중하는 태도를 갖는다.
② 요양보호사는 신체적, 정신적으로 허약하고 도움이 필요한 대상자를 이해하지만, 가끔은 방임한다.
③ 요양보호사는 신체적, 정신적으로 허약하고 도움이 필요한 대상자의 권리를 무시할 수도 있다.
④ 요양보호사는 신체적, 정신적으로 허약하고 도움이 필요한 대상자를 자신의 종교적 대상으로 한다.
⑤ 요양보호사는 신체적, 정신적으로 허약하고 도움이 필요한 대상자를 권위적으로 가르친다.

▶35
요양보호사는 신체적, 정신적으로 허약하고 도움이 필요한 대상자를 하나의 인격체로 존중하는 태도를 갖는다.

답   31 ③   32 ②   33 ④   34 ③   35 ①

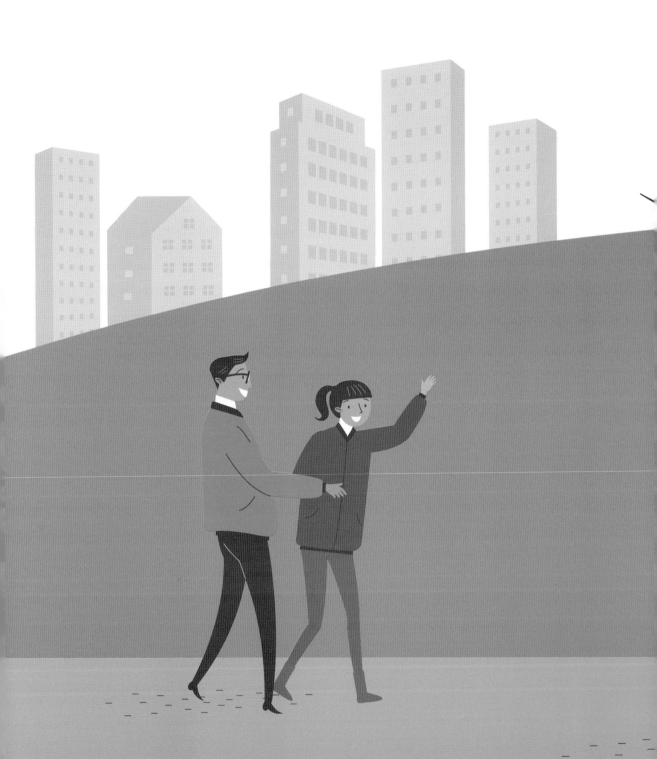

Part **2**

노화와 건강증진

Chapter 01 노화에 따른 변화와 질환

❶ 노인성 질환의 특성

1. 노화에 따른 신체적, 정신 · 심리적 변화사정

⑴ 노화에 따른 신체적 변화사정

　① 요양보호사가 고려해야 할 점

　　㉠ 신뢰와 돌봄의 관계를 형성한다.

　　㉡ 대상자에게 충분한 시간을 주면서 천천히 질문한다.

　　㉢ 대상자 자신의 건강에 대한 인식이 어떤지를 확인한다.

　　㉣ 대상자의 기력이 가장 좋은 시간을 선택한다.

　　㉤ 대상자의 정서적 상태와 관심도를 파악하되 불안해하거나 지루해하면 일단 중단한다.

　② 환경적 고려사항

　　㉠ 대상자가 움직일 수 있는 적당한 공간을 확보한다.

　　㉡ 주위의 소음을 최소화한다.

　　㉢ 따뜻하고 편안한 환경을 조성한다.

　　㉣ 편안한 의자를 준비한다.

　　㉤ 사생활을 보장해 줄 수 있는 장소이어야 한다.

> **TIP**
>
> **노인성 질환의 특성**
> • 단독 질병이 드물다(노인은 동시에 여러 질병을 가지고 있다).
> • 비전형적으로 특정 질병과 관계없는 경우가 있다.
> • 원인이 불명확한 만성 퇴행성 질병이 대부분이다.
> • 기능저하로 수분과 전해질 균형이 깨지기 쉽다.
> • 경과가 길고 재발이 빈번하며 합병증이 생기기 쉽다.
> • 약물반응에 민감하고 약물중독에 빠지기 쉽다.
> • 질병 위험요인에 민감도가 높아 질병에 걸리기 쉽다.
> • 가벼운 질환에도 의식장애를 일으키기 쉽다.
> • 관절 구축과 욕창을 수반하기 쉽다.
> • 질환 자체가 치유되어도 의존 상태가 지속되는 경우가 많다.

- 심리적 요인이 질병 발생에 많은 영향을 준다.
- 다각적이고 총체적 접근이 필요하다.

⑵ 노화에 따른 정신 · 심리적 변화사정

① 노화로 인한 신체적 변화, 의존성, 공격성, 애정과 기분의 변화, 불만, 자아존중감의 변화관찰과 사정

② 노화로 인해 감각의 예민성과 운동의 협응성이 저하되어 나타날 수 있는 일상생활 수행 능력의 저하 사정

③ 뇌 기능의 노화로 인한 지능과 기억력의 저하 사정

④ 지적능력 저하로 인한 스트레스와 관련된 불안감과 불만족감 사정

⑤ 기억력 저하로 인한 대상자의 일상생활 위험요인 또는 저해 정도 사정

⑥ 노년기의 신체 및 심리적 변화에 적응하지 못하는 경우 신경증이나 우울증, 치매에 빠지고 자살을 기도하기도 하므로 정신 · 심리적 변화 사정

⑦ 우울, 불안, 사고과정 장애, 신체형 장애, 알코올 및 기타 물질남용 사정

⑧ 노인 자살의 위험요인 사정

⑨ 의심, 망상을 가진 노인의 불안 사정

2. 노인의 통증사정

⑴ 노인의 통증

① 통증은 노인으로부터 듣는 가장 일반적인 호소

② **통증으로 인한 영향**

　㉠ 우울증　　　　　　　　　　㉡ 수면장애

　㉢ 약물 과다복용　　　　　　　㉣ 신체상태 저하

　㉤ 보행 및 활동장애　　　　　　㉥ 건강관련 요구 증가

　㉦ 통증관련 비용 증가　　　　　㉧ 재활속도 저하

　㉨ 사회성 감소

⑵ 노인의 통증 표현

① 통증에 대한 질문은 정기적인 간격을 두고 반복해서 사정

② 통증을 느끼는 상황에 대해 인식하는 데 문제가 없는지 파악

③ 통증은 객관적인 생리학적 도구들이 없기 때문에 대상자의 자가보고와 다른 증상이나 징후들

을 통해 통증 사정

④ **소화기계** : 식욕의 변화, 연하곤란이 있는지, 체중감소와 위장관 및 직장출혈 등

⑤ **호흡기계** : 호흡곤란과 피로감이 있는지, 천명음 또는 호흡곤란 같은 만성 폐질환의 증상 여부, 기침을 할 때 객담이 동반되는지와 객담의 양상 등

⑥ **순환기계** : 흉통의 유무, 혼동이나 의식의 변화, 하지의 정맥류, 염증, 말초부종이 있는지 등

⑦ **생식 및 비뇨기계** : 요실금이 있는지와 그 증상, 남성의 경우 소변의 양상을 사정, 여성의 경우 질에 가려움, 분비물, 작열감 및 통증이 있는지, 폐경 후에 질 출혈이 있는지와 유방에 덩어리가 만져지고 분비물이 나온 적이 있는지 등

⑶ **노인에게 흔한 통증**

① **두통** : 뇌질환의 원인, 눈 · 코 · 이 · 귀 통증

② **흉통** : 협심증 등 심혈관 질환의 경우 관상동맥이 동맥경화로 좁아져 심장근육에 산소를 충분히 공급하지 못할 때 발생되는 통증

③ **복통** : 위장근육의 경련, 장 중첩, 신장결석 등의 통증

④ **요통** : 허리디스크로 인한 요통, 다리로 뻗치는 듯한 방사통, 여성의 경우 자궁 · 신장 · 방광 질환으로 인한 요통

❷ 노화에 따른 변화와 주요 질환

1. 소화기계 질환

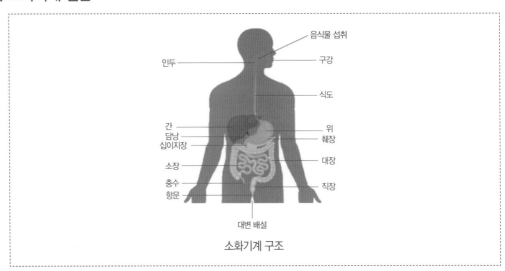

소화기계 구조

(1) **위염**

① 정의 : 위 점막에 염증이 생기는 것으로 급성과 만성으로 구분

② 원인

⊙ 치아 문제로 충분히 씹지 못한 음식물 섭취

⊙ 아스피린, 알코올, 조미료 같은 자극적인 약물이나 화학성분 섭취

⊙ 과식 등 무절제한 식습관

⊙ 병원균이 포함된 부패한 음식 섭취

③ 증상

⊙ 급성 위염의 경우 식사 후 위가 무겁거나 부푼 듯한 팽만감

⊙ 명치의 통증, 트림, 구토

⊙ 식사 후 3~4시간이 지나 배가 고프기 시작할 때 발생하는 명치 부위의 심한 통증

④ **치료 및 예방**

⊙ 하루 정도 금식하여 위의 부담을 덜고 구토 조절

⊙ 금식 후 미음 등의 유동식 섭취 후 된죽 식사

⊙ 처방받은 제산제, 진정제 등의 약물을 사용하여 치료

⊙ 과식 · 과음을 피하고 너무 뜨겁거나 찬 음식 섭취 금지

⊙ 자극적인 음식 금지와 규칙적인 식사

용어해설

제산제
위산의 분비를 억제하고 위벽 자극을 완화하는 약제

(2) **위궤양**

① 정의 : 위벽의 점막뿐만 아니라 근육층까지 손상된 위장병

② 원인

⊙ 잘못된 식습관으로 인한 위 점막 손상

⊙ 스트레스

⊙ 담배, 알코올, 커피로 인한 위 자극

⊙ 해열제, 진통제, 소염제의 잦은 사용으로 인한 위 자극

⊙ 위에서 분비되는 소화효소에 의한 위 점막 손상

⊙ 위 내 헬리코박터균에 의한 감염

③ 증상

㉠ 속쓰림

㉡ 소화불량

㉢ 새벽 1~2시에 발생하는 속쓰림과 상복부 불편감

㉣ 심한 경우 위 출혈, 위 천공, 위 협착

④ 치료 및 예방

㉠ 약물요법과 함께 식이요법, 충분한 수면, 심신 안정

㉡ 규칙적인 식사

㉢ 위궤양으로 진단된 후에는 절대적 금연

㉣ 진통제를 먹어야 할 경우 반드시 점막 보호제 함께 복용

㉤ 위 출혈, 위 천공, 위 협착 등의 증상이 발생한 경우 지체 없이 병원 치료

(3) **위암**

① 정의 : 조기 위암은 암세포가 점막 또는 점막하층에만 퍼져있는 상태이고, 진행성 위암은 점막하층을 지나 근육층 위로 뚫고 나온 상태

② 원인

㉠ 위축성 위염, 악성 빈혈 등의 관련 질병

㉡ 짠 음식, 염장식품 등의 섭취

㉢ 위암의 가족력

㉣ 음주, 흡연

③ 증상

㉠ 서서히 진행되어 증상이 잘 나타나지 않음

㉡ 체중감소

㉢ 소화불량, 식욕감퇴, 속쓰림, 오심, 복부 통증이나 불편감

㉣ 빈혈, 피로, 권태감

㉤ 출혈, 토혈, 혈변

㉥ 구토

㉦ 진단 검사에서 복부 종양 덩어리, 간 비대

④ 치료 및 예방

ⓐ 수술, 화학요법, 방사선 치료

ⓑ 치료 후 5년간 재발 여부를 확인하기 위한 정기검진

ⓒ 헬리코박터균 치료

ⓓ 균형 잡힌 식사

ⓔ 맵고 짠 음식, 태운 음식, 훈연한 음식 피하기

ⓕ 금연

ⓖ 스트레스 줄임

ⓗ 조기진단을 통한 조기 발견이 중요

TIP

위암의 위험인자

관련 질병	• 위수술의 과거력 : 2~6배의 위험률 • 만성 위축성 위염 : 저산증 유발 • 악성빈혈 : 약 10%에서 위암 발생 • 헬리코박터 파이로리균 : 만성 위축성 위염 유발 • 용종성 폴립
식이	• 질산염 화합물(가공된 햄, 소시지류) • 짠 음식, 저단백, 저비타민 식이, 탄 음식, 곰팡이에서 나오는 아플라톡신
유전성	가족력이 있는 경우 위험도가 약 2배로 증가함
기타	• 남자가 여자보다 2배 정도 높게 발생함 • 50대 이후에서 발생 빈도가 높음 • 음주, 흡연

⑷ 대장암

① 정의 : 맹장, 결장과 직장에 생기는 악성 종양으로 대장의 가장 안쪽 표면인 점막에 발생

② 원인

ⓐ 대장 용종의 과거력

ⓑ 대장암의 가족력

ⓒ 장기간의 궤양성 대장염

ⓓ 매일 알코올 섭취

ⓔ 고지방, 고칼로리, 저섬유소, 가공 정제된 저잔여식이의 섭취

용어해설

저잔여식이

섬유소가 적어 빨리 소화되고 흡수되어 장에는 별로 남지 않는 음식물

③ **증상**

　　㉠ 장습관의 변화와 장폐색, 설사, 변비

　　㉡ 혈변, 직장 출혈, 점액 분비

　　㉢ 허약감, 체중 감소

　　㉣ 노인은 양성종양이나 치질, 변비

④ **치료 및 예방**

　　㉠ 수술, 화학요법, 방사선 치료

　　㉡ 치료 후 5년간 재발 여부를 확인하기 위한 정기검진

TIP

대장암 대상자의 식사

- 영양소가 골고루 들어있는 식품을 소량씩 규칙적으로 섭취한다.
- 음식의 소화가 쉽도록 천천히 꼭꼭 씹어서 먹는다.
- 잦은 간식과 늦은 식사를 피한다.
- 자극을 주는 찬 음식을 피한다.
- 음식을 싱겁게 먹는다.
- 통곡식, 생채소, 생과일을 많이 섭취한다.
- 동물성 식품의 섭취를 줄이고, 식물성 지방을 섭취한다.
- 가공식품, 인스턴트식품, 훈연식품을 피한다.
- 하루에 6~8잔 생수를 마신다.
- 금연, 절주한다.
- 소화에 도움이 되는 적당량의 운동을 한다.

⑸ **설사**

① **정의** : 변 속의 수분량이 증가하여 물 같은 대변을 보는 상태로, 배변량뿐만 아니라 배변 횟수가 증가하는 것

② **원인**

　　㉠ 장의 감염(바이러스, 세균, 기생충 등)

　　㉡ 스트레스

　　㉢ 병원균에 오염된 음식물, 식중독

　　㉣ 장 질환

　　㉤ 소화기능의 저하

ⓗ 하제 등 약물의 남용

③ 증상

　㉠ 1회~수십 회 수분이 많은 상태의 변 배출

　㉡ 물 설사, 혈성 설사

④ **치료 및 예방**

　㉠ 의사의 처방에 따라 약물 복용

　㉡ 심신 안정과 체온 유지

　㉢ 음식물 섭취량은 줄이고 물은 충분히 마셔 탈수 예방

　㉣ 장운동을 증가시키는 음식 섭취 금지

　㉤ 지사제 남용을 금지하고 의사의 지시에 따라 복용

용어해설
- **하제** : 설사를 하게 하는 약
- **지사제** : 설사를 멈추게 하는 약

---

(6) 변비

① **정의**

　㉠ 변을 보는 횟수가 일주일에 2~3회 이하인 경우

　㉡ 변을 볼 때 힘이 들고 심하게 딱딱한 경우

　㉢ 변을 보는 데 시간이 많이 걸리는 경우

　㉣ 잔변감이 3개월 이상 지속되는 경우

② **원인**

　㉠ 위, 대장반사 감소 및 약화에 따른 장운동 저하

　㉡ 저작능력 저하와 관련된 지나친 저잔여식이 섭취

　㉢ 복부 근육의 힘 약화

　㉣ 식사량 감소, 특히 수분과 고섬유질 음식 섭취의 감소

　㉤ 하제 남용으로 인한 배변반사 저하

　ⓗ 운동량 감소에 따른 장운동 저하

　㉧ 요실금에 대한 염려로 인한 수분 섭취 부족

　㉨ 스트레스, 우울과 같은 심리적 요인

　㉩ 대장암, 뇌졸중, 심부전 등의 합병증

　㉪ 변비를 유발하는 약물 사용(항암제, 마약성 진통제, 제산제 등)

③ 증상

ㄱ 배변 횟수 감소(1주 2~3회 이하)

ㄴ 배변 무게 감소(하루 35g 미만)

ㄷ 배변 시 어려움(힘든 배변, 단단한 변, 잔변감) 및 통증

ㄹ 복부 통증과 팽만감

ㅁ 경련

ㅂ 식욕 저하

④ **치료 및 예방**

ㄱ 처방에 따른 하제 사용

ㄴ 편안한 환경에서 배변

ㄷ 식물성 식이섬유, 유산균이 포함된 음식물 섭취

ㄹ 충분한 수분 섭취

ㅁ 우유는 장의 운동력을 높이고 변의를 느끼게 하므로 적극적 섭취

ㅂ 체조, 걷기 운동 및 복부 마사지

ㅅ 일정한 식사시간 및 규칙적인 배변습관

ㅇ 변의가 생기면 즉시 화장실을 찾아 배변 시기를 놓치지 말 것

ㅈ 변비 유발 약물 복용 중단

2. 호흡기계 질환

(1) **독감(인플루엔자)**

① **정의** : 인플루엔자 바이러스에 의한 감염병으로 겨울철에 유행하며 고열과 함께 기침 등 호흡기 증상을 일으키는 질환

② **원인**

ㄱ 인플루엔자 바이러스 감염

ㄴ 기침이나 재채기를 할 때 분비되는 호흡기 비말을 통해 전파

③ **증상**

ㄱ 갑작스러운 발열(38℃ 이상)

ㄴ 두통

ㄷ 전신 쇠약감

ㄹ 마른기침

ㅁ 인후통

ⓗ 코막힘

ⓢ 근육통

④ **치료 및 예방**

㉠ 안정을 취함

㉡ 충분한 수분 섭취

㉢ 필요시 해열진통제나 처방받은 항바이러스제 복용

㉣ 매년 1회 예방접종을 통한 인플루엔자 감염 예방

⑵ 만성기관지염

① **정의** : 기관지의 만성적 염증으로 기도가 좁아져 숨 쉬기가 힘든 질환

② **원인**

㉠ 흡연, 매연에의 노출

㉡ 세균성 혹은 바이러스성 감염

③ **증상**

㉠ 심한 기침, 특히 이른 아침에 발생하는 가래 끓는 기침

㉡ 점진적 호흡곤란 심화

㉢ 전신 쇠약감, 체중감소

㉣ 잦은 호흡기 감염

㉤ 흰색이나 회색 또는 점액성의 화농성 가래

④ **치료 및 예방**

㉠ 심호흡과 기침을 하여 기관지 내 가래 배출

㉡ 거담제와 기관지확장제를 사용하여 가래를 묽게 하고 좁아진 기도 확장

㉢ 지나치게 뜨겁거나 차가운 음식 및 자극적인 음식 금지

㉣ 소화가 잘 되는 음식으로 여러 번 나누어 식사

㉤ 금연

ⓗ 오염된 공기에 노출 금지 및 공기청정기 설치

ⓢ 갑작스러운 온도 변화, 차가운 기후 및 습기 많은 기후에 노출 금지

⑶ 폐렴

① **정의** : 세균, 바이러스, 곰팡이, 화학물질에 의해 폐 조직에 염증이 생겨 기관지가 두껍게 되고 섬유화되어 폐로 산소를 흡수하는 능력이 감소하는 질환

② **원인**

　　　ⓐ 세균이나 바이러스

　　　ⓑ 흡인성 폐렴으로 인해 음식물이나 이물질이 기도 내로 넘어가 기관지나 폐에 염증 유발

　③ 증상

　　　ⓐ 두통, 근육통

　　　ⓑ 감기 정도의 가벼운 증상

　　　ⓒ 고열, 기침, 흉통, 호흡곤란, 화농성 가래

　　　ⓓ 마른기침이나 짙은 가래를 뱉어내는 기침

　④ 치료 및 예방

　　　ⓐ 세균성 폐렴은 항생제 치료

　　　ⓑ 바이러스성 폐렴은 증상에 따른 치료

　　　ⓒ 산소 공급, 체위 변경, 기침 및 심호흡으로 혈액의 산소 농도 적절 유지

　　　ⓓ 규칙적 환기, 적절한 습도 및 온도 유지

　　　ⓔ 영양과 수분의 섭취 및 감염의 전파 예방

　　　ⓕ 외출 후 손발을 깨끗이 씻고, 사람이 많은 장소에 출입 제한

　　　ⓖ 환절기 이전에 폐렴구균 예방접종

(4) 천식

　① 정의 : 기도의 만성 염증성 질환으로 기관지 벽의 부종과 기도 협착, 여러 가지 자극에 대해 기도가 과민반응을 보이는 상태

　② 원인

　　　ⓐ 감기

　　　ⓑ 비염 등과 같은 염증

　　　ⓒ 흥분이나 스트레스, 긴장감

　　　ⓓ 꽃가루, 집먼지진드기, 강아지나 고양이 털 및 배설물, 곰팡이

　　　ⓔ 대기오염, 황사, 매연, 먼지 등의 자극 물질, 자극적인 냄새, 담배연기

　　　ⓕ 갑작스러운 온도나 습도 차이, 특히 차고 건조한 공기에 갑작스러운 노출, 기후 변화

　　　ⓖ 노화에 따른 폐기능 감소

　③ 증상

　　　ⓐ 기침, 숨을 내쉴 때 쌕쌕거리는 호흡음, 호흡 곤란

　　　ⓑ 점액 분비량의 증가

　　　ⓒ 가슴이 답답한 느낌이나 불쾌감

ⓔ 기도 경련

ⓜ 알레르기성 비염

④ 치료 및 예방

㉠ 호흡곤란이 심한 경우 운동을 할 때 30분 전에 기관지확장제를 투여하면 호흡곤란 예방

㉡ 처방받은 약물만 정확하게 투여

㉢ 담배, 벽난로, 먼지, 곰팡이 피하기

㉣ 갑작스러운 온도변화 피하기

㉤ 적당한 휴식과 수면

㉥ 스트레스와 불안 줄이기

㉦ 침구류는 먼지나 진드기를 없애기 위해 뜨거운 물로 세탁

㉧ 매년 1회 인플루엔자 백신(65세 이후에는 1회 폐렴구균 백신) 예방접종

(5) 폐결핵

① 정의 : 결핵균이 폐에 들어가 염증을 일으키는 질환

② 원인

㉠ 결핵균의 호흡기 감염

㉡ 알코올 또는 약물 중독

㉢ 영양 부족 등으로 인한 면역력 저하

㉣ 당뇨병, 악성 종양, 만성 신부전 등과 같은 만성 질병 악화

㉤ 스테로이드와 같은 면역 억제제 사용

③ 증상

㉠ 초기에는 대부분 무증상이다가 흉부방사선 촬영(X-ray)에서 우연히 발견되는 경우가 많음

㉡ 2주 이상의 기침과 흉통

㉢ 오후에 고열이 있다가 늦은 밤에 식은땀과 함께 열이 내리는 증상 반복

㉣ 피로감, 식욕부진, 체중 감소, 무기력감

㉤ 점액성, 화농성, 혈액성 가래(농흉 및 객혈)

㉥ 호흡 곤란과 흉막염 등의 합병증

④ 치료 및 예방

㉠ 결핵약 복용

㉡ 약물 투여로 인한 위장장애, 홍조, 피부 발진, 가려움증, 발열 같은 부작용 관찰

㉢ 주기적인 간 기능 검사와 객담 검사

     ⓔ 흉부방사선 촬영(X-ray) 검진 및 가래검사로 조기 발견

     ⓜ 다른 사람에게 감염되지 않도록 기침 예절 준수

3. 심혈관계 질환

(1) 고혈압

  ① 정의

       ㉠ 혈압 : 심장에서 뿜어내는 혈액이 혈관의 벽에 미치는 압력

       ㉡ 최고 혈압(수축기 혈압) : 심장에서 피를 짤 때의 압력

       ㉢ 최저 혈압(이완기 혈압) : 심장이 늘어나면서 피를 가득 담고 있을 때의 압력

> **TIP**
>
> **혈압의 일반적 특징**
> - 혈압은 음식 섭취, 음주, 통증, 혈압 측정 시간, 몸의 자세, 정신적인 긴장, 신체활동, 감정, 계절에 따라 변화한다.
> - 가장 이상적인 혈압은 120/80mmHg이다.
> - 혈관이 좁아지거나 심장이 한 번에 내보내는 혈액의 양이 늘어나면 혈압이 높아지게 된다.
> - 전체 고혈압의 90% 이상이 일차성 고혈압이다.
> - 일반적으로 고혈압이란 성인의 최고 혈압이 140mmHg이고 최저 혈압이 90mmHg 이상인 경우이다.

  ② 원인

       ㉠ 본태성(일차성) 고혈압

          • 유전, 흡연, 과도한 음주, 스트레스, 과식, 짠 음식, 운동 부족, 비만 등

          • 전체 고혈압의 90~95%가 본태성 고혈압에 해당

       ㉡ 속발성(이차성) 고혈압

          • 다른 질병의 합병증으로 발생한 고혈압

          • 심장병, 신장질환, 내분비질환의 일부, 임신중독증과 같은 질병이 원인

          • 고혈압의 원인이 되는 질병이 치료되면 혈압도 정상화 됨

          • 전체 고혈압의 5~10%가 속발성 고혈압에 해당

  ③ 증상

       ㉠ 뇌동맥의 파열로 뇌졸중 혹은 사망

       ㉡ 뒷머리가 뻐근하게 아프고 어지럽거나 흐리게 보임

       ㉢ 이른 아침의 두통

       ⓔ 이명, 팔다리 저림

       ⓜ 심장 및 신장 기능 장애

ⓑ 코피, 가슴이 답답하거나 숨이 참

④ 치료 및 예방

ⓐ 혈압약을 꾸준히 복용하여 동맥경화증, 뇌졸중, 심장질환, 신장질환 등의 합병증 예방

ⓑ 고혈압이 계속될 때에는 의사와 상의하여 약을 바꾸거나 정밀검사를 받아야 함

ⓒ 알코올은 혈압을 상승시킬 뿐만 아니라 혈압약의 효과를 낮추므로 금주

ⓓ 혈압을 규칙적으로 측정

ⓔ 저염식이, 저지방식이

ⓕ 스트레스는 혈압을 상승시키므로 정신적인 안정과 즐거운 마음을 유지

ⓖ 심장에 무리가 없는 적당한 운동을 규칙적으로 하면 동맥경화증을 예방하고 심장 기능을 향상시킴

ⓗ 표준체중 유지, 체중이 정상이더라도 복부 비만은 심혈관계 질환의 위험 요인임

ⓘ 흡연은 동맥경화와 심근경색을 악화시킴

POINT **고혈압 예방** : 체중 관리, 짠 음식 덜 먹기, 규칙적인 생활, 적절한 운동, 절주, 금연

⑤ 고혈압 약물치료

ⓐ 증상이 없으면 치료하지 않아도 된다. → 증상이 없어도 혈압이 높으면 치료해야 한다.

ⓑ 두통 등의 증상이 있을 때만 약을 먹는다. → 고혈압은 증상이 없는 경우가 대부분이기 때문에 의사의 처방이 있으면 계속 약을 먹어야 한다.

ⓒ 혈압약을 오래 먹으면 몸이 약해진다. → 약을 오래 복용하는 것이 몸에 좋지는 않지만, 고혈압 합병증을 발생시키는 것보다는 안전하다.

ⓓ 혈압이 조절되면 약을 먹지 않아도 된다. → 혈압이 조절되다가도 약을 안 먹으면 약효가 떨어지자마자 혈압이 다시 올라가므로 의사의 처방이 있으면 계속 약을 먹어야 한다.

(2) **동맥경화증**

① **정의** : 동맥 혈관의 안쪽 벽에 지방이 축적되어 혈관 내부가 좁아지거나 막혀 혈액의 흐름에 장애가 생기고 혈관 벽이 굳어지면서 발생

② **원인**

ⓐ 지방대사 이상

ⓑ 콜레스테롤이나 지방 섭취 과다

ⓒ 가족적 소인

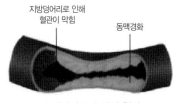

동맥경화증이 생긴 혈관

ⓔ 스트레스, 비만, 흡연, 과음, 폐경

ⓜ 운동 부족

ⓗ 고지혈증, 당뇨병, 고혈압

③ **증상**

ⓖ 뇌혈관이 막히거나 터짐

ⓛ 불면증

ⓒ 언어 장애

ⓔ 팔ㆍ다리의 동맥경화로 손발의 통증, 냉증 및 저림, 다리를 저는 등의 보행 장애

ⓜ 협심증, 심근경색 등 관상동맥 질환으로 흉통, 압박감, 조이는 듯한 느낌

ⓗ 혈액순환이 심각하게 감소되면서 하지 조직의 괴사 발생

ⓢ 머리가 무겁고 아프거나 뒷골이 당기며 현기증, 기억력 저하

④ **치료 및 예방**

ⓖ 흡연 시 일산화탄소는 동맥 안쪽 벽을 손상시킴

ⓛ 고혈압은 동맥 혈관을 손상시킴

ⓒ 당뇨병은 혈중 지방 수치를 높이고 혈관을 손상시킴

ⓔ 소금섭취량을 평소의 반으로 줄이는 저염식이와 저지방식이

ⓜ 규칙적 운동

(3) **심부전**

① **정의** : 심장의 수축력이 저하되어 신체조직에 필요한 만큼의 충분한 혈액을 내보내지 못하는 상태

② **원인**

ⓖ 관상동맥 질환

ⓛ 고혈압

ⓒ 심장병이나 신장병

③ **증상**

ⓖ 앉은 자세 호흡

ⓛ 식욕 상실

ⓒ 의식혼돈, 현기증

ⓔ 지속적인 기침과 객담 배출

ⓜ 적절한 산소와 영양분 부족으로 허약감, 피로, 호흡곤란

　　　ⓗ 걷기, 계단오르기, 쇼핑하기 등 운동 시 심한 호흡곤란

　　　ⓧ 심박출량 감소에 따른 신장 혈류량 부족으로 신장의 수분과 염분 배출이 억제되어 의존성
　　　　부종이 나타남

　④ **치료 및 예방**

　　　㉠ 원인을 치료하는 약물 투여

　　　㉡ 염분, 수분, 고지방, 고콜레스테롤을 제한하는 식사를 소량씩 섭취

　　　㉢ 규칙적인 운동

　　　㉣ 독감이나 폐렴 예방

　　　㉤ 금연

　　　㉥ 매일 체중을 측정하여 부종 정도 확인

　　　㉦ 고혈압과 고지혈증 치료

　　　㉧ 스트레스 조절

(4) **빈혈**

　① **정의** : 적혈구나 헤모글로빈이 부족하여 혈액이 몸에서 필요한 만큼의 산소를 공급하지 못하
　　는 상태

　② **원인**

　　　㉠ 위궤양, 십이지장궤양, 치질, 암 등 위장관에서 출혈이 되는 경우

　　　㉡ 철분 섭취가 부족한 경우

　　　㉢ 철분의 흡수에 문제가 있는 경우

　③ **증상**

　　　㉠ **중추신경계 증상** : 현기증, 두통, 집중력 저하, 손발 저림

　　　㉡ **피부 증상** : 창백, 설염

　　　㉢ **심혈관계 증상** : 빈맥, 저혈압, 숨가쁨, 호흡곤란

　　　㉣ **소화기 증상** : 소화불량, 오심, 변비, 복부팽만

　　　㉤ **비뇨생식기계 증상** : 성욕감퇴

　④ **치료 및 예방**

　　　㉠ 철분제와 철분의 흡수를 돕기 위한 비타민 C 함께 복용

　　　㉡ 식사 시 철분 섭취

　　　㉢ 출혈을 일으키는 문제가 있으면 의사와 상의

빈혈 예방과 해소에 좋은 음식 : 굴, 달걀노른자, 붉은 살코기, 콩류, 시금치

4. 근골격계 질환

(1) 퇴행성 관절염

① 정의 : 뼈를 보호해 주는 끝부분의 연골(물렁뼈)이 닳아서 없어지거나 관절에 염증성 변화가 생긴 상태

퇴행성 관절의 염증성 변화 과정

뼈돌기체가 생기고 관절 간격이 좁아지기 시작함	관절 사이의 간격이 확연히 좁아짐	뼈와 뼈가 직접 부딪침
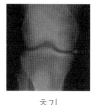	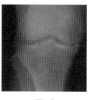	
초기	중기	말기

② 원인

  ㉠ 노화, 유전적인 요소와 환경적인 요소가 복합적으로 작용하여 명확하지 않음

  ㉡ 관절을 싸고 있는 조직의 퇴화

  ㉢ 연골의 탄력성 저하

③ 증상

  ㉠ 관절 부위의 통증

  ㉡ 운동장애

  ㉢ 관절의 변형

④ 치료 및 예방

  ㉠ 약물치료

  ㉡ 온 · 냉요법, 마사지, 물리치료

  ㉢ 관절 경직 예방 및 근육강화를 위한 관절운동

  ㉣ 관절의 파괴가 심할 때는 수술

  ㉤ 관절의 부담을 완화하기 위한 체중 조절

  ㉥ 관절에 부담이 되지 않는 규칙적인 운동(예 수영, 평평한 흙길 걷기, 체조 등)

(2) **골다공증**

① **정의** : 뼈세포가 상실되고 골밀도가 낮아져 골절이 발생하기 쉬운 상태

② **원인**

　㉠ 폐경, 여성 호르몬 부족

　㉡ 골격이 약하고 저체중

　㉢ 운동 부족

　㉣ 갑상선 및 부갑상선 질환

　㉤ 척추골절 등 40세 이후 골절 경험

　㉥ 영양 흡수장애 및 칼슘 섭취 부족

　㉦ 3개월 이상 부신피질 호르몬 요법을 받았거나 장기적인 혈전 예방 약물(아스피린, 헤파린 등) 복용

　㉧ 흡연, 음주, 카페인의 과다 섭취

　㉨ 젊었을 때 본인 체중 10% 이상의 무리한 다이어트

　㉩ 유전적인 요소

③ **증상**

　㉠ 허리 통증

　㉡ 키가 작아짐

　㉢ 등이나 허리가 굽음

　㉣ 잦은 골절

④ **치료 및 예방**

　㉠ 충분한 칼슘 섭취로 골다공증 예방

　㉡ 의료기관에서 호르몬 치료

　㉢ 적당한 체중 유지

　㉣ 근육과 뼈에 힘을 주는 체중부하운동

　㉤ 음식 및 햇볕으로 비타민 D 섭취

　㉥ 음주는 성호르몬을 감소시키고 뼈 생성을 억제함

　㉦ 흡연으로 여성호르몬 농도가 낮아지고 뼈가 약해짐

(3) **고관절 골절**

① **정의** : 강한 외부 힘이 작용해서 고관절 뼈가 부러지는 것으로 골다공증이 있는 노인이 낙상을 하면 발생

② 원인

  ㉠ 고령

  ㉡ 하지 기능 부진

  ㉢ 시력장애

  ㉣ 골다공증

  ㉤ 저체중

  ㉥ 보조기 사용

  ㉦ 알코올 섭취

③ 증상

  ㉠ 서혜부와 대퇴부의 통증

  ㉡ 이동의 제한

  ㉢ 뼈가 부러지는 소리

④ 치료 및 예방

  ㉠ 골다공증에 대한 진단을 받고 적절한 치료

  ㉡ 골절 부위 수술

  ㉢ 낙상 예방

5. 비뇨 · 생식기계 질환

(1) 요실금

① 정의 : 자신의 의지와 상관없이 소변이 밖으로 흘러나오는 증상

② 원인

  ㉠ 노화로 인한 방광의 저장능력 감소

  ㉡ 골반 근육 조절능력의 약화

  ㉢ 호르몬의 생산 중지로 인한 요도기능 약화

  ㉣ 당뇨병, 파킨슨병, 각종 약물 복용으로 인한 부작용

  ㉤ 남성은 전립선비대증, 여성은 요로 감염 및 복압상승이 관련됨

  ㉥ 변비

③ 증상

  ㉠ 복압성 요실금 : 기침, 웃음, 재채기, 달리기, 줄넘기 등 복부 내 압력 증가로 인해 소변이 나오는 것

  ㉡ 절박성 요실금 : 소변을 보고 싶다고 느끼자마자 바로 소변이 나오는 것

ⓒ **역류성 요실금** : 소변의 배출이 원활하지 않아 소변이 가득 찬 방광에서 소변이 조금씩 넘쳐 계속적으로 흘러나오는 것

④ **치료 및 예방**

ⓐ 발생 원인에 따라 약물요법이나 수술 치료

ⓑ 골반근육 강화 운동

ⓒ 충분한 수분 섭취로 방광 기능 유지

ⓓ 식이섬유소가 풍부한 채소와 과일 섭취로 변비 예방

ⓔ 비만은 복부 내 압력을 증가시켜 복압성 요실금을 유발하므로 체중 조절

(2) 전립선비대증

① **정의** : 남성에게만 있는 방광 밑의 전립선이 커져서 요도를 압박하는 것

② **원인**

ⓐ 노화에 따른 호르몬 불균형

ⓑ 비만

ⓒ 고지방, 고콜레스테롤 음식 섭취

③ **증상**

ⓐ 비대해진 전립선으로 요도가 좁아져 소변줄기가 가늘어짐

ⓑ 소변을 보고 나서도 시원하지 않음

ⓒ 소변이 바로 나오지 않고 힘을 주어야 나옴

ⓓ 배뇨 후 2시간 이내에 다시 소변이 마렵고 소변이 마려울 때 참기 힘듦

ⓔ 밤에 자다가 소변을 보려고 자주 깸

④ **치료 및 예방**

ⓐ 도뇨관을 사용하여 정기적으로 소변을 빼줌

ⓑ 약물요법을 통한 신장 기능의 손상 치료

ⓒ 심한 경우 전립선 절제 수술

ⓓ 저지방 식사와 적당한 운동으로 적정 체중 유지

ⓔ 음주는 전립선비대증을 악화시키므로 금주

6. 피부계 질환

(1) 욕창

① **정의** : 병상에 오래 누워 있는 대상자의 후두부, 등, 허리, 어깨, 팔꿈치, 발뒤꿈치 등 바닥면

과 접촉되는 피부가 혈액을 공급받지 못해서 괴사되는 상태

② 원인

　　㉠ 장기간의 와상 상태

　　㉡ 뇌척수신경의 장애로 인한 체위변경의 어려움

　　㉢ 체중으로 압박받는 부위, 특히 뼈가 튀어나온 곳에 가해진 지속적인 압력

　　㉣ 영양부족과 체중 감소, 근육 위축, 피하지방 감소 등으로 인해 피부와 뼈 사이의 완충지대 감소

　　㉤ 요실금 및 변실금 등 습기로 인한 피부 손상, 미생물 번식

　　㉥ 대상자를 잘못 들어 올리거나 침대에서 잘못 잡아끌어 약한 부위의 피부가 벗겨짐

③ 증상

　　㉠ 1단계 : 피부가 분홍색이나 푸른색을 띠고 누르면 색깔이 일시적으로 없어져 하얗게 보이고 열감이 있다.

　　㉡ 2단계 : 피부가 벗겨지고 물집이 생기고 조직이 상한다.

　　㉢ 3단계 : 깊은 욕창이 생기고 괴사조직이 발생한다.

　　㉣ 4단계 : 뼈와 근육까지 괴사가 진행된다.

1단계	2단계	3단계	4단계
표피는 정상이나 표피에 생긴 홍반이 30분 이내에 없어지지 않을 때	표피 또는 진피를 포함한 피부에 부분적인 손상이 있을 때	진피와 피하조직을 포함한 피부 전체에 손상이 있을 때	피하조직과 근막, 근육, 뼈나 관절을 포함한 심부조직에 손상이 있을 때

④ **치료 및 예방**

　　㉠ 매일 아침 · 저녁으로 피부상태를 점검하여 붉게 변한 부위가 있는지 확인하고 자세를 바꾸어도 붉은빛이 계속되면 욕창일 가능성이 높음

　　㉡ 특정 부위에 압력이 집중되지 않도록 자세를 바꾸어줌

　　㉢ 대상자를 이동시킬 때 피부가 밀리지 않도록 주의

　　㉣ 시트에 주름이 있으면 욕창이 더 잘 생김

　　㉤ 뼈 주위를 보호하고 무릎 사이에는 베개를 끼워 마찰 방지

　　㉥ 신체의 약한 부위에 압력이 가는 것을 덜어 줄 특수 매트리스와 베개 사용

Ⓢ 도넛 모양의 베개 사용 금지

Ⓞ 뜨거운 물주머니는 피부 화상 조심

Ⓩ 피부는 순하고 부드러운 비누와 미지근한 물로 닦고 두드려 말림

ⓒ 파우더는 화학물질이 피부를 자극하거나 땀구멍을 막으므로 사용 금지

Ⓚ 몸에 꼭 끼는 옷과 단추 달린 스커트 또는 바지는 착용 금지

Ⓣ 손톱에 긁히지 않도록 짧게 자름

Ⓟ 단백질 등의 영양분을 충분히 공급

POINT 침대는 적어도 2시간마다, 의자나 휠체어는 1시간마다 자세를 바꾸어준다.

TIP

욕창 증상 초기 대처법
- 약간 미지근한 물수건으로 찜질하고 마른 수건으로 물기를 닦아낸다.
- 주위를 나선형을 그리듯 마사지하고 가볍게 두드려 혈액순환을 촉진한다.
- 미지근한 바람으로 건조시킨다.
- 춥지 않을 때에는 30분 정도 햇볕을 쪼인다.

(2) 피부 건조증

① **정의** : 노화에 따라 피부 외층이 건조해지며 거칠어지는 현상

② **원인**

　ⓐ 실내외 습도가 낮은 겨울철

　ⓑ 비누, 세정제와 알코올, 목욕 중의 뜨거운 물 사용

③ **증상**

　ⓐ 피부 발적

　ⓑ 부종 또는 통증

　ⓒ 전완(팔꿈치부터 손목까지의 부분), 손과 하지의 가려움증

④ **치료 및 예방**

　ⓐ 가습기를 사용하여 습도 조절

　ⓑ 물을 자주 마셔 수분을 충분히 섭취

　ⓒ 잦은 샤워는 피부를 건조시켜 증상을 악화시킬 수 있음

　ⓓ 피부 건조 방지

　ⓔ 목욕이나 샤워를 할 때 따뜻한 물과 순한 비누 사용

　ⓕ 목욕 후 물기는 두드려 말리고, 물기가 완전히 마르기 전에 보습제를 충분히 바름

⑶ 대상포진

① 정의 : 수두를 일으키는 바이러스에 의해 피부와 신경에 염증이 생기는 질환

② 원인

ㄱ 고령

ㄴ 과로, 스트레스

ㄷ 백혈병, 골수나 기타 장기 이식

ㄹ 자가 면역질환 및 면역 억제제 복용

③ 증상

ㄱ 가려움

ㄴ 피부저림이나 작열감을 포함한 발진

ㄷ 피부와 점막에 있는 감각신경 말단 부위의 수포, 통증, 작열감

④ 치료 및 예방

ㄱ 항바이러스제, 항염증제, 진통제와 냉찜질, 칼라민로션과 같은 국소치료제를 사용하여 통증을 줄이고 수포를 빨리 건조시킴

ㄴ 대상포진 백신 투여로 세포성 면역 증강

ㄷ 신체 저항력이 낮은 상태에서 발생하므로 평소 충분한 휴식과 안정 필요

ㄹ 통증 정도에 맞는 처방받은 진통제 복용

ㅁ 병소가 퍼지거나 감염되지 않도록 긁지 말 것

ㅂ 적절한 영양, 휴식 등으로 면역력 강화

ㅅ 의사와 상의하여 필요시 예방접종

> **TIP**
>
> **대상포진 자가진단법**
> • 물집이 나타나기 전부터 감기 기운과 함께 일정 부위에 심한 통증이 느껴진다.
> • 작은 물집이 몸의 한쪽에 모여 전체적으로 띠 모양으로 나타난다.
> • 물집을 중심으로 타는 듯하고 날카로운 통증이 느껴진다.
> • 어렸을 때 수두를 앓았거나 과거 대상포진을 앓은 경험이 있다.
> • 평소 허약하거나 노인이거나 암 등의 질병으로 면역력이 약하다.

⑷ 옴

① 정의 : 진드기가 피부표면에 굴을 뚫어 그 속에 서식하며 피부병을 유발하는 질환

② 증상

ㄱ 가려움증(특히 밤에 심함)

    ⓛ 물집

    ⓒ 고름

③ 치료 및 예방

    ㉠ 장갑과 가운을 착용하고 목에서 발끝까지 전신에 치료용 연고를 바르는데 옴진드기가 가장 활동적인 밤에 약을 바르고 다음 날 아침에 씻어냄

    ㉡ 가족 또는 동거인 등 신체접촉이 있던 모든 사람은 증상 유무에 관계없이 동시에 함께 치료

    ㉢ 옴진드기에 오염된 것으로 생각되는 사람이나 침구, 옷, 수건 등과의 접촉 금지

    ㉣ 내복과 침구는 약을 바르는 날은 같은 것을 사용한 후 뜨거운 물로 10~20분간 세탁하고 세탁 후 3일 이상 사용하지 않음, 세탁이 어려운 것은 3일간 햇볕에 널거나 다리미로 다린 후 사용

(5) 머릿니

① 정의 : 머릿니가 물어 흡혈하여 출혈과 가려움증이 있고 심한 경우 긁는 부위에 피부염이 생기는 질환

② 증상

    ㉠ 가려움증, 수면장애, 피부상처

    ㉡ 심하게 물린 자리는 피부가 변색되고 딱딱하게 됨

    ㉢ 두피염

③ 치료 및 예방

    ㉠ 살아있는 머릿니 감염이 있다고 판단되는 경우에만 치료함

    ㉡ 1주 간격으로 2회 약물치료 후 제공되는 빗으로 빗질을 하여 사체와 서캐 제거

    ㉢ 대상자의 이에 감염되었을 가능성이 있는 물건과 접촉하면 안 됨

    ㉣ 침구와 옷을 뜨거운 물로 세탁 후 말려 사용(55℃ 이상에서 5분 이상 노출)

    ㉤ 머리를 일정한 간격으로 자주 감음

    ㉥ 진공청소기 등으로 머리카락이 남아 있는 가구와 방 안을 꼼꼼히 청소

TIP

요양보호사의 활동

요양보호사가 대상자의 질병명을 예측하여 말하거나 수술 혹은 약물 치료가 필요하다는 등의 말을 하면 안 된다. 요양보호사의 부정확한 판단이 대상자 및 가족에게 혼란과 걱정을 유발할 수 있기 때문이다.

7. 신경계 질환

(1) **치매**

(2) **뇌졸중** } Chapter 02에서 상세 설명

(3) **파킨슨질환**

8. 감각기계 질환

(1) **녹내장**

① 정의 : 안압(눈의 압력)의 상승으로 시신경이 손상되어 시력이 점차 약해지는 질환

> POINT 눈의 모양과 기능 유지를 위한 적정 안압은 15~20mmHg이다.

② **원인**
　　㉠ 유전적 소인
　　㉡ 스트레스 등 원인 불명

③ **증상**
　　㉠ 좁은 시야, 눈 이물감
　　㉡ 어두움 적응 장애
　　㉢ 색깔 변화 인식 어려움
　　㉣ 뿌옇게 혼탁한 각막
　　㉤ 안구 통증
　　㉥ 두통, 구역질
　　㉦ 심하면 실명됨

④ **치료 및 예방**
　　㉠ 완전한 치료 방법은 없으나 조기에 발견하여 안압을 정상으로 유지
　　㉡ 어두운 곳에서 책을 보거나 일하지 말 것
　　㉢ 심신의 과로를 피하고 규칙적인 생활
　　㉣ 안경이 맞지 않는 경우, 눈에 통증이 있는 경우, 눈이 침침하고 잘 안 보이는 경우 안과의
　　　　사 검진

> **TIP**
>
> **녹내장 대상자의 일상생활 주의사항**
> - 목이 편한 복장을 한다.
> - 담배를 끊는다.
> - 술은 1~2잔 정도로 줄인다.
> - 머리로 피가 몰리는 자세(물구나무서기 등)나 복압이 올라가는 운동(윗몸 일으키기 등)은 안압을 올릴 수 있으므로 피한다.
> - 고개를 숙인 자세에서 장시간 독서하거나 작업하는 것을 피한다.
> - 마음을 편하게 하고 흥분하지 않는다.
> - 녹내장은 추운 겨울이나 무더운 여름에 발작하기 쉬우므로 기온 변화에 유의한다.
> - 한 눈에 녹내장이 있으면 다른 눈에도 발생할 가능성이 많으므로 두 눈 모두 정기검사를 받는다.

(2) 백내장

① **정의** : 수정체가 혼탁해져서 빛이 들어가지 못하여 시력장애가 발생하는 질환으로 눈동자에 하얗게 백태가 껴서 뿌옇게 보이거나 잘 안 보임

② **원인**

ㄱ 노화

ㄴ 지나친 음주나 흡연

ㄷ 눈 주위의 부상

ㄹ 스테로이드 약물 복용

ㅁ 당뇨병, 고혈압 등의 합병증

ㅂ 과도한 자외선 노출 및 텔레비전 시청

③ **증상**

ㄱ 색 구별 능력 저하

ㄴ 동공의 백색 혼탁

ㄷ 불빛 주위에 무지개가 보임

ㄹ 밤과 밝은 불빛에서의 눈부심

ㅁ 통증이 없으면서 점차 흐려지는 시력

ㅂ 시력 감소

④ **치료 및 예방**

ㄱ 초기에는 치료제의 복용이나 점안액으로 진행 속도를 늦출 수 있음

ㄴ 증상이 심해지면 혼탁해진 수정체를 인공수정체로 바꾸는 수술 시행

ㄷ 백내장 유발 원인 억제 및 예방

(3) **노인성 난청**

① 정의 : 노화에 따른 고막, 내이의 퇴행성 변화에 의한 청력 감소

② 원인

　　㉠ 동맥경화증, 대사 이상

　　㉡ 스트레스와 유전적 소인

　　㉢ 장기간의 소음 노출

③ 증상

　　㉠ '스, 츠, 트, 프, 크'와 같은 음에서의 난청

　　㉡ 소리에 대한 민감성, 언어구분 능력, 평형감각의 저하

④ 치료 및 예방

　　㉠ 감소된 청력을 근본적으로 복구하는 치료는 없음

　　㉡ 난청을 악화시킬 수 있는 약물 복용 삼가

　　㉢ 소음이 없는 장소에서 말하는 사람의 얼굴을 보고 천천히 또박또박 말함

　　㉣ 난청이 심하면 보청기 사용

　　㉤ 고음의 큰 소리보다 저음의 차분한 소리로 말함

9. 내분비계 질환

(1) **당뇨병**

① 정의 : 혈중 포도당 수치를 조절하는 인슐린이 분비되지 않거나 분비는 되지만 부족한 경우 또는 인슐린에 대한 신체의 저항성으로 인해 포도당이 세포 내로 들어가지 못해 혈중 포도당 수치가 올라가서 소변에 당이 섞여 나오는 질환

② 원인

　　㉠ 과식, 비만, 운동 부족

　　㉡ 스트레스

　　㉢ 유전

③ 증상

　　㉠ 다음증, 다뇨증, 다식증, 체중 감소

　　㉡ 두통

　　㉢ 흐릿한 시력

　　㉣ 무기력

　　㉤ 발기부전

ⓑ 질 분비물 및 질 감염의 증가

ⓢ 상처 치유 지연

ⓞ 감각 이상 및 저하

ⓩ **고혈당** : 배뇨 증가, 체중 감소, 피로감, 식욕 증가 등

ⓩ **저혈당** : 땀을 많이 흘림, 두통, 시야 몽롱, 배고픔, 어지럼 등

④ **치료 및 예방**

　㉠ **식이요법**

- 균형 있는 식사를 통해 표준 체중에 알맞은 열량 섭취
- 혈당 조절을 위해 하루 세 번 규칙적인 식사
- 반찬은 싱겁게 골고루 섭취
- 식사량과 영양소 등을 고려한 식단 계획
- 저콜레스테롤 식이, 육류보다는 고섬유질 음식 섭취, 단 음식과 술의 섭취 제한

　㉡ **운동요법**

- 매일 규칙적으로 할 수 있는 쉽고 무리하지 않는 운동
- 공복 시 운동을 하거나 장기간 등산 시 저혈당 대비
- 혈당이 조절되지 않으면 의사와 상의 후 운동량 조절
- 식후 30분~1시간 경에 혈당이 오르기 시작할 때, 하루에 최소 30분, 일주일에 5회 이상 운동
- 혈압이 높은 경우에는 혈압을 조절한 후에, 혈당이 300mg/dl 이상인 경우에는 혈당을 조절한 후에 운동 시작

　㉢ **약물요법**

- 인슐린 생산이 부족하거나 대상자가 식이요법을 제대로 하지 못하여 혈당조절이 안 될 경우 경구용 혈당강하제나 인슐린 등 약물요법 병행
- 약물 복용 중에 식이요법과 운동요법 병행
- 인슐린 주사약은 입으로 복용하면 위장관에서 파괴되므로 반드시 주사로 주입

10. 심리·정신계 질환

(1) 우울증

① **정의** : 노인에게 흔히 발생하는 정신질환으로 스스로 자각하기 어려워 방치되기 쉬움

② **원인**

　㉠ 뇌의 신경전달 물질의 변화

    ⓛ 발견되지 않은 뇌경색 혹은 뇌혈관질환

    ⓒ 치매

    ⓔ 부신 피질, 갑상선, 뇌하수체 등에서 분비되는 호르몬의 변화

    ⓜ 노화에 따른 스트레스에 대한 저항력 감소

    ⓗ 주변 사람의 죽음, 퇴직, 경제력 상실 등 사회경제적 변화

    ⓢ 질병, 수술 등 신체적 원인

    ⓞ 유전적 요인

③ 증상

    ㉠ 우울하고 슬픈 기분이 잦음

    ⓛ 매사에 관심이 없고 즐거운 것이 없음

    ⓒ 불면 혹은 과도한 수면

    ⓔ 식욕 변화와 체충 변화

    ⓜ 불안, 초조 혹은 무기력

    ⓗ 죄의식, 절망감, 부정적 사고

    ⓢ 자살에 대한 반복적 생각 혹은 시도

    ⓞ 노인 우울증은 건망증 등 인지기능 증상이 두드러질 수 있으므로 치매와 감별

④ 치료 및 예방

    ㉠ 정신과 외래를 방문하여 상담과 약물치료 병행

    ⓛ 우울증이 심한 경우 자살 위험의 증가로 집중관찰 치료

    ⓒ 우울증은 본인 스스로 극복하기 어렵기 때문에 주변의 긍정적인 지지 필요

    ⓔ 대상자의 느낌, 분노를 인정하고 수용하며 언어로 표현

    ⓜ 대상자에 대해 지속적으로 관심을 표현하고 신뢰관계를 형성

    ⓗ 모임 등 사회적 활동

    ⓢ 햇볕을 쬐며 규칙적 운동

TIP   우울증과 치매의 비교

우울증	치매
급격히 발병함	서서히 발생함
짧은 기간	긴 기간
정신과적 병력 있음	과거 정신과적 병력 없음

기억력 장애를 호소함	기억력에 문제가 없다고 주장하는 경우가 많음
모른다고 대답하는 경우가 많음	근사치의 대답을 함
인지기능 저하 정도의 편차가 심함	일관된 인지기능의 저하
단기 기억과 장기 기억이 동등하게 저하됨	단기 기억이 심하게 저하됨
우울이 먼저 시작됨	기억력 저하가 먼저 시작됨

⑵ **섬망**

① **정의**

ㄱ 의식장애로 인해 주의력 저하뿐만 아니라 감정, 정서, 사고, 언어 등 인지기능 전반에 장애와 정신병적 증상

ㄴ 수 시간 내지 수일에 걸쳐 급격하게 발생하여 보통 며칠간 지속되지만, 몇 주 혹은 몇 달까지 지속되기도 함

ㄷ 증상의 기복이 심한 것이 특징

② **원인**

ㄱ **소인적 요인** : 인지 손상, 치매, 고령, 심한 뇌질환, 기능 손상, 우울, 만성 신기능 부전, 탈수, 영양 부족, 과다 음주, 시력 손상 등

ㄴ **촉진적 요인** : 약물 사용, 활동하지 않고 침상이나 실내에서만 지냄, 유치도뇨관 사용, 억제대 사용, 탈수, 영양 부족, 기동성 저하 등

③ **증상**

ㄱ 의식 수준의 변화로 잠에서 덜 깼거나 몹시 졸린 상태에서 행동하는 사람처럼 보임

ㄴ 주의력 감퇴

ㄷ 수 시간이나 수일에 걸쳐 호전과 악화가 반복됨

ㄹ 시간, 장소, 사람에 대한 지남력 장애

ㅁ 인지장애, 초조, 지각장애, 편집 망상, 정서 불안정

ㅂ 단독으로 발생하기도 하고 치매와 동반되어 나타나기도 함

④ **치료 및 예방**

ㄱ **지남력의 유지**

• 낮에는 창문이나 커튼을 열어 시간을 알게 한다.

• 개인 사물, 사랑하는 사람의 사진, 달력, 시계 등을 가까이에 둔다.

  - 일상생활 절차, 규칙, 도움을 요청할 사람 및 방법 등을 반복적으로 알려준다.

ⓒ 신체통합성 유지

  - 대상자가 할 수 있는 일은 스스로 하도록 말로 지지한다.

  - 능동적인 관절운동, 목욕, 마사지를 제공한다.

ⓒ 개인의 정체성 유지

  - 대상자와 접촉하는 사람의 수를 줄인다.

  - 가족 구성원이 자주 방문하도록 격려한다.

ⓔ 초조의 관리

  - 항상 단호하고 부드러운 목소리로 말한다.

  - 대상자를 부드럽게 마주보아 위협을 느끼지 않게 한다.

ⓜ 착각 및 환각 관리

  - 대상자의 말을 경청한다.

  - 현실을 확인할 수 있는 환경을 만들어 준다.

ⓗ 야간의 혼돈 방지

  - 밤에는 창문을 닫는다.

  - 커튼을 치고 불을 켜 둔다.

TIP 섬망과 치매의 비교

섬망	치매
갑자기 나타남	서서히 나타남
급성질환	만성질환
대체로 회복됨	대부분 만성으로 진행됨
초기에 사람을 못 알아봄	나중에 사람을 못 알아봄
신체 생리적 변화가 심함	신체 생리적 변화는 적음
의식의 변화가 있음	말기까지 의식의 변화는 적음
주의 집중이 매우 떨어짐	주의 집중은 별로 떨어지지 않음
수면 양상이 매우 불규칙함	수면 양상은 개인별로 차이가 있음

Chapter 01 적중문제

• 노화에 따른 변화와 질환

01

노화에 따른 신체적 변화 사정 시에 환경적으로 고려할 점이 아닌 것은?

① 대상자가 움직일 수 있는 적당한 공간을 확보한다.
② 주위에 소음을 최소화한다.
③ 따뜻하고 편안한 환경을 조성한다.
④ 편안한 의자를 준비한다.
⑤ 여러 사람이 함께 공유하는 생활에 적응해야 한다.

▶01
사생활을 보장해 줄 수 있는 장소이어야 한다.

02

무릎의 통증을 호소할 때 살펴보아야 할 사항이 아닌 것은?

① 무릎의 통증정도
② 무릎의 약화요인
③ 무릎의 완화요인 및 방법
④ 연하곤란
⑤ 무릎관절의 운동범위

▶02
무릎 통증을 호소할 때는 무릎관절의 거동범위, 통증의 정도, 약화요인, 완화요인 및 방법 등을 사정한다.

03

우리나라 노인들이 많이 지니고 있는 만성질환이 아닌 것은?

① 당뇨병
② 고혈압
③ 관절염
④ 치매
⑤ 감기

▶03
대부분의 노인은 하나 이상의 만성질환을 지니고 있는데 대개는 당뇨병, 고혈압, 관절염, 신경통, 치매 등의 복합질병이다.

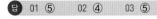
답 01 ⑤   02 ④   03 ⑤

04
다음 중 폐렴의 증상이 아닌 것은?

① 이명, 팔다리 저림
② 감기 정도의 가벼운 증상
③ 고열, 기침과 흉통
④ 마른기침이나 짙은 가래를 뱉어내는 기침
⑤ 두통, 호흡곤란

05
다음 중 호흡기계 질환이 아닌 것은?

① 만성 기관지염 　　　② 고혈압
③ 폐렴 　　　④ 천식
⑤ 폐결핵

06
다음 중 고혈압에 대한 설명으로 맞는 것은?

① 혈압은 최고혈압인 수축기 혈압만 있다.
② 혈압은 음식 섭취, 음주, 통증, 정신적인 긴장 등에 따라 변화하지 않는다.
③ 혈압은 측정 시간이나 몸의 자세에 따라 크게 바뀌지 않는다.
④ 가장 이상적인 혈압은 120/80mmHg 이상이다.
⑤ 일반적으로 고혈압은 140/90mmHg 이상이다.

07
다음 중 순환기계 질환이 아닌 것은?

① 동맥경화증 　　　② 고혈압
③ 심부전 　　　④ 폐결핵
⑤ 저혈압

▶04
이명, 팔다리 저림은 고혈압 증상이다.

▶05
고혈압은 순환기계 질환이다.

▶06
혈압은 심장에서 뿜어내는 혈액이 벽에 미치는 힘을 잰 것을 말하며 음식, 섭취, 음주, 통증, 혈압측정시간, 몸의 자세, 정신적인 건강, 신체활동, 감정, 계절에 따라 변화한다. 가장 이상적인 혈압은 120/80mmHg 이하이다.

▶07
폐결핵은 호흡기 질환이다.

Chapter 01

노화에 따른 변화와 질환

Part 1 요양보호와 인권

Part 2 노화와 건강증진

Part 3 요양보호와 생활 지원

Part 4 상황별 요양 보호 기술

08

다음 중 호흡기계 질환이 아닌 것은?

① 만성기관지염　　　　　② 급성기관지염
③ 요실금　　　　　　　　④ 폐렴
⑤ 천식

▶08
요실금은 비뇨기계 질환이다.

09

다음 중 심부전의 원인이 되는 질환들은 무엇인가?

① 관상동맥질환, 고혈압　② 당뇨, 골다공증
③ 신장병, 백내장　　　　④ 부정맥, 난청
⑤ 심근경색, 위궤양

▶09
심부전이란 심장의 수축력이 저하되어 신체조직의 대사 요구에 필요한 충분한 혈액을 심장이 내보내지 못하는 상태를 말한다. 그 원인이 되는 질환으로는 관상동맥질환, 고혈압, 심장병이나 신장병 등이 있다.

10

다음 중 류마티스 관절염에 대한 설명이 맞는 것은?

① 류마티스 관절염은 관절의 활막에 생기는 이유가 알려지지 않은 만성 염증이다.
② 여자보다 남자에게 3~5배 많이 발생한다.
③ 주로 50대와 60대에 시작되어 치료하지 않으면 관절의 기능을 잃게 된다.
④ 대표적인 유전병이다.
⑤ 관절부위만 약간의 통증을 느낀다.

▶10
주로 30대와 40대에 시작되며 여자에게 많이 발생되고 치료하지 않으면 관절의 기능을 잃게 된다. 유전병은 아니며 전신이 쑤시는 통증이 발생하고 아침에 관절이 한 시간 이상 뻣뻣해진다.

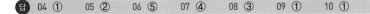

11

요실금의 증상에 대한 설명으로 옳지 않은 것은?

① 복압성 요실금은 복부 내 압력 증가로 인해 소변이 나오는 증상이다.
② 복압성 요실금은 기침, 웃음, 재채기, 등의 활동을 할 때 소변이 나온다.
③ 절박성 요실금은 화장실에 가도 소변이 잘 나오지 않는다.
④ 절박성 요실금은 요의가 들자마자 소변이 나오는 증상이다.
⑤ 역류성 요실금은 방광에서 소변이 조금씩 넘쳐 흘러나오는 증상이다.

▶11
절박성 요실금은 소변을 보고 싶다고 느끼자마자 바로 소변이 나오는 증상이다.

12

다음 중 골다공증의 원인이 아닌 것은?

① 중년기 이후 폐경기 여성의 여성호르몬 부족
② 골격이 약하고 저체중인 경우
③ 청소년기에 칼슘 섭취가 불충분한 경우
④ 관절을 너무 많이 사용한 경우
⑤ 흡연, 음주, 카페인 다량 섭취

▶12
골다공증은 노화에 따라 척추와 대퇴의 뼈 조직에서 뼈세포가 상실되어 골밀도가 낮아지고 골절을 일으키기 쉬운 상태가 되는 질환이다. 골격이 약하고 저체중인 경우, 청소년기에 칼슘섭취가 불충분한 경우, 운동 부족, 갑상선 및 부갑상선 질환, 흡연, 음주, 카페인 다량 섭취 등이 원인이 된다.

13

다음 중 피부계 질환인 것은?

① 난소암
② 건조증
③ 전립선비대증
④ 파킨슨 질환
⑤ 요실금

▶13
피부계 질환은 욕창, 건조증, 대상포진 등이 있다.

14

다음 중 요실금에 관한 원인으로 옳지 않은 것은?

① 변비
② 골반근 조절능력의 약화
③ 노화에 따른 호르몬 불균형
④ 폐경기 이후 여성 호르몬의 생산 중지로 인한 요도기능 약화
⑤ 자율신경 실조증, 각종 약물복용으로 인한 부작용

▶14
노화에 따른 호르몬 불균형은 전립
선비대증과 관련있다.

15

다음 중 당뇨병에 관한 설명이 맞는 것은?

① 약물을 많이 사용한다.
② 영양섭취가 많이 필요하므로 식사를 많이 한다.
③ 간장 질환이나 췌장염이 있으면 당뇨병 환자라고 할 수 있다.
④ 40대 이후에는 정기검진을 받는다.
⑤ 정신적인 안정과 거리가 멀다.

▶15
간장 질환이나 췌장염이 있으면 당
뇨병 유무를 확인해야 하지만 반드
시 환자는 아니다. 약물남용을 피하
고 적당한 식이조절로 영양을 섭취
하고 과로와 스트레스를 피하고 정
신적인 안정을 취한다.

16

다음 중 피부건조증의 치료 및 예방에 대한 설명으로 맞지 않는 것은?

① 건조증은 완치되지 않으며, 피부건조를 되도록 피한다.
② 통증에 따라 적합한 진통제를 복용한다.
③ 목욕이나 샤워 시에는 따뜻한 물과 순한 비누를 사용한다.
④ 가습기를 사용하여 습도를 조절하고 알코올이 없는 피부 보습제를 사용한다.
⑤ 목욕 후 물기는 문지르지 말고 두드려 말린다.

▶16
통증에 따라 적합한 진통제를 복용
하는 것은 대상포진 치료법이다.

17

노인질환 중 대상포진에 대한 설명으로 맞지 않는 것은?

① 고령의 노인이 잘 걸린다.
② 실내외의 습도가 낮은 겨울에 걸린다.
③ 백혈병이나 골수, 기타 장기 이식이 원인이 되기도 한다.
④ 스트레스도 원인이다.
⑤ 전신성 홍반성 낭창 및 면역억제제제를 복용하면 더 잘 걸린다.

▶17
실내외가 건조한 것은 건조증의 원인이 된다.

18

노인의 만성 폐쇄성 질환에 관한 설명으로 틀린 것은?

① 지방섭취는 제한한다.
② 가족의 지지를 통해 금연을 하도록 격려한다.
③ 호흡곤란으로 식사를 조금씩 자주 먹는다.
④ 단백질은 소량만 섭취한다.
⑤ 대상자를 두드리거나 기침을 통해 분비물을 배출하도록 도와준다.

▶18
단백질은 스트레스로 인한 분해 작용을 보상할 수 있도록 충분한 양을 공급한다.

19

노인성 질환에 대한 설명으로 옳지 않은 것은?

① 노인은 젊은 사람보다 약물에 민감하다.
② 일상 수행능력이 저하되면 치유 후에도 의존상태가 지속된다.
③ 노인은 초기 진단이 비교적 쉽다.
④ 일상생활은 가급적 스스로 하게 한다.
⑤ 신체적, 심리적, 사회·경제적, 영적 측면 모두와 연관되어 있다.

▶19
노인은 증상, 경과, 예후 등에서 젊은 사람의 검사 기준을 적용할 수 없는 질환이 많기 때문에 초기 진단이 어렵다.

Chapter 01

노화에 따른 변화와 질환

Part 1 요양보호와 인권

Part 2 노화와 건강증진

Part 3 요양보호와 생활 지원

Part 4 상황별 요양보호 기술

20

심부전의 관리 및 예방법으로 옳지 않은 것은?

① 약물치료 요법을 사용한다.

② 고혈압을 치료한다.

③ 고지혈증을 치료한다.

④ 수용성 섬유질의 섭취를 줄인다.

⑤ 스트레스를 조절한다.

▶20
생활습관을 변화시켜야 한다. 알코올과 커피 같은 자극성 있는 음식의 섭취를 제한하고 수용성 섬유질의 섭취를 늘린다.

21

만성기관지염에 관한 설명 중 맞지 않는 것은?

① 기관지의 만성적 염증으로 기도가 좁아진 경우를 뜻한다.

② 호흡곤란에 시달리게 된다.

③ 요실금이 있는지 사정한다.

④ 일부기관지는 비가역적으로 늘어나 기관지 확장증이 되기도 한다.

⑤ 증상으로는 전신 쇠약감, 체중 감소, 화농성 가래가 있다.

▶21
만성기관지염과 요실금은 관계없다. 만성기관지염이란 기관지의 만성적 염증으로 기도가 좁아진 경우를 뜻한다. 따라서 호흡곤란에 시달리게 되고 만성염증으로 기관지벽이 파괴될 경우 일부 기관지는 오히려 비가역적으로 늘어져 기관지 확장증이 되기도 한다.

22

호흡기계 질환으로 볼 수 있는 것은?

① 고혈압

② 동맥경화증

③ 만성기관지염

④ 요실금

⑤ 심부전

▶22
고혈압, 동맥경화증, 심부전은 순환기계 질환이고, 요실금은 비뇨기계 질환이다.

23

욕창에 대한 설명 중 맞지 않는 것은?

① 욕창은 오랫동안 병상에 누워 있는 경우에 생긴다.
② 뇌척수신경의 장애로 체위를 자유롭게 바꿀 수 없는 경우에 생긴다.
③ 체중으로 압박받는 부위에 생긴다.
④ 뼈가 튀어나온 곳에 생긴다.
⑤ 욕창은 치료가 빨리 된다.

▶23
욕창은 치료 기간이 오래 걸린다. 욕창은 오랫동안 병상에 누워 있는 경우, 뇌척수신경의 장애로 체위를 자유롭게 바꿀 수 없는 경우, 체중으로 압박받는 부위, 특히 뼈가 튀어나온 곳에 잘 발생한다.

24

결핵에 대한 설명 중 맞지 않는 것은?

① 결핵은 전염병이 아니다.
② 약은 정해진 시간에 복용한다.
③ 결핵약제는 장기간 사용한다.
④ 결핵약은 여러 부작용이 있다.
⑤ 식욕부진을 호소한다.

▶24
결핵은 전염병이다. 결핵은 장기간 치료(18~36개월)해야 하고 정해진 시간에 약을 복용해야 하며 결핵약제에는 여러 부작용이 있다. 결핵환자 대부분은 식욕부진을 호소한다.

25

고혈압의 치료 및 예방법으로 바르지 못한 것은?

① 저염식이를 섭취해야 한다.
② 혈압은 규칙적으로 측정하여 주의 깊게 관찰한다.
③ 체중조절, 금연, 규칙적인 운동을 해야 한다.
④ 혈압약은 되도록 먹지 않는다.
⑤ 스트레스를 피하는 생활을 해야 한다.

▶25
고혈압의 치료를 위해서는 혈압약을 꾸준히 복용해서 혈압을 정상적으로 유지하고 저염식이를 섭취하는 식습관 개선이 필요하다. 또한 혈압을 규칙적으로 측정하여 변화를 주의 깊게 관찰해야 하고, 체중조절, 금연, 규칙적인 운동, 스트레스를 피하는 생활을 해야한다.

26

당뇨병의 증상으로 볼 수 없는 것은?

① 체중증가　　　　　　　② 다음증
③ 다뇨증　　　　　　　　④ 다식증
⑤ 흐릿한 시력

▶26
당뇨병의 증상으로는 체중감소가 있다.

27

퇴행성 관절염의 치료 및 예방법에 해당하지 않는 것은?

① 아스피린이나 비스테로이드 항염제를 사용한다.
② 온·냉요법, 마사지, 물리치료를 한다.
③ 걷기나 근육과 뼈에 힘을 주는 부하운동(빨리걷기, 조깅, 테니스 등)을 한다.
④ 관절의 부담을 완화하기 위해 체중조절을 한다.
⑤ 관절의 파괴가 심한 경우 관절세척, 관절 성형술, 인공관철 치환술과 같은 수술을 한다.

▶27
퇴행성 관절염의 치료 및 예방법에는 아스피린이나 비스테로이드 항염제를 사용하는 약물요법과 온·냉요법, 마사지, 물리치료, 관절에 부담을 주지 않는 규칙적인 운동 등의 방법이 있다.

28

만성기관지염의 치료 및 예방법으로 맞지 않는 것은?

① 금연한다.
② 가래배출 방법, 심호흡 방법을 습득한다.
③ 공기오염이 심한 곳은 피한다.
④ 거담제와 기관지 확장제를 사용한다.
⑤ 차가운 음식을 삼가되 뜨거운 음식은 먹어도 된다.

▶28
지나치게 뜨겁거나 차가운 음식, 자극적인 음식은 기관지 경련을 초래하므로 피한다.
만성기관지염의 치료 및 예방법
• 금연한다.
• 공기오염이 심한 지역에서 거주하거나 일하는 경우 가능한 오염된 공기에서 노출을 피하고 공기청정기를 설치한다.
• 가래배출 방법. 심호흡 방법을 습득한다.
• 거담제와 기관지 확장제를 사용하여 가래를 묽게 하고 좁아진 기도를 넓혀 준다.

Part 1 요양보호와 인권

Part 2 노화와 건강증진

Part 3 요양보호와 생활 지원

Part 4 상황별 요양 보호 기술

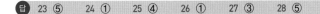
답　23 ⑤　　24 ①　　25 ④　　26 ①　　27 ③　　28 ⑤

29

대상포진의 치료제로 맞지 않는 것은?

① 항바이러스제 　　　② 진통제와 냉찜질

③ 항염증제 　　　　　④ 비누

⑤ 칼라민로션

▶29
대상포진의 치료제로 비누는 사용하지 않는다.

대상포진의 치료 및 예방법
• 치료 : 항바이러스제, 항염증제, 진통제와 냉찜질, 칼라민로션과 같은 국소 치료제를 사용하여 통증을 감소시키고, 수포의 건조 속도를 빠르게 한다.
• 예방법 : 대상포진 신경통은 수개월에서 1년 이상 지속되고 활동 감소와 삶의 질 저하를 가져오므로 대상포진 백신의 투여로 세포성 면역을 증강시킨다.

30

다음 중 감각기계 질환으로 묶인 것은?

① 건조증, 대상포진 　　② 백내장, 결핵

③ 녹내장, 백내장 　　　④ 노인성 난청, 뇌졸중

⑤ 고혈압, 녹내장

▶30
감각기계 질환으로는 녹내장, 백내장, 노인성 난청이 있다.

31

녹내장의 치료 및 예방에 대한 설명으로 맞지 않는 것은?

① 녹내장은 완전한 치료법이 없다.

② 어두운 곳에서 책을 보지 않는다.

③ 수술로도 시력 약화를 늦출 수 없다.

④ 심신의 과로를 피한다.

⑤ 정기적인 안과검진을 받는다.

▶31
현재 녹내장의 완전한 치료방법은 없으나 조기 발견하여 약물요법이나 수술요법으로 안압을 정상범위로 유지함으로써 시력의 약화를 방지한다. 예방법은 어두운 곳에서 책을 보거나 일하지 않도록 하고, 심신의 과로를 피하며, 규칙적인 생활을 하는 것이다. 눈이 피로하거나 안경을 써도 얼마 안가서 맞지 않을 경우, 머리가 아프거나 눈의 통증이 있는 경우, 눈이 침침하고 잘 안보이는 경우에는 안과 의사의 검진을 받아 실명되지 않도록 주의한다.

32

백내장의 원인이 아닌 것은?

① 노화 　　　　　　　② 지나친 음주나 흡연

③ 파킨슨 질환의 합병증 　④ 스테로이드 약물 복용

⑤ 과도한 자외선 조사 및 텔레비전 시청

▶32
백내장은 파킨슨 질환의 합병증이 아니라 당뇨병, 고혈압 등의 합병증으로 생길 수 있다.

33

내분비계 질환에 해당하는 것은?

① 췌장암
② 위장병
③ 대장암
④ 당뇨병
⑤ 담즙병

▶33
내분비계 질환으로는 당뇨병이 있다.

34

신경정신 질환 중 우울증에 대한 설명으로 맞지 않는 것은?

① 우울증은 노인에게는 흔히 발생하는 질환이다.
② 우울증은 스스로 자각하기 쉬워서 병원을 찾는 경우가 빈번하다.
③ 우울증은 외상처럼 주변사람이 쉽게 발견할 수 있는 질병이 아니다.
④ 핵가족화로 고령자들이 혼자 거주하는 경우가 많기 때문에 우울증에 걸린 노인들이 방치되기 쉽다.
⑤ 병원을 찾는 경우가 드물다.

▶34
우울증은 노인에게 흔히 발생하는 정신질환으로 본인 스스로 자각하기 어려워 병원을 찾는 경우가 드물다. 외상처럼 주변사람이 쉽게 발견할 수 있는 질병이 아니고 핵가족으로 고령자들이 혼자 거주하는 경우가 많기 때문에 방치되기 쉽다.

35

우울증의 증상이 아닌 것은?

① 머리, 속이 아프다고 한다.
② 수면장애가 나타난다.
③ 흉통이 증가한다.
④ 절망감 등 마음의 고통이 커진다.
⑤ 자신의 건강에 대한 불안과 걱정이 많아진다.

▶35
흉통은 순환기계 질환과 관련이 있다.

36

섬망의 설명으로 잘못된 것은?

① 초기에는 곧 사람을 못 알아본다.
② 신체 생리적 변화가 심하고 의식수준에 변화가 있다.
③ 주의 집중력이 매우 떨어지고 수면양상이 불규칙하다.
④ 만성질환이다.
⑤ 대체로 회복가능하다.

▶36
섬망은 급성질환이다.
섬망과 치매의 비교
• **섬망** : 급격히 시작되는 급성질환으로 대체로 회복이 가능하나 초기에 곧 사람을 못 알아본다. 신체 생리적 변화가 심하고 의식수준에 변화가 있다. 주의 집중이 매우 떨어지고 수면양상이 매우 불규칙하다.
• **치매** : 서서히 시작되고 만성질환이며 나중에 사람을 못 알아본다. 신체 생리적 변화가 적고 말기까지 의식의 변화도 적다. 주의 집중은 떨어지지 않으나 수면양상은 개인별 차이가 있다.

37

정신적 측면의 노화에 대해 맞는 것은?

① 잠을 잘 잔다.
② 신체 수분량이 증가한다.
③ 기능적 정신장애가 일어난다.
④ 폐활량이 증가한다.
⑤ 활동력이 증가한다.

▶37
정신적 측면에서 노화는 대뇌와 신경계통의 기질적인 손상없이 정신기능의 노쇠, 기억쇠퇴에 의한 급·만성 뇌증후군, 수면장애, 편집증 등 기능적 정신장애를 일으킨다.

38

노화에 따른 신체적 변화 사정 시 요양보호사가 고려할 점이 아닌 것은?

① 신뢰와 돌봄의 관계를 형성한다.
② 대상자가 불안해하거나 지루하더라도 끝까지 사정한다.
③ 대상자에게 충분한 시간을 주면서 천천히 질문한다.
④ 대상자 자신의 건강에 대한 인식이 어떤지를 확인한다.
⑤ 대상자의 기력이 가장 좋은 시간을 선택한다.

▶38
대상자의 정서적 상태와 관심도를 파악하되 불안해하거나 지루해하면 일단 중단한다.
신체적 변화 사정 시 고려할 점
• 신뢰와 돌봄의 관계를 형성한다.
• 대상자에게 충분한 시간을 주면서 천천히 질문한다.
• 대상자 자신의 건강에 대한 인식이 어떤지를 확인한다.
• 대상자의 기력이 가장 좋은 시간을 선택한다.

39

노인성 질환의 특징으로 맞지 않는 것은?

① 단독질병이 많다.
② 증상이 거의 없거나 애매하다.
③ 원인이 불명확한 만성 퇴행성 질병이 대부분이다.
④ 기능저하로 수분과 전해질의 균형이 깨지기 쉽다.
⑤ 가벼운 질환에도 의식장애를 일으키기 쉽다.

▶39
노인성 질환은 동시에 여러 질병을 가지고 있는 경우가 많다.

40

위염이 있을 때 취해야 할 행동으로 맞는 것은?

① 자극적인 음식은 먹어도 된다.
② 물은 자주 마시지 않는 것이 좋다.
③ 금식 후 죽을 먹도록 하며 규칙적인 식사를 한다.
④ 제산제, 진정제 등은 도움이 되지 않는다.
⑤ 운동은 무리하게 해도 무관하다.

▶40
위염은 자극적인 음식을 섭취할 경우 더욱더 악화되기 때문에 위에 부담을 주지 않는 음식을 섭취해야 한다. 금식 후 죽을 먹도록 하며 규칙적인 식사를 해야 한다. 무리한 운동은 위에 부담이 될 수 있으므로 주의한다. 물을 자주 마셔 탈수를 예방하고 제산제, 진정제 등을 사용하여 치료하기도 한다.

41

위궤양에 대한 원인으로 옳지 않은 것은?

① 잘못된 식사습관으로 인한 위 점막자극이 원인이 된다.
② 스트레스가 원인이 된다.
③ 비스테로이드성 항염제는 원인이 되지 않는다.
④ 위에서 분비되는 소화효소에 의한 위 점막의 손상이 원인이 된다.
⑤ 위 내 박테리아에 의한 감염이 원인이 된다.

▶41
비스테로이드성 항염제도 원인이 된다.
위궤양의 치료 및 예방
• 약물요법과 함께 알맞은 식이요법, 충분한 수면, 심신안정이 중요하다.
• 위출혈, 천공, 협착 등의 증상이 발생한 경우에는 지체없이 병원을 방문하여 외과적 치료를 받아야 한다.

Part 1 요양보호의 이해
Part 2 노화와 건강증진
Part 3 요양보호와 생활 지원
Part 4 상황별 요양 보호 기술

42

서서히 진행되어 증상이 잘 나타나지 않으며 체중감소, 소화불량, 복부 불편감, 빈혈, 출혈 등의 증상을 나타내는 소화기계 질환은?

① 위암　　　　　　② 간암
③ 대장암　　　　　④ 소장암
⑤ 후두암

43

다음 중 대장암 환자의 식이요법으로 옳은 것은?

① 음식을 빨리 먹는다.
② 잦은 간식과 늦은 식사도 소화가 되면 먹어도 된다.
③ 음식은 따뜻하게 먹고 찬음식은 피한다.
④ 물은 하루에 한 잔만 마셔도 된다.
⑤ 동물성 식품의 섭취를 많이 한다.

44

변비의 치료 및 예방법으로 맞지 않는 것은?

① 수분과 섬유질을 포함한 음식을 많이 섭취한다.
② 매일 식사시간을 일정하게 하고 배변습관을 갖도록 한다.
③ 올바른 식습관을 통해 고른 영양을 섭취한다.
④ 우유는 되도록 조금 먹는다.
⑤ 변비를 가져올 수 있는 약의 복용을 중단한다.

▶42
위암의 증상
• 서서히 진행되어 증상이 잘 나타나지 않는다. 조기위암의 경우 약 80% 이상에서 특별한 증상없이 우연히 발견되는 경우가 많으므로 증상만으로 위암, 특히 조기위암을 진단하는 것은 거의 불가능하다.
• 체중감소
• 소화불량, 식욕감퇴, 속 쓰림, 오심, 복부통증이나 불편감
• 빈혈, 피로, 권태감
• 출혈
• 구토(암이 진행한 경우 위에서 십이지장으로 넘어가는 부분의 폐색)
• 토혈, 혈변
• 복부 종괴, 간 비대

▶43
음식은 소화가 쉽도록 천천히 씹어 먹고, 잦은 간식과 늦은 식사는 피하는 것이 좋다. 동물성 식품의 섭취를 줄이고 물은 하루에 6~8잔 정도 마시는 것이 좋다.

▶44
우유는 적극적으로 섭취한다.
변비의 치료 및 예방
• 걷기, 줄넘기, 달리기 등으로 대장의 운동력을 높이도록 하며 마사지, 체조, 지압 등을 통한 배변력 향상에 주력한다.
• 약물요법을 쓰는 경우 노인의 상태를 고려하여 적당량을 사용하되, 비약물요법을 먼저 사용한다.
• 배변 시 편안한 환경을 제공한다.

45

만성기관지염의 치료 및 예방으로 옳지 않은 것은?

① 금연을 꼭 한다.

② 공기오염이 심한 지역에서는 오염된 공기와의 노출을 피한다.

③ 가래배출, 심호흡 방법을 습득한다.

④ 소화가 잘 되는 음식을 여러 번에 나누어 식사한다.

⑤ 거담제와 기관지 확장제는 사용하지 않는다.

46

노인의 고관절 골절의 가장 큰 원인은?

① 수면장애   ② 낙상

③ 청력장애   ④ 시력장애

⑤ 발달장애

47

낙상 예방을 위한 내용으로 옳은 것은?

① 욕조와 샤워실에는 매트를 치운다.

② 집안에 조명은 보일 정도면 된다.

③ 전기코드, 화분 등 걸려 넘어질 수 있는 물건은 치운다.

④ 현기증이나 정신혼란이 나면 약물을 꼭 복용한다.

⑤ 욕실에서는 신발을 벗는다.

▶45
거담제와 기관지 확장제를 사용하여 가래를 묽게 하고 좁아진 기도를 넓혀 준다.

▶46
노인의 고관절 골절은 90% 이상이 낙상으로 인해 발생한다.

▶47
집안의 조명을 밝게 하고, 욕실에서는 신발을 신고, 매트는 욕조와 샤워실에 깔아 놓는다. 현기증이나 정신혼란이 날 때는 약물의 복용을 피한다.

낙상 예방을 위한 방법
- 집안의 조명을 밝게 하고, 전기코드, 전깃줄, 낮은 가구, 화분 등 걸려 넘어질 수 있는 물건은 치운다.
- 욕실에서는 신발을 신고, 샤워기, 욕조의 안팎, 화장실 근처에 손잡이를 설치한다.
- 욕조와 샤워실에는 미끄럽지 않게 매트를 깐다.
- 계단 끝에 미끄럼 방지 발판과 난간을 설치하고 조명을 밝게 한다.
- 바닥에 흘린 것은 즉시 닦아 준다.
- 현기증이나 정신혼란을 일으킬 수 있는 약물의 복용은 피한다.
- 균형을 유지하고 근력을 강화할 수 있는 운동을 하며 고관절 보호대를 착용한다.

답   42 ①   43 ③   44 ④   45 ⑤   46 ②   47 ③

48

요실금에 대한 설명으로 맞지 않는 것은?

① 요실금은 단순한 노화현상이 아니므로 예방 및 치료가 가능하다.
② 골반근육 운동은 피하는 것이 좋다.
③ 적절한 수분섭취로 방광의 기능을 유지한다.
④ 식이섬유가 풍부한 채소와 과일을 섭취하여 변비를 예방한다.
⑤ 체중조절을 한다.

49

전립선비대증의 치료 및 예방에 대한 설명 중 맞는 것은?

① 도뇨관을 사용하여 정기적으로 소변을 빼면 안 된다.
② 약물요법은 신장을 손상시킨다.
③ 수술을 하지 않아도 치료될 수 있다.
④ 저지방 식사와 적당한 운동을 한다.
⑤ 음주는 해도 무관하다.

50

전립선비대증의 원인이 아닌 것은?

① 저체중　　　　　　　　② 여성호르몬 증가
③ 남성호르몬 감소　　　　④ 고지방 음식 섭취
⑤ 고콜레스테롤 음식 섭취

▶48
적당한 운동과 골반근육 운동은 요실금 치료에 도움이 된다.
요실금의 치료 및 예방
• 발생 원인에 따라 약물요법, 수술 치료를 한다.
• 체중조절을 한다.

▶49
저지방 식사와 적당한 운동으로 적정 체중을 유지한다.
전립선비대증의 치료 및 예방
• 도뇨관을 사용하여 정기적으로 소변을 배출한다.
• 약물요법을 통해 신장 기능의 손상을 치료한다.
• 수술을 한다.
• 저지방 식사와 적당한 운동으로 적정 체중을 유지한다.
• 지나친 음주는 대뇌피질을 자극하여 전립선이 출혈되어 비대증의 악화를 가져오므로 금주를 한다.

▶50
저체중이 아니라 비만이 전립성비대증의 원인이 된다.

51
욕창관리에서 최우선적으로 중요한 것은?

① 치료　　　　　　　　② 약물요법
③ 수술　　　　　　　　④ 예방
⑤ 소독

▶51
욕창은 일단 발생하면 치료가 어려우므로 예방하는 것이 최우선이며 이를 위해 체위변경이 중요하다.

52
대상포진의 증상인 것은?

① 부종　　　　　　　　② 수포
③ 마비　　　　　　　　④ 복통
⑤ 두통

▶52
대상포진은 가려움, 저림, 작열감, 수포, 통증 등의 증상을 나타낸다.

53
녹내장에 대한 설명 중 맞지 않는 것은?

① 안압이 상승하여 시신경이 손상되는 질환이다.
② 시력이 점점 약해지는 질환이다.
③ 방수가 안구 밖으로 배출되는 통로에 문제가 생겨 발생한다.
④ 원인이 유전적 요인으로 완치가 가능하다.
⑤ 눈에 이물감을 느끼거나 구역질, 실명 등의 증상이 나타난다.

▶53
녹내장은 안압(눈의 압력)의 상승으로 인하여 시신경이 손상되어 시력이 점차적으로 약해지는 질환이다. 녹내장은 방수가 안구 밖으로 배출되는 통로에 문제가 생겨 발생하는데 그 원인은 아직 불명확하다. 증상으로는 눈에 이물감을 느끼거나 구역질, 실명 등이 있다. 완치는 어려우나 시력약화를 방지하기 위해 약물요법을 하거나 수술을 한다.

답　48 ②　　49 ④　　50 ①　　51 ④　　52 ②　　53 ④

54
옴의 치료 및 예방방법으로 옳지 않은 것은?

① 목에서 발끝까지 전신에 치료용 연고를 바른다.
② 신체접촉이 있더라도 증상이 없으면 치료하지 않는다.
③ 내복과 침구는 뜨거운 물로 세탁한다.
④ 약은 밤에 바르고 다음 날 아침에 씻어낸다.
⑤ 완치 여부 판단을 위해 병원에 방문한다.

▶54
가족 또는 동거인 등 신체접촉이 있었던 모든 사람은 증상 유무에 관계없이 동시에 함께 치료하는 것이 중요하다.

55
머릿니의 치료 및 예방방법으로 옳지 않은 것은?

① 살아있는 머릿니 감염이 있다고 판단되는 경우에만 치료한다.
② 1주 간격으로 2회 약물치료를 한다.
③ 이에 감염되었을 가능성이 있는 물건과 접촉하지 않는다.
④ 머리를 너무 자주 감지 않는다.
⑤ 침구와 옷을 뜨거운 물로 세탁하고 말려 사용한다.

▶55
머리를 일정한 간격으로 자주 감아야 한다.

56
천골 부위에 발적이 있는 와상 환자를 위한 욕창 간호로 가장 적절한 것은?

① 모든 뼈 돌출 부위에 패드를 대어 준다.
② 발적 부위에 쿠션을 대어 준다.
③ 상체를 올려 주는 것은 조직손상을 더욱 심화시킨다.
④ 침대에서는 4시간마다 체위변경을 해준다.
⑤ 1시간마다 천골 부위를 마사지해 준다.

▶56
침대에서는 매 2시간마다 체위변경을 해주고, 체계적인 체위변경을 위한 시간표를 적어 둔다. 패드와 쿠션을 대어 주는 것은 압력을 증가시켜 조직손상을 더욱 심화시킨다. 상체를 올려 주는 것은 조직손상을 더욱 심화시킨다. 발적이 있는 천골 부위의 마사지는 피부를 손상시킬 수 있다.

57

욕창 발생 위험 요인과 거리가 먼 것은?

① 부동
② 근육팽창
③ 부적절한 영양 상태
④ 습기로 인한 피부연화 및 미생물 번식
⑤ 꽉 끼는 옷을 입는 경우

▶57
부적절한 영양 상태를 유지할 경우 체중 감소, 근육 위축 및 피하지방 감소 등의 현상이 나타나 피부와 뼈 사이의 완충지대가 감소하게 되어 욕창 발생 가능성이 커진다.

58

욕창에 대한 설명이 바르게 된 것은?

───〈보기〉───

가. 1단계 : 누르면 색깔이 일시적으로 없어진다.
나. 2단계 : 물집이 생기고 조직이 상한다.
다. 3단계 : 피하조직 아래 부분까지 조직의 손상은 없다.
라. 4단계 : 전 피부층의 소실과 함께 뼈와 근육까지 괴사가 미친 경우이다.

① 가, 나
② 가, 나, 라
③ 나, 라
④ 라
⑤ 가, 나, 다, 라

▶58
욕창의 단계
• 1단계 : 피부는 분홍색 혹은 푸른색으로, 누르면 일시적으로 색깔이 없어진다.
• 2단계 : 피부가 벗겨지고 물집이 생기며, 조직이 상한다.
• 3단계 : 깊은 욕창이 생기고 괴사 조직이 많이 발생한다.
• 4단계 : 뼈와 근육까지 괴사가 미친 경우로 이 단계가 되면 대상자의 전체적인 건강상태가 매우 나빠지기 쉽다.

답 　54 ②　　55 ④　　56 ③　　57 ②　　58 ②

Chapter
02

치매, 뇌졸중, 파킨슨질환

❶ 치매

1. 원인 및 증상

⑴ **정의**

정상적이던 사람이 나이가 들어가면서 뇌에 발생한 여러 가지 질환으로 인하여 인지기능을 상실하여 일상생활을 수행할 수 없게 되는 상태

⑵ **치매의 원인**

① **노인성 치매인 알츠하이머병** : 뇌에 베타아밀로이드 단백이 침착하여 생긴 노인성 신경반과 타우 단백질이 과인산화되면서 결합한 신경섬유다발로 불리는 비정상 물질이 뇌에 축적되어 세포의 기능이 마비됨으로써 발생함

② **혈관성 치매** : 뇌혈관이 터지거나 막혀 산소와 영양분의 공급이 차단되어 뇌세포가 손상되면서 생김

③ **대뇌병변** : 우울증, 약물 및 알코올 중독, 갑상선기능저하증 등의 대사성질환, 비타민 B_{12} 또는 엽산 결핍 등의 질환, 정상압 뇌 수두증, 경막하혈종, 뇌염 등으로 생김

TIP 건망증과 치매의 차이점

건망증	치매
생리적인 뇌의 현상	뇌의 질환
경험의 일부 중 사소하고 덜 중요한 일을 잊는다.	경험한 사건 전체나 중요한 일도 잊는다.
힌트를 주거나 시간이 지나 곰곰이 생각하면 기억이 난다.	힌트를 주거나 나중에 생각해도 거의 기억하지 못한다.
일상생활에 지장이 없다.	일상생활에 지장이 있고 수발이 필요하다.

⑶ **치매의 증상**

① 인지장애

　ᄀ 기억력 저하

　ᄂ 언어능력 저하

　ᄃ 지남력 저하

　ᄅ 시공간 파악 능력 저하

　ᄆ 실행기능 저하

② 정신행동 증상

　ᄀ 우울증

　ᄂ 정신증

　ᄃ 초조 및 공격성

　ᄅ 수면장애

⑷ **치매의 단계별 특징과 증상**

단계	특징	증상
초기(경도)	가족이나 동료들이 문제를 알아차리기 시작하나 혼자서 지낼 수 있는 수준	• 물건을 둔 장소를 기억하지 못하며 물건을 자주 잃어버린다. • 전화 통화 내용을 기억하지 못하고 반복해서 질문한다. • 자기 물건을 잃어버리고는 남이 훔쳐 갔다고 의심한다. • 공휴일, 납기일 등 연월일을 잊어버린다. • 요리, 빨래, 청소, 은행 가기, 병원 방문 등 하던 일의 수행기능이 뚜렷이 저하된다.
중기	최근 기억과 더불어 먼 과거 기억의 부분적 상실, 시간 및 장소 지남력 장애, 언어이해 및 표현력 장애, 실행증, 판단력 및 수행기능 저하, 각종 정신행동 증상이 빈번히 나타나며, 도움 없이는 혼자 지낼 수 없는 수준	• 주소, 전화번호, 가까운 가족의 이름 등을 잊어버린다. • 집 주변에서도 길을 잃거나 월, 요일에 대한 시간개념이 저하된다. • 엉뚱한 대답을 하거나 말수가 줄어든다. • 옷을 입거나 외모를 가꾸는 위생 상태를 유지하지 못한다. • 쓸모없는 물건을 모아 두거나 쌌다 풀었다 하며 배회행동과 안절부절못하는 모습을 보인다. • 혼자서는 집안일과 외출을 하지 못한다.
말기(중증)	독립적인 생활이 불가능한 수준	• 의사소통이 거의 불가능하다. • 판단을 하거나 지시를 따르지 못한다. • 소리를 지르거나 심하게 화를 내는 등의 증세와 대변을 만지는 등의 심한 문제행동이 나타난다. • 보행 장애와 대소변 실금, 욕창, 낙상 등이 반복되면서 와상상태가 된다.

2. 치료 및 예방

(1) **치매의 치료**

① **병원진료** : 치매 대상자는 3~6개월 간격으로 병원에서 진료를 받는다.

② **약물요법**

ㄱ 인지기능개선제, 아세틸콜린 분해효소 억제 약물 복용

ㄴ 우울증, 망상, 배회, 수면장애 등의 정신 행동증상은 항정신병약물, 항우울병약물, 항불안병약물, 항경련약물 복용

③ **비약물요법**

ㄱ **환경개선** : 가급적 단순하고 구조화되어 있으며 안정적인 환경 제공

ㄴ **행동개입** : 행동 수정을 위해 강화, 필요 시 격리 등의 방법 사용

ㄷ **인지 및 활동 자극** : 수공예, 간단한 물건 만들기, 원예, 독서, 그림 그리기, 음악을 듣거나 노래 부르기 등 대상자에게 익숙하며 성공적으로 수행할 수 있는 활동

(2) **치매의 예방**

① 고혈압, 당뇨병, 심장병 등 성인병을 철저히 관리한다.

② 소량의 균형 잡힌 식사를 섭취하되 채소와 어류를 통해 항산화영양소를 섭취한다.

③ 적절한 운동을 꾸준히 규칙적으로 한다.

④ 독서 등 개인적인 취미활동을 꾸준히 한다.

⑤ 사교모임 등 사회활동을 지속한다.

⑥ 기억력 장애 증상을 보이는 경우 치매안심센터를 통해 조기 검진을 받게 한다.

TIP

치매의 진단기준(미국 정신의학협회 기준)

A. 여러 가지 인지적 결함이 나타나는데, 다음 중 A-1을 포함한 두 가지로 나타난다.

A-1. 기억장애(새로운 정보를 학습하는 능력의 장애, 과거 학습한 정보를 회상하는 능력의 장애)

A-2. 다음의 인지장애 중 하나(또는 그 이상)가 존재

a. 실어증(언어장애)

b. 실행증(운동기능은 정상인데, 운동활동수행능력은 손상됨)

c. 실인증(감각기능은 정상인데 대상인지장애는 나타남)

d. 실행기능(예 기획, 구성, 배열, 요약)

e. 위 장애가 예전보다 유의미한 사회적 및 직업적 기능 저하를 초래함

f. 장애가 섬망의 경과 중에 나타난 것은 아님

❷ 뇌졸중

1. 원인 및 증상

(1) 정의
　① 흔히 중풍이라 부르며, 뇌에 혈액을 공급하는 혈관이 막히거나 터져서 뇌 손상으로 오고 그에 따른 신체장애가 나타나는 뇌혈관 질환
　② 뇌혈관이 막힌 뇌경색과 뇌혈관이 터진 뇌출혈로 구분

(2) 뇌졸중 원인
　① 흡연
　② 스트레스
　③ 고령
　④ 뇌졸중 가족력
　⑤ 고혈압, 당뇨병, 심장병, 뇌졸중 과거력
　⑥ 비만, 혈액 내 콜레스테롤 수치가 높은 고지혈증

(3) 뇌졸중 증상
　① 반신마비
　② 전신마비
　③ 반신감각장애(감각이상 · 감각소실)
　④ 언어장애
　⑤ 두통 및 구토
　⑥ 의식장애
　⑦ 어지럼증
　⑧ 운동 실조증
　⑨ 시력장애
　⑩ 삼킴(연하)장애
　⑪ 치매

2. 약물요법과 치료 및 예방

(1) 약물요법

① 혈전용해제나 항응고제 등을 복용할 수 있고, 뇌경색 발생 4시간 이내에는 주사제인 혈전용해제로 치료를 받을 수 있다.

② 뇌경색 약물을 복용하던 대상자는 재발 가능성이 높으므로 갑자기 약을 끊으면 안 된다.

(2) 치료 및 예방

① 뇌부종 등으로 인해 생명이 위급할 때는 수술을 받는다.

② 현기증, 팔다리 저림, 뒷골 통증 등과 같은 뇌출혈의 전구증상을 주의 깊게 관찰한다.

③ 반신마비 등의 증상이나 근육의 위축이나 허약을 방지하기 위해 발병 초기부터 재활요법을 병행한다.

④ 동맥경화증, 고혈압 등을 예방하고 치료한다.

⑤ 휴식을 취하면서 갑작스럽게 자세를 바꾸지 않는다.

⑥ 삼키는 것이 어렵거나 발음이 어눌해진 대상자가 음식을 삼킬 때 폐로 흡입되지 않도록 주의해야 한다.

⑦ 뇌졸중의 전구증상을 주의 깊게 살펴야 한다.

> **TIP**
>
> **뇌졸중의 전구증상**
> • 한쪽 팔다리가 마비되거나 감각이 이상하다.
> • 말할 때 발음이 분명치 않거나, 말을 잘 못 한다.
> • 일어서거나 걸으려 하면 자꾸 한쪽으로 넘어진다.
> • 주위가 뱅뱅 도는 것처럼 어지럽다.
> • 갑자기 눈이 안 보이거나, 둘로 보인다.
> • 갑자기 벼락 치듯 심한 두통이 온다.
> • 의식장애로 깨워도 깨어나지 못한다.

❸ 파킨슨질환

1. 원인 및 증상

(1) 정의

중추신경계에 서서히 진행되는 퇴행성 변화로 원인은 불명확하나 신경전달물질인 도파민을 만들어내는 신경세포가 파괴되는 질환

(2) 파킨슨질환 원인

① 중뇌의 이상으로 도파민이라는 물질의 분비 장애

② 염색체의 돌연변이

③ 뇌졸중, 중금속 중독 및 약물 중독, 다발성 신경계 위축증 등 기타 퇴행성 뇌질환

(3) 파킨슨질환 증상

① 무표정, 동작이 느려짐, 근육경직 및 안정 시 떨림

② 굽은 자세, 얼어붙는 현상, 자세 반사의 소실로 자주 넘어짐, 균형감각의 소실

③ 원인불명의 통증

④ 피로, 수면 장애, 변비, 방광과 다른 자율 신경의 장애, 감각적 불편감

⑤ 우울, 근심, 감정의 변화, 무감정, 사고의 느림, 인지능력의 감소 등

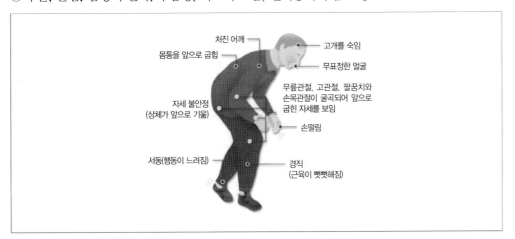

2. 치료 및 예방

① 약물요법

② 관절과 근육이 경직되지 않도록 운동하며, 근육 스트레칭과 관절 운동을 수행

③ 많이 웃을 수 있고 적극적으로 질병에 대해 대처하도록 정신적으로 지지

01

다음은 치매에 대한 설명이다. 맞지 않는 것은?

① 치매는 진행이 매우 느리다.
② 치매란 뇌신경 세포의 손상으로 인한 인지장애이다.
③ 정신적 변화와 성격의 변화 모두 나타난다.
④ 대부분 주의 집중이 매우 떨어진다.
⑤ 자신의 주위에 대한 상황판단을 부정확하게 한다.

▶01
정신적 변화와 성격의 변화 모두 나타난다. 치매의 원인은 대뇌의 기질적 병변뿐만 아니라 일반 신체질환과 물질남용에도 있다. 치매는 말기까지 주의집중은 별로 떨어지지 않는 반면 섬망은 주의 집중이 매우 떨어진다.

02

다음 중 치매의 인지기능 중 시간개념이 떨어져 연도, 날짜, 시간 등을 자주 착각하고 실수하는 증상은?

① 기억력 저하
② 언어능력 저하
③ 지남력 저하
④ 시공간 파악능력 저하
⑤ 실행기능 저하

▶02
치매의 인지기능 장애는 기억력 저하, 언어능력 저하, 지남력 저하, 시공간 파악능력 저하 등이 있다. 문제는 지남력 저하에 대한 내용이다.

03

치매의 치료 및 예방법으로 바르지 못한 것은?

① 채소와 어류의 섭취를 제한한다.
② 조기 발견하여 치료하는 것이 중요하다.
③ 약물요법은 질환을 늦추거나 증상 발현을 지연시킬 수 있다.
④ 규칙적인 수면을 하도록 한다.
⑤ 사교활동을 하고 스트레스를 해소한다.

▶03
소량의 균형 잡힌 식사를 섭취하되 채소와 어류를 통해 항산화 영양소를 섭취해야 한다.

04

치매 대상자의 관리원칙으로 옳지 않은 것은?

① 치매에 대한 지식을 가져야 한다.
② 치매의 각종 증상에 대한 대비책을 세워야 한다.
③ 의사소통의 기법을 몸에 익혀야 한다.
④ 치매 대상자를 환자로만 대하고 규칙을 요구한다.
⑤ 가족과 책임을 나누도록 한다.

05

다음 중 치매 환자의 말기 증상에 해당되지 않는 것은?

① 의사소통이 거의 불가능하다.
② 판단을 하거나 지시를 따르지 못한다.
③ 소리를 지르거나 심하게 화를 내는 증세를 보인다.
④ 대변을 만지는 등의 심한 문제행동이 나타난다.
⑤ 주소, 전화번호, 가까운 가족의 이름 등을 잊어버린다.

06

건망증과 치매를 비교 설명한 다음 내용 중 옳은 것은?

① 건망증은 생리적인 뇌의 현상이고 치매는 질환이다.
② 건망증은 경험한 사건 전체나 중요한 일도 잊는다.
③ 치매는 경험의 일부 중 사소하고 덜 중요한 일을 잊는다.
④ 치매는 힌트를 주거나 시간이 지나 곰곰이 생각하면 기억이 난다.
⑤ 건망증은 일상생활에 지장이 있고 치매는 지장이 없다.

▶04
치매 대상자는 병이 들었지만 한 인간이므로 환자로만 대하지 않는다.

▶05
주소, 전화번호, 가까운 가족의 이름 등을 잊어버리는 증상은 치매 환자의 중기에 해당된다. 치매 환자의 말기 증상은 독립적인 생활이 불가능한 수준으로 ①, ②, ③, ④가 이에 해당된다.

▶06
건망증과 치매의 차이점

건망증	치매
생리적인 뇌의 현상	뇌의 질환
경험의 일부 중 사소하고 덜 중요한 일을 잊는다.	경험한 사건 전체나 중요한 일도 잊는다.
힌트를 주거나 시간이 지나 곰곰이 생각하면 기억이 난다.	힌트를 주거나 나중에 생각해도 거의 기억하지 못한다.
일상생활에 지장이 없다.	일상생활에 지장이 있고 수발이 필요하다.

답 01 ④   02 ③   03 ①   04 ④   05 ⑤   06 ①

07

다음 중 흔히 중풍이라 일컫는 질환은?

① 치매　　　　　　　② 섬망
③ 뇌졸중　　　　　　④ 당뇨병
⑤ 파킨슨질환

▶07
흔히 중풍이라 부르며, 뇌에 혈액을 공급하는 혈관이 막히거나 터져서 뇌 손상으로 오고 그에 따른 신체장애가 나타나는 뇌혈관 질환은 뇌졸중이다.

08

뇌졸중의 원인으로 맞지 않는 것은?

① 높은 연령, 과거에 뇌졸중이 있었던 경우
② 콜레스테롤 수치가 낮은 경우
③ 스트레스가 많은 경우
④ 비만이 있는 경우
⑤ 흡연을 하는 경우

▶08
뇌졸중의 원인
• 높은 연령, 당뇨병, 심장병, 고혈압, 과거에 뇌졸중이 있었던 경우
• 혈액 내 콜레스테롤 수치가 높거나 흡연을 하는 경우
• 스트레스가 많은 경우
• 비만이 있거나 가족 중 뇌졸중 환자가 있는 경우

09

뇌졸중의 치료 및 예방으로 맞지 않는 것은?

① 약물치료를 한다.
② 갑자기 약을 끊지 않는다.
③ 뇌부종 등으로 인해 생명이 위급할 때는 수술을 시행한다.
④ 갑작스러운 자세 변경을 한다.
⑤ 반신마비 등의 증상을 방지하기 위해 조기재활요법을 병행한다.

▶09
동맥경화증, 고혈압 등을 예방하고 휴식을 취하면서 갑작스런 자세 변경을 피한다.
뇌졸중의 치료 및 예방
• 뇌부종 등으로 인해 생명이 위급할 때는 수술을 시행한다.
• 현기증, 팔다리 저림, 뒷골 통증 등과 같은 뇌출혈의 전구증상을 주의 깊게 관찰한다.
• 동맥경화증, 고혈압 등을 예방하고 휴식을 취하면서 갑작스러운 자세 변경을 피한다.
• 연하곤란(삼키는 것이 어려움)이 있거나 구음장애(발음이 어눌해짐)가 있는 환자가 음식을 삼킬 때 폐로 흡입되지 않도록 주의해야 한다.

10

다음 중 뇌졸중 증상으로 보기 어려운 것은?

① 반신마비   ② 언어장애
③ 삼킴장애   ④ 지남력 장애
⑤ 운동 실조증

▶10
지남력 장애는 시간 개념이 떨어져 연도, 날짜, 요일, 시간을 자주 착각하고 실수하는 증상으로 뇌졸중 증상이 아니라 치매 증상에 해당된다.

11

다음 중 뇌졸중의 전구증상으로 보기 어려운 것은?

① 한쪽 팔다리가 마비된다.
② 말할 때 발음이 분명치 않다.
③ 자꾸 한쪽으로 넘어진다.
④ 소변량이 늘고 자주 마렵다.
⑤ 갑자기 벼락 치듯 심한 두통이 온다.

▶11
소변량이 늘고 소변이 자주 마려운 다뇨증은 당뇨병의 증상이다.

12

다음 〈보기〉에서 설명하고 있는 질환은?

―――――〈 보기 〉―――――

중추신경계에 서서히 진행되는 퇴행성 변화로 원인은 불명확하나 신경전달물질인 도파민을 만들어내는 신경세포가 파괴되는 질환이다.

① 치매   ② 섬망
③ 뇌졸중   ④ 건망증
⑤ 파킨슨질환

▶12
〈보기〉에서 설명하고 있는 질환은 파킨슨질환으로 중뇌의 이상으로 인한 도파민이라는 물질의 분비 장애이다.

답   07 ③   08 ②   09 ④   10 ④   11 ④   12 ⑤

13

다음 중 파킨슨질환에 대한 설명은?

① 뇌혈관이 막힌 경우에 생기는 질환이다.
② 뇌혈관이 터진 경우에 생기는 질환이다.
③ 중뇌의 이상으로 도파민이 부족하여 생긴다.
④ 위험인자를 가진 사람은 미리 예방할 수 있다.
⑤ 전신마비나 반신마비증상이 나타난다.

▶ 13
①, ②, ④, ⑤는 뇌졸중에 관한 내용이다. 파킨슨은 중뇌의 흑질세포가 소실이 되어 도파민이라는 물질이 분비장애를 일으키거나 염색체의 돌연변이에 의해 일어난다. 파킨슨질환의 증상은 무표정, 운동완만, 근육경직, 굽은자세, 얼어붙는 현상, 자세반사의 소실, 균형감각의 소실 등이 있다.

14

파킨슨질환에 대한 설명으로 옳은 것은?

① 약물치료는 하지 않는다.
② 열심히 치료하면 완치될 수 있다.
③ 근육스트레칭 운동과 관절운동을 한다.
④ 활동하기 어려우면 운동을 멈춘다.
⑤ 많이 웃는 것은 근육에 무리가 된다.

▶ 14
파킨슨질환은 약물치료를 하고 관절과 근육이 경직되지 않도록 운동 프로그램에 참여하도록 격려해야 한다. 많이 웃을 수 있도록 하며 적극적으로 질병에 대해 대처하도록 정신적인 지지를 해준다.

15

질병을 앓고 있는 대상자에 대한 요양보호사의 활동으로 적절하지 않은 것은?

① 대상자의 질병명을 예측해서 말하여 빠르게 치료받을 수 있게 한다.
② 치매노인에게 부정, 설득, 지도보다는 보호, 수용, 지지하는 태도를 보인다.
③ 치매 대상자에게 인내심을 가지고 부드럽게 대한다.
④ 뇌졸중이나 파킨슨질환으로 인한 마비는 회복이 늦거나 어려우므로 재활치료를 조기에 시작한다.
⑤ 치매, 뇌졸중, 파킨슨질환을 앓고 있는 대상자의 보호자를 정서적으로 지지해준다.

▶ 15
요양보호사가 대상자의 질병명을 예측하여 말하거나, 수술 혹은 약물 치료가 필요하다는 등의 말을 하면 안 된다. 요양보호사의 부정확한 판단이 대상자 및 가족에게 혼란과 걱정을 유발할 수 있기 때문이다.

답 13 ③　　14 ③　　15 ①

Chapter 03 노인의 건강증진 및 질병예방

❶ 영양

(1) 노화와 관련된 영양문제

① 감각기관의 기능 저하

② 조기 포만감을 느끼며 복부팽만감과 식욕부진

③ 위의 소화기능 및 흡수기능 감소

④ 활동 감소, 칼슘의 섭취 및 흡수의 감소

⑤ 만성질환으로 인한 영양부족

⑥ 약물복용

⑦ 신체 수분량 감소, 갈증에 대한 반응 저하로 탈수 발생

⑧ 치아탈락, 의치 착용

⑨ 치매로 인한 인지기능의 저하로 음식의 과잉이나 결핍 발생

(2) 영양관리

① 적절한 칼로리 섭취는 이상적인 체중 유지

② 3끼 식사를 규칙적으로 함

③ 동물성 단백질은 체중 1kg당 0.5~0.6g 정도가 충분하고 적어도 1일 단백질의 1/3~ 1/4은 동물성 단백질로 공급하도록 함(1일 단백질 필요량은 체중 1kg당 1g)

④ 칼슘 등의 부족은 우유로 보충

⑤ 신장질환, 고혈압, 심장질환의 노인은 식염 섭취량을 줄임

⑥ 물, 섬유소가 풍부한 야채나 과일 등을 섭취하여 변비 예방

⑦ 육류는 기름을 제거하고 섭취

⑧ 콩이나 유제품을 매일 섭취

⑨ 해조류, 버섯류, 채소 및 과일류를 가능한 자주 먹도록 함

⑩ 음식은 먹을 만큼만 준비하고 만든 지 오래된 음식은 먹지 않음

⑪ 금기가 아니라면 물을 충분히 마시도록 함

⑫ 여러 음식을 함께 섭취하여 아미노산 보충

(3) **음식을 싱겁게 먹기 위한 조리법**

① 식초, 겨자, 후추, 파, 마늘, 양파, 참깨 등을 사용한다.

② 간장, 고추장, 된장 등은 평소의 2/3만 사용한다.

③ 음식이 뜨거울 때 간을 맞추지 않는다.

④ 국물을 만들 때 마른 새우, 멸치, 표고버섯 등을 사용한다.

⑤ 배추김치, 간장, 된장, 라면, 고추장, 총각김치를 통한 소금 섭취를 주의한다.

(4) **암 발생을 예방하는 식생활**

① 다채로운 식단으로 균형 잡힌 식사를 한다.

② 균형 잡힌 식사를 위하여 매끼 여섯 가지 식품군을 골고루 섭취한다.

③ 채소와 과일을 충분히 섭취한다.

④ 짠 음식을 덜 먹는다.

⑤ 탄 음식은 피한다.

(5) **수분 섭취 방법**

① 물은 마시는 양보다 마시는 방법이 중요하다.

② 세계보건기구(WHO)가 제시한 물 섭취 하루 권장량은 200㎖ 8잔 정도인 1.5~2ℓ 이다.

③ 질환에 따라 물 마시는 방법을 달리해야 한다.

마시는 양	자신의 체중×30~33(㎖)
마시는 간격	한 시간에 한 잔(200㎖)
마시는 방법	한 번에 500㎖ 이상 마시지 말고, 한두 모금씩 천천히 마심
물 이외 음료수	주스는 수분 보충 가능, 녹차 · 커피 · 맥주는 탈수 유발

> **TIP** 수분 섭취와 질병
> • 수분 섭취를 제한해야 하는 질병 : 간경화, 심부전, 신부전증, 부신기능저하증, 심한 갑상선기능저하증
> • 수분을 충분히 마셔야 하는 질병 : 염증성 비뇨기 질환, 폐렴 · 기관지염, 고혈압 · 협심증, 당뇨병

❷ 운동

(1) **노화와 관련된 운동문제**

① 심장기능 약화로 쉽게 피곤해짐

② 폐조직의 탄력성 감소, 폐활량 감소로 쉽게 숨이 참

③ 관절이 뻣뻣해지고 관절의 운동범위가 줄어듦

④ 자극에 대한 반응이 줄어들고 균형 및 조정능력이 떨어짐

⑤ 시력감퇴로 낙상 위험이 있어 운동을 꺼리게 됨

⑥ 운동 프로그램 참여를 시간과 비용의 낭비로 생각하여 활동을 방해

(2) 운동관리

① 현재의 운동수준을 파악

② 운동금기 질환 및 투약상황을 확인

③ 즐거운 마음으로 운동

④ 시원하고 바람이 잘 통하고 땀을 흡수하는 옷을 입고 운동

⑤ 적어도 10분 이상 준비 운동을 하여 유연성을 높이고 근육 손상을 방지

⑥ 저강도 운동으로 시작하고 근육피로, 호흡곤란, 협심증, 부정맥, 혈압의 변화 등을 관찰

⑦ 운동의 강도, 기간, 빈도를 서서히 증가

⑧ 안정 시 심박동수로 돌아올 때까지 마무리 운동

⑨ 운동 중간중간 충분한 휴식시간을 가짐

⑩ 개인의 능력에 맞는 운동프로그램을 실시

⑪ 빠르게 방향을 바꿔야 하는 운동(예 태권도, 농구, 탁구, 배드민턴, 스쿼시, 테니스)이나 동작은 금함

❸ 수면

(1) 노화와 관련된 수면문제

① 수면 중에 자주 깸

② 수면량이 줄어듦

③ 잠들 때까지 오랜 시간이 걸림

④ 낮 시간 동안 졸림증이 많아짐

(2) 수면관리

① 아침 기상 시간을 일정하게 유지

② 카페인 함유 음료를 줄이거나 오후에는 피함

③ 금주, 금연

Part 1 요양보호와 인권

Part 2 노화와 건강증진

Part 3 요양보호와 생활 지원

Part 4 상황별 요양 보호 기술

④ 저녁에 과식하면 숙면을 취하기 어려우므로 식사량 조절

⑤ 공복감으로 잠이 안 오면 따뜻한 우유를 마심

⑥ 침실의 온도, 소음, 침구 등을 살펴 편안하게 함

⑦ 편한 잠옷을 착용

⑧ 일정한 시각에 잠자리에 듦

⑨ 취침 전 지나치게 집중하는 일을 하지 않음

⑩ 코를 골거나 뒤척임이 심한 경우 다른 방을 사용

⑪ 매일 규칙적으로 적절한 양의 운동을 함

⑫ 수면제나 진정제를 장기복용하지 않음

⑬ 낮잠을 자지 않음

❹ 성생활

(1) 성 문제

① 여성 노인은 에스트로겐 분비 감소로 성교 시 불편감과 통증이 증가

② 남성 노인은 성적 자극에 반응이 지연

③ 배우자 중 한 사람이나 부부 모두가 질병이 있을 때 성기능 감소

④ 노인이 복용 중인 질병 치료제가 정상적인 성 활동 방해

⑤ 당뇨병 노인은 발기부전 경험

⑥ 관절염 대상자의 통증 완화를 위한 항염증성 약물은 성적 욕구를 감소

⑦ 심장질환을 가진 노인은 성교 시 심장마비 주의

⑧ 성생활은 뇌졸중 재발과 관련이 없으며, 체위 변화에 도움이 되는 기구로 취약점 보완

⑨ 자궁적출술과 유방절제술을 한 여성 노인의 실제 성기능은 불변

⑩ 전립선 절제술은 발기하는 데 문제를 유발하지 않음

⑪ 과도한 알코올 섭취는 여성의 오르가슴 지연, 남성의 발기 지연

⑫ 강심제, 이뇨제, 항고혈압제, 신경안정제, 항진정제 등은 남성과 여성 모두에게 성 문제 유발

⑬ 일부 항파킨슨 약물치료제는 성적 욕구를 높여주지만 성생활 수행능력까지 반드시 높여주는 것은 아님

(2) 성생활 관리

① 노인의 성적 욕구 및 성적 표현은 기본 욕구임

② 노화로 인한 성적 변화를 극복하기 위해 꾸준한 운동 및 정기검진

③ 여성노인은 질분비물이 줄어들므로 윤활제 사용 유익

④ 약물 처방 시 성기능에 미치는 영향 확인

⑤ 사생활 존중 및 개인의 특성에 맞는 성생활

⑥ 부부관계가 원활치 않을 때 서로를 감싸줌으로써 성기능 향상에 긍정적 작용

❺ 약물사용

(1) 노인의 약물 관련 특징

① 만성질환으로 인한 약물 과다 복용

② 약물에 의존적 성향 증대

③ 위산 분비 감소로 약물 흡수 감소 효과 지연

④ 신장으로 가는 혈류량 감소로 순환 혈류 내에 약물이 축적되어 약물중독 위험 증가

⑤ 약의 상표나 지시사항에 대한 이해능력 감소로 약물의 부적절한 사용

⑥ 투약에 대한 부적절한 지식

(2) 노인의 약물사용 원칙

① 복용하는 약물 효과를 알아야 한다.

② 적합한 약, 정해진 양, 올바른 복용방법, 정해진 시간, 올바른 경로로 복용하는지 확인한다.

③ 약물의 부작용 등이 있는지 확인한다.

④ 비처방약도 복용하기 전에 의사와 상담해야 한다.

⑤ 다른 사람에게 처방된 약은 절대로 복용해서는 안 된다.

⑥ 쉽게 구입할 수 있는 비상약은 상시 구입이 가능하다는 것을 알려준다.

⑦ 노인에게 자신의 신체적 문제, 주치의 약물 알레르기 반응, 현재의 복용 약물에 대한 최근 기록을 가지고 다니게 한다.

⑧ 진료나 건강 상담을 받을 때마다 평소 복용 중인 약물을 적은 메모를 사전에 제시하여 적절히 처방받게 한다.

> **TIP**   편의점에서 구입 가능한 비상약
> 해열진통제, 감기약, 소화제, 파스

(3) 노인의 약물사용 방법

① 복용하던 약을 의사의 처방 없이 중단하면 안 된다.

② 약을 술과 함께 먹으면 효과가 떨어지거나 부작용이 있을 수 있다.

③ 증상이 비슷하다고 해서 다른 사람에게 처방된 약을 먹거나 자기 약을 남에게 주면 안 된다.

④ 가급적 단골 병원과 약국을 지정하여 다니는 것이 좋다.

⑤ 진료 후 이전 처방약을 이어서 복용하지 않는다.

⑥ 약 복용시간을 준수해야 한다.

⑦ 약이 쓰다고 다른 것과 함께 복용하면 안 된다.

⑧ 우유, 녹차, 커피 등 카페인 음료와 함께 복용하면 약의 흡수가 방해되므로 미지근한 물 한 컵과 함께 복용하는 것이 좋다.

⑨ 약을 자몽주스와 함께 복용하면 고혈압, 고지혈증의 부작용이 증가한다.

⑩ 철분제는 오렌지주스와 함께 복용하면 흡수가 잘 된다.

⑪ 약 삼키는 것이 힘들다고 쪼개서 복용하면 안 된다.(분할선이 있는 약만 분할 가능)

⑫ 약 복용을 잊어버렸다고 그 다음 복용 시간에 2배로 복용하면 안 된다.

⑬ 건강기능식품도 의약품은 아니지만 의사, 약사와 충분히 상의한 후 복용한다.

TIP

약물의 종류별 복용시간
- **식후** : 위장장애를 줄이는 대부분의 약제
- **식전** : 일부 당뇨약, 위장관 운동 조절제, 갑상선호르몬제
- **식사 중 또는 식사 직후** : 칼슘제, 철분제

❻ 금연과 적정 음주

(1) 금연 후 신체적 변화

① **2분 뒤** : 혈압 수준이 좋아지고, 맥박과 손발 체온이 정상으로 돌아온다.

② **8시간 뒤** : 혈중 일산화탄소와 산소량이 정상으로 회복되기 시작한다.

③ **24시간 뒤** : 심장발작 위험이 줄어든다.

④ **48시간 뒤** : 후각과 미각이 향상되고, 기도 점막의 감각 끝부분이 되살아나기 시작한다.

⑤ **2주~3개월** : 폐 기능의 30%가 회복되고, 혈액순환이 좋아진다.

⑥ **3개월 이상** : 정자 수가 증가하고 성기능이 향상된다.

⑦ **1년 뒤** : 심장병 발병 위험이 절반으로 줄어든다.

⑧ **5~10년 뒤** : 폐암으로 사망할 확률이 흡연자의 절반으로 감소한다.

⑨ **10년 이상** : 기대 수명이 금연 전보다 10~15년 늘어난다.

(2) **절주 방법**

① 암 예방을 위해서는 한두 잔의 술도 피한다.

② 음주를 권하는 환경에 대비해 방안을 마련해 둔다.

③ 필요한 경우, 관할 보건소나 알코올 상담 전문가의 도움을 받는다.

④ 절주 환경을 조성한다.

⑤ 스트레스를 피한다.

⑥ 술자리에서의 대처 방안을 마련하고 실천한다.

⑦ 빈속에 술을 마시지 않는다.

⑧ 음주 대신 할 수 있는 일을 생각해 본다.

⑨ 음주 일지를 작성해 본다.

❼ 예방접종

(1) 대상 및 장소

① **대상** : 65세 이상 노인은 반드시 인플루엔자, 폐렴구균, 대상포진, 파상풍, 디프테리아 예방
접종을 하도록 권장함

② **접종 장소** : 전국 보건소 및 지정 의료 기관

③ **문의** : 관할 보건소, 129(보건복지 콜센터), 1339(질병관리본부 콜센터)

(2) 예방접종 종류와 주기

65세 이상 노인은 반드시 인플루엔자, 폐렴구균, 대상포진, 파상풍, 디프테리아 예방접종을 하
도록 권장

대상 전염병	50~64세	65세 이상
파상풍 / 디프테리아 / 백일해	1차 기본 접종은 디프테리아, 파상풍, 백일해를 접종하고, 이후 10년마다 파상풍과 디프테리아를 추가 접종	
인플루엔자	매년 1회	
폐렴구균	위험군에 대해 1~2회 접종	1회
대상포진	1회	1회

❽ 계절별 생활안전 수칙

(1) 폭염 대응 안전수칙(여름)

① 가급적 야외 활동이나 야외 작업을 자제한다.

② 한낮에는 외출이나 논밭일, 비닐하우스 작업 등을 삼가고 부득이 외출할 때는 헐렁한 옷차림에 챙이 넓은 모자와 물을 휴대한다.

③ 현기증, 메스꺼움, 두통, 근육 경련 등이 있을 때는 시원한 장소에서 쉬고 시원한 물이나 음료를 천천히 마신다.

④ 식사는 가볍게 하고 물은 평소보다 자주 마신다.

⑤ 선풍기는 환기가 잘되는 상태에서 사용하고 커튼 등으로 햇빛을 가린다.

(2) 뇌졸중 예방 안전수칙(겨울)

① 고혈압 등 뇌졸중의 선행 질환을 철저히 관리한다.

② 실외 운동을 삼가고 실내 운동을 하는 것이 좋다.

③ 새벽보다는 낮 시간에 운동한다.

④ 운동 시 준비 운동과 마무리 운동을 평소보다 충분히 한다.

⑤ 술을 많이 마신 다음 날 아침에는 가급적 외출을 삼간다.

⑥ 따뜻한 곳에 있다가 갑자기 찬 곳으로 나가지 말아야 한다.

⑦ 따뜻한 곳에서 찬 곳으로 나갈 때는 양말과 신발, 장갑, 방한복, 방한모자, 마스크, 목도리 등을 착용해 몸을 따뜻하게 한 후 나가야 한다.

(3) 골절 예방 안전수칙(겨울)

① 눈이나 비가 오는 날에는 가급적 외출을 삼간다.

② 손을 주머니에 넣고 걷지 않는다.

③ 움직임이 둔한 옷은 피하고, 가볍고 따뜻한 옷을 입는다.

④ 평소에 근력강화 운동을 한다.

Chapter
03 적중문제

• 노인의 건강증진 및 질병예방

01

노인에게 필요한 영양관리에 관한 설명으로 옳지 못한 것은?

① 적절한 칼로리 섭취로 이상적인 체중을 유지해야 한다.
② 균형 잡인 영양소 섭취를 위해 3끼 식사를 규칙적으로 한다.
③ 1일 단백질 필요량은 체중 1kg당 1g으로 권장하고 있다.
④ 동물성 지방도 충분히 섭취해야 한다.
⑤ 콩이나 유제품을 매일 섭취하도록 한다.

▶01
육류는 기름을 제거하고 섭취하여 동물성 지방의 섭취를 자제하도록 한다.

02

다음 중 건강한 노년을 위한 생활양식으로 옳지 못한 것은?

① 매년 독감 예방접종을 실시한다.
② 2년마다 병원을 방문하여 만성퇴행성 질환 관련 검사를 한다.
③ 생활양식의 변화에 대해 상담한다.
④ 콜레스테롤을 많이 섭취하여 영양상태를 유지시킨다.
⑤ 매일 규칙적인 운동을 한다.

▶02
60세 이후에는 건강증진을 위해 매 2년마다 병원을 방문하여 만성퇴행성 질환 관련 검사와 생활양식의 변화에 대한 상담을 해야 한다. 매년 인플루엔자 예방접종, 구강검진 등을 해야 하고 규칙적인 식사와 운동을 한다. 콜레스테롤 섭취 과다는 다양한 질병의 원인이 된다.

03

노인의 영양관리에 대한 다음 설명 중 옳지 못한 것은?

① 하루 세끼 식사를 규칙적으로 한다.
② 적어도 1일 단백질의 1/3~1/4은 동물성 단백질로 섭취한다.
③ 육류는 기름을 제거하고 섭취한다.
④ 해조류, 버섯류, 채소 및 과일류를 자주 먹는다.
⑤ 만든 지 오래된 음식은 반드시 가열하여 먹는다.

▶03
음식은 먹을 만큼만 준비하고, 만든 지 오래된 음식은 먹지 않는다.

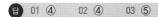 답 01 ④   02 ④   03 ⑤

04

체중 1kg당 동물성 단백질의 필요 섭취량은?

① 0.1~0.2g
② 0.2~0.3g
③ 0.3~0.4g
④ 0.4~0.5g
⑤ 0.5~0.6g

▶04
동물성 단백질은 체중 1kg당 0.5~0.6g 만으로 충분하며, 1일 단백질 섭취량의 1/3~1/4은 동물성 단백질로 섭취하는 것이 좋다.

05

세계보건기구(WHO)가 제시한 물 섭취 하루 권장량은?

① 1~1.5ℓ
② 1.5~2ℓ
③ 2~2.5ℓ
④ 2.5~3ℓ
⑤ 3~3.5ℓ

▶05
세계보건기구(WHO)가 제시한 물 섭취 하루 권장량은 200㎖ 8잔 정도인 1.5~2ℓ 이다.

06

수분 섭취에 대한 다음 설명 중 옳지 못한 것은?

① 물은 마시는 양보다 마시는 방법이 중요하다.
② 질환에 따라 물 마시는 방법을 달리해야 한다.
③ 마시는 양은 자신의 체중에 30~33㎖를 곱한다.
④ 한 번에 500㎖ 이상 마시지 않는다.
⑤ 주스를 포함한 녹차 · 커피 · 맥주는 탈수를 유발한다.

▶06
녹차 · 커피 · 맥주는 탈수를 유발하지만 주스는 수분을 보충할 수 있다.

07

다음 중 수분 섭취를 제한해야 하는 질병은?

① 간경화
② 방광염
③ 고혈압
④ 협심증
⑤ 당뇨병

▶07
간 기능이 떨어지면 수분이 각 장기에 고루 배분되지 못하고 혈액에 남아 혈액 속 수분 함량이 높아지므로, 간경화의 경우 수분 섭취를 제한해야 한다.

08

다음 중 노화로 인한 운동문제에 대해 잘못 설명한 것은?

① 심장기능 약화로 쉽게 피곤해진다.
② 폐활량 감소로 쉽게 숨이 찬다.
③ 관절의 운동범위가 늘어난다.
④ 균형 및 조정능력이 떨어진다.
⑤ 시력감퇴로 낙상 위험이 있어 운동을 꺼리게 된다.

▶08
노화로 인해 노인은 관절이 뻣뻣해지고 관절의 운동범위가 줄어든다.

09

노인의 운동관리에 대한 다음 설명 중 옳지 못한 것은?

① 운동금기 질환 및 투약상황을 확인한다.
② 바람이 잘 통하고 땀을 흡수하는 옷을 입고 운동한다.
③ 적어도 10분 이상 준비운동을 한다.
④ 운동 중간에 휴식 없이 마무리 운동을 한다.
⑤ 개인의 능력에 맞는 운동프로그램을 실시한다.

▶09
운동 중간중간 충분한 휴식을 취하고 안정 시 심박동수로 돌아올 때까지 마무리 운동을 한다.

10

계절별 생활안전 수칙으로 옳지 못한 것은?

① 겨울에는 가볍고 따뜻한 옷을 입는다.
② 따뜻한 곳에 있다가 갑자기 찬 곳으로 나가지 말아야 한다.
③ 겨울에는 새벽보다는 낮시간에 운동한다.
④ 현기증, 메스꺼움, 두통 등이 있을 때는 시원한 장소에서 쉬고 시원한 물을 빠르게 마신다.
⑤ 선풍기는 환기가 잘되는 상태에서 사용한다.

▶10
폭염으로 인해 현기증, 메스꺼움, 두통, 근육 경련 등이 있을 때에는 시원한 물이나 음료를 천천히 마셔야 한다.

답 　04 ⑤ 　　05 ② 　　06 ⑤ 　　07 ① 　　08 ③ 　　09 ④ 　　10 ④

11

노인의 성에 대한 다음 설명 중 옳지 못한 것은?

① 남성 노인은 에스트로겐 분비 감소로 성교 시 불편감이 증가한다.
② 당뇨병 노인은 발기부전을 경험할 수 있다.
③ 심장질환을 가진 노인은 성교 시 심장마비에 주의해야 한다.
④ 과도한 알코올 섭취는 남성의 발기를 지연시킨다.
⑤ 신경안정제는 남성과 여성 모두에게 성 문제를 유발한다.

▶11
남성이 아니라 여성 노인이 에스트로겐 분비 감소로 성교 시 불편감과 통증이 증가한다.

12

노인의 수면관리에 대한 다음 설명 중 옳지 못한 것은?

① 카페인이 함유된 음료를 줄인다.
② 저녁에 과식하지 않는다.
③ 잠이 잘 오지 않는 경우 따뜻한 우유를 마신다.
④ 수면제나 진정제를 장기 복용하지 않는다.
⑤ 취침 전 집중하는 일을 하여 숙면을 취하게 한다.

▶12
취침 전 늦게까지 텔레비전을 시청하는 등 지나치게 집중하는 일을 하지 않아야 하며 밤잠을 설치게 되므로 낮잠을 자지 않고, 일정한 시각에 취침 및 기상을 한다.

13

노인의 약물복용 원칙에 대한 다음 설명 중 옳지 못한 것은?

① 복용하는 약물 효과를 알아야 한다.
② 약물의 부작용 등이 있는지 확인한다.
③ 비처방약도 복용하기 전에 의사와 상담해야 한다.
④ 다른 사람에게 처방된 약이라도 증상이 비슷하면 적절히 복용한다.
⑤ 약물 알레르기 반응에 대한 최근 기록을 휴대한다.

▶13
다른 사람에게 처방된 약은 절대로 복용해서는 안 된다.

14

노인의 약물복용 방법에 대한 다음 설명 중 옳지 못한 것은?

① 복용하던 약을 의사의 처방 없이 중단하면 안 된다.

② 진료 후 이전 처방약을 이어서 복용한다.

③ 약을 자몽주스와 함께 복용하면 고혈압, 고지혈증의 부작용이 증가한다.

④ 약 복용을 잊어버렸다고 다음 복용 시간에 2배로 복용하면 안 된다.

⑤ 건강기능식품도 의사, 약사와 충분히 상의한 후 복용한다.

▶14
진료 후 이전 처방약을 이어서 복용하지 않는다.

15

다음 중 인플루엔자의 예방접종 주기로 옳은 것은?

① 1년   ② 2년

③ 3년   ④ 5년

⑤ 10년

▶15
인플루엔자는 매년 1회 예방접종을 해야 한다.

16

다음 중 겨울철 안전수칙으로 옳지 못한 것은?

① 실외 운동을 삼가고 실내 운동을 한다.

② 운동 시 준비 운동과 마무리 운동을 평소보다 충분히 한다.

③ 술을 많이 마신 다음 날 아침에는 가급적 외출을 삼간다.

④ 체온 보온을 위해 손을 주머니에 넣고 걷는다.

⑤ 가볍고 따뜻한 옷을 입는다.

▶16
겨울철 골절 예방을 위해 손을 주머니에 넣고 걷지 않는다.

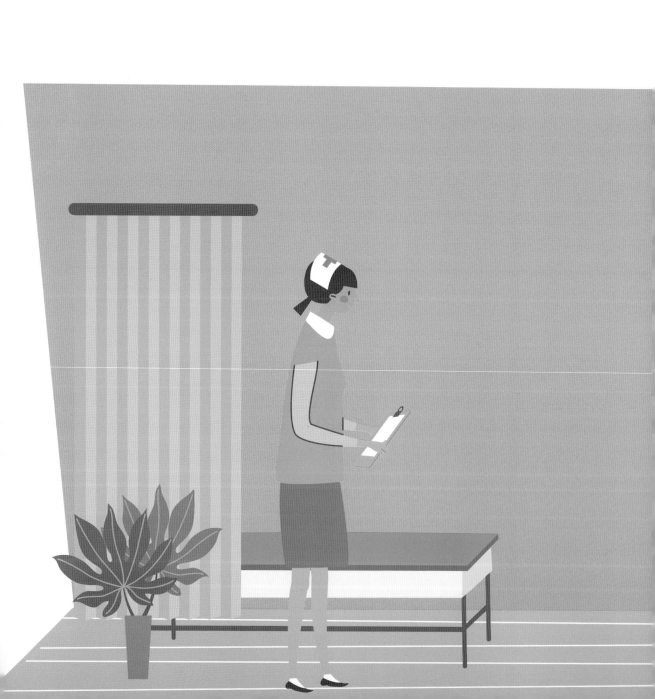

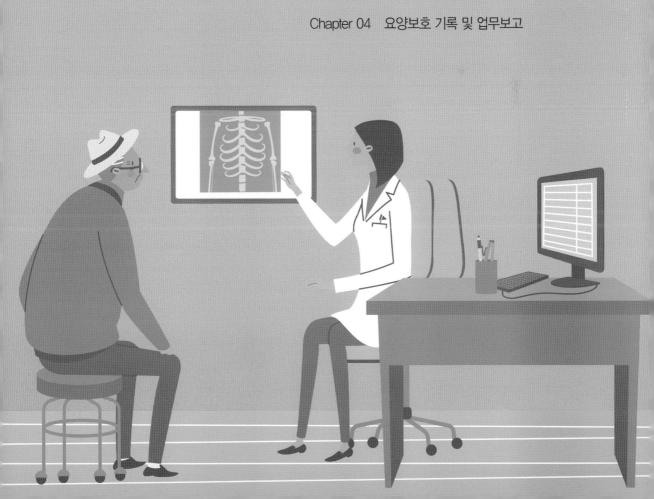

Chapter 01 신체활동 지원

❶ 대상자 중심 요양보호

1. 대상자를 대하는 원칙

① **인간 중심 돌봄** : 질병보다 사람을 중심으로 돌보아야 한다는 원칙하에 대상자의 존엄성을 지켜주고 개별화된 돌봄을 제공하며 대상자에 대해 부정적 인식을 갖지 않음

② 무엇이든 강제로 하지 않는다.

③ 수면은 기억능력을 유지하는 데 중요한 요소이므로 대상자가 수면을 하는 동안 방해하지 않는다.

④ 억제대는 하지 않는다.

> **TIP**
>
> **억제대의 피해**
> • 자세변환이 힘들어 욕창이 잘 생긴다.
> • 근육을 움직이지 않아 근력이 떨어진다.
> • 심장 기능이 저하된다.
> • 인지 기능이 저하된다.
> • 관절이 굳는다.
> • 골다공증이 생기거나 악화된다.

⑤ 노인은 어깨 주변 근육과 인대가 약해서 겨드랑이를 잡아 올리면 어깨 관절이 탈구될 위험이 있으므로 겨드랑이를 잡아 올리지 않는다.

2. 대상자 대면하기

⑴ 대면하기

① 옳은 방법

㉠ 상대방과 가까운 거리의 정면에서 같은 눈높이로 한참 동안 바라보고, 힐끗 보지 않는다.

㉡ 대상자의 상태를 살피거나 서비스를 시작하기 전에 의향을 물을 때 '옳은 방법'으로 보아야 한다.

㉢ 쳐다보기만 하면 적대적으로 느낄 수 있으므로 눈을 맞추고 나서 2초 이내에 인사하거나

말을 건넨다.

ⓔ 대상자가 벽 쪽으로 돌아누워 시선을 피하면 침대와 벽 사이에 틈을 만들어서라도 눈을 맞추며 "제 눈을 봐주세요"라고 요청한다.

ⓜ 대상자에게 가까이 갈 때, 서비스를 제공할 때 옳은 방법으로 눈을 맞추며 보아야 한다.

② 옳지 않은 방법

㉠ 대상자와 멀리 서거나, 위에서 내려다보며 정면이 아닌 옆에서 짧게 힐끗 본다.

㉡ 대상자를 보지 않으면 '당신은 없는 사람이다. 혹은 당신에게 관심이 없다' 라는 의미를 전달한다.

(2) 대상자에게 말하기

① 혼자 지내는 대상자의 방 안으로 들어갈 때나 대상자가 졸고 있거나 아직 잠에서 덜 깨었을 때는 침대판을 두드리고, 대답이 없으면 약 3초간 잠시 기다렸다가 다시 한 번 두드려 대상자를 깨운 뒤 말을 시작한다.

② 아무 말도 안 하는 대상자에게도 말을 건다. 요양보호사 혼자서라도 상황을 설명하며 말하면 대답은 하지 못해도 어쩌면 알아듣고 있을 수 있다.

③ 항상 긍정형 문장으로 이야기한다.

④ 무언가 이야기를 한 후 최소 3초 이상 기다린다. 요양보호사가 한 말을 이해하고 행동으로 옮기는 데 시간이 필요하기 때문이다.

⑤ 봐야 할 것을 눈높이에서 보여주며 말을 한다.

 POINT   대상자에게 천천히 또박또박 긍정적으로 이야기하고, 대상자가 이야기하지 않더라도 지속적으로 이야기해야 한다.

(3) 대상자 만지기

① 붙잡지 않고 천천히 밑에서부터 받쳐 살짝 힘을 주는 것이 좋다.

② 손끝이 아니라 손바닥 전체를 이용해 접촉한다.

③ 절대 급격한 행동으로 붙잡거나 할퀴거나 꼬집거나 때리거나 하면 안 된다.

④ 인지를 자극하기 위해서는 손이나 얼굴을 만지는 것이 효과적이다. 다만, 손이나 얼굴, 입술을 갑자기 만지면 팔이나 등을 만질 때보다 놀랄 수 있으므로 주의해야 한다.

(4) 대상자를 일어서게 하기

① 최소 하루 20분 정도는 일부러라도 서있거나 일어서서 걷도록 도와야 한다.

② 2~3분이라도 서 있을 수 있는 대상자라면 세수하는 동안이라도 서 있게 해야 한다. 잠깐이라도 서 있는 시간이 대상자에게 중요한 시간임을 알아야 한다.

③ 느리더라도 부축하지 말고 가급적 혼자 움직이게 해야 한다.

④ 서서 움직이고, 스스로 활동하는 동안 기분 좋은 이야기를 하며 격려해야 한다.

❷ 식사 및 영양 관리

1. 노인의 영양

(1) 섭취 요양보호의 일반 원칙

① 대상자의 식사 습관과 소화능력을 고려한다.

② 대상자의 신체적, 심리적, 사회적, 경제적 상황, 질병 등을 고려하여 음식을 선택한다.

③ 대상자에게 맞는 식사방법, 속도, 음식의 온도 등을 배려한다.

④ 식사 전에 손을 씻고, 주변 환경을 청결히 정리한다.

⑤ 사레, 구토, 청색증 등 이상이 나타나는지 주의 깊게 관찰하고 대처한다.

⑥ 대상자를 존중하고 요구를 최대한 반영한다.

⑦ 대상자가 스스로 할 수 있는 것들은 최대한 스스로 하게 한다.

(2) 노인의 영양사정

① 영양결핍의 위험 요인과 주요 지표

　㉠ 위험 요인 : 부적절한 음식섭취, 빈곤, 사회적 고립, 의존/불능, 급성/만성질환, 장기간의 약물 사용, 80세 이상의 고령, 우울, 알코올 중독, 인지장애, 식욕부진, 오심(토할 것 같은 느낌), 연하곤란 등

　㉡ 주요 지표 : 체중감소, 마르고 약해보임, 신체기능 저하, 부적절한 식이, 배변양상 변화, 피로, 무감동, 상처회복 지연, 탈수 등

② 식사관찰

　㉠ 식품 섭취, 음식 종류, 문화적 배경, 사회경제적 상태 및 환경 상태 정보가 필요

　㉡ 식사 시간, 음식 종류, 음식의 양을 기록하게 함

　㉢ 식사 중 음식을 잘 삼키는지, 기침을 하는지 등을 관찰

　㉣ 노인이 좋아하는 음식과 식습관을 사정

　㉤ 투약하는 약과 음식물의 상호작용을 파악

2. 식이 종류 및 식사 자세

(1) 식이 종류

① **일반식** : 치아에 문제가 없고 소화를 잘 시킬 수 있는 대상자에게 제공

② **잘게 썬 음식** : 치아가 적어 씹기 어렵지만 삼키는 데 문제가 없는 대상자에게 치아 상태에 따라 잘게 썰어 제공

③ **갈아서 만든 음식** : 아주 잘게 썰어도 삼키기 힘든 대상자에게 음식의 원래 모양을 알아볼 수 없을 정도로 갈아서 제공

④ **유동식** : 수분이 많은 미음 형태의 삼키기 쉬운 음식

　　㉠ **경구 유동식** : 입으로 먹는 미음 형태의 액체형 음식

　　㉡ **경관 유동식** : 대상자가 연하 능력이 없고 의식장애가 있을 때 비위관을 통해 코에서 위로 넣어 제공하는 액체형 음식

(2) 식사 자세

① **올바른 식사 자세**

　　㉠ 식탁의 높이는 의자에 앉았을 때 식탁의 윗부분이 대상자의 배꼽 높이에 오는 것이 가장 좋다.

　　㉡ 의자의 높이는 발바닥이 바닥에 닿을 수 있는 정도이어야 안전하다.

　　㉢ 팔받침, 등받이가 있는 의자는 안전하고 좌우 균형을 잡는 데 도움이 된다.

② **앉은 자세**

　　㉠ 의자 안쪽에 깊숙이 앉고 식탁에 팔꿈치를 올릴 수 있도록 의자를 충분히 당긴다.

　　㉡ 휠체어에 앉을 때도 휠체어를 식탁에 가까이 붙이고 팔을 올렸을 때 편해야 한다.

③ **침대에 걸터앉은 자세**

　　㉠ 대상자가 어느 정도 균형을 잡을 수 있으면 침대에 걸터앉아 식사할 수 있다.

　　㉡ 넘어지지 않도록 왼쪽이나 오른쪽 또는 앞뒤에 쿠션을 대준다.

 POINT　침대에 걸터앉는 경우에도 발이 바닥에 완전히 닿아야 안전하며, 발이 바닥에 닿지 않으면 받침대를 받쳐준다.

④ **침대머리를 올린 자세**

　　㉠ 침대에서 일어나거나 앉을 수 없는 경우에는 침대를 약 $30 \sim 60°$ 높인다.

　　㉡ 머리를 앞으로 약간 숙이고 턱을 당기면 음식을 삼키기가 쉬워진다.

⑤ 편마비대상자 식사 자세

　㉠ 편마비대상자는 건강한 쪽을 밑으로 하여 약간 옆으로 누운 자세를 취한다.

　㉡ 마비된 쪽을 베개나 쿠션으로 지지하고 안정된 자세를 취하게 한 후 음식을 제공한다.

3. 식사 돕기

(1) 경구영양 돕기

① 기본 원칙

　㉠ 요양보호사는 대상자가 편안히 식사하도록 도와야 한다.

　㉡ 식사 전에 몸을 움직이거나 잠시 밖에 나가서 맑은 공기를 마시면 기분이 좋아지고 식욕이 증진된다.

　㉢ 입맛이 없는 경우에는 다양한 음식을 조금씩 준비하여 반찬의 색깔을 보기 좋게 담아내 식욕을 돋운다.

　㉣ 노인요양시설에 입소한 대상자는 균형 잡힌 식단을 규칙적으로 제공받으므로 요양보호사는 적절한 양을 섭취하도록 도와야 한다.

　㉤ 재가요양보호 대상자는 음식 준비부터 섭취까지 모든 과정을 돕는다.

　㉥ 대상자의 씹고 삼키는 능력을 고려하여 일반식, 잘게 썬 음식, 갈아서 만든 음식, 유동식 등의 식사를 준비한다.

　㉦ 식사할 때 대상자가 사레들리거나 숨 쉬기가 어려울 경우에는 식사를 중단하고 즉시 시설장이나 관리책임자에게 알려야 한다.

　㉧ 대상자가 식사 도중 사레에 들리지 않도록 예방해야 한다.

　㉨ 대상자가 천식이나 폐에 질병이 있는 경우에는 평소에도 숨 쉬기 힘들므로 음식을 줄 때 더욱 주의해야 한다.

② 방법

　㉠ 대상자의 배설 여부를 확인하고, 적절하게 조치한다.

　㉡ 시력이 저하된 대상자에게는 스스로 식사할 수 있도록 음식을 시계 방향으로 둔다.

　㉢ 대상자의 상태에 맞춰 최대한 스스로 음식을 먹을 수 있도록 격려한다.

　㉣ 누워있는 상태라도 삼키고 소화하기 쉽도록 가능한 한 상체를 세운 편안한 자세를 취한다.

　㉤ 옷과 침구가 더러워지지 않도록 앞치마나 턱받이를 대상자 턱 밑에 대어준다.

　㉥ 음식물을 삼키기 쉽게 식사 전에 물을 한 모금 마시게 하고, 음식의 온도를 확인한다.

　㉦ 음식을 조금씩 제공하고 한 손을 받쳐서 대상자 입 가까이 가져간다.

　㉧ 숟가락 끝 부분을 입술 옆쪽에 대고 숟가락 손잡이를 머리쪽으로 약간 올려 음식을 먹인다.

대상자가 오른손잡이라면 오른쪽에서 밥을 먹여줘야 편안하게 느끼며, 편마비대상자는 건강한 쪽에서 넣어준다.

ⓩ 음식물을 다 삼킨 것을 확인한 후에 음식물을 다시 넣어준다.

ⓒ 빨대를 사용해야 할 경우 손가락 사이에 빨대를 고정한 후 대상자 입에 물린다.

ⓚ 편마비대상자는 마비된 쪽의 입가에 흐르는 음식물을 자연스럽게 닦아준다.

ⓣ 얼굴에 마비가 있는 대상자는 식사 후 입안에 음식이 남아 있어도 이를 알지 못하므로 남아 있는 음식은 삼키든지 뱉을 수 있게 도와준다.

ⓟ 양치질을 하거나 입안을 헹구고 입 주위와 치아(의치)를 깨끗이 닦는다.

POINT 편마비대상자는 마비된 쪽의 뺨 부위에 음식 찌꺼기가 남기 쉬우므로 식후 구강 관리를 한다.

ⓗ 가능하다면 식사 후 30분 정도 앉아 있게 한다.

TIP 사례 예방을 위한 식사 돕기
• 가능하면 앉아서 상체를 약간 앞으로 숙이고 턱을 당기는 자세로 식사한다.
• 의자에 앉을 수 없는 대상자는 몸의 윗부분을 높게 해 주고 턱을 당긴 자세를 취하게 한다.
• 배 부위와 가슴을 압박하지 않는 옷을 입힌다.
• 음식을 삼키기 쉽게 국이나 물, 차 등으로 먼저 목을 축이고 음식을 먹게 한다.
• 대상자가 충분히 삼킬 수 있을 정도의 적은 양을 입에 넣어준다.
• 완전히 삼켰는지 확인한 다음에 음식을 입에 넣어 준다.
• 음식을 먹고 있는 도중에는 대상자에게 질문을 하지 않는다.
• 수분이 적은 음식은 삼키기 어렵고 신맛이 강한 음식은 침을 많이 나오게 하여 사례가 들릴 수 있으므로 주의한다.

(2) 경관(비위관)영양 돕기

용어해설

경관영양
부드러운 관을 한쪽 코를 통해 위까지 넣어 영양을 제공하는 것을 말한다.

① 주의사항
ㄱ 대상자의 의식이 없어도 시작과 끝을 알림(청각기능이 남아 있으므로)
ㄴ 시판 영양액의 유효기간 확인

207

ⓒ 영양주머니는 매번 깨끗이 씻어서 말린 후 사용

ⓔ 비위관을 반창고 등으로 잘 고정

ⓜ 비위관이 새거나 영양액이 역류하는지 관찰하다가 새거나 역류하면 간호사에게 연락

ⓗ 관이 막히지 않도록 주의

ⓢ 위관영양액은 체온 정도로 데워서 준비

ⓞ 주입 속도가 너무 느리지 않도록 주의(음식이 상할 수 있음)

ⓩ 영양액의 농도나 속도 주의(농도가 진하거나 속도가 빠르면 설사나 탈수 유발)

ⓩ 입안 청결 유지, 입술보호제 바르기

ⓚ 비위관 주변 청결 유지, 윤활제 바르기

② **방법**

㉠ 물과 비누로 손을 씻음

㉡ 너무 차갑거나 뜨겁지 않게 영양액 준비

㉢ 식사시간을 알림

㉣ 대상자를 앉게 하거나 침상머리 올리기(만약 일어나지 못하면 오른쪽으로 눕히기)

㉤ 영양액을 위장보다 높은 위치에 걺(영양액이 중력에 의해 흘러 내려오도록)

㉥ 비위관이 빠지거나 새는지 관찰

㉦ 구토, 청색증이 나타나면 비위관을 잠근 후 바로 시설장이나 간호사에게 알리기

㉧ 경관영양 주입 후 상체를 높이고 30분 정도 앉아 있도록 보조

㉨ 물품과 주위 정돈

㉩ 섭취량 기록

 POINT
비위관이 빠졌을 경우 요양보호사가 임의로 비위관을 넣거나 빼면 안 된다. 비위관이 새거나 영양액이 역류될 때는 비위관을 잠근 후 의료기관에 방문하게 하거나 시설장 및 관리책임자, 간호사에게 연락한다.

❸ 투약 돕기

(1) **투약 돕기**

① **투약 돕기 주의사항**

㉠ 되도록 약국에서 가져온 상태로 투약

㉡ 약을 임의로 쪼개거나 분쇄하지 말고 의료진의 지시에 따름

ⓒ 정확한 약물, 정확한 대상자, 정확한 용량, 정확한 경로, 정확한 시간에 투약 보조

ⓓ 유효기간이 지났거나 확실하지 않은 약은 절대 사용 금지

ⓜ 처방된 이외의 약 섞어 주지 않기

ⓗ 투약의 부작용 관찰

ⓢ 잘못 복용했을 경우 시설장이나 관리책임자에게 보고

 금식인 경우에도 혈압약 등 매일 투약해야 하는 약물은 반드시 투약해야 한다.

② **경구약 복용 시 주의점**

　㉠ **가루약** : 중간 크기의 숟가락, 바늘 제거한 주사기 이용

　㉡ **알약**

　　• 약병에서 약 뚜껑에 따르고 손으로 만진 약은 약병에 다시 넣지 않기

　　• 개수가 많으면 2~3번에 나누어 투약

　　• 손 떨거나 분실 우려 : 직접 입안에 넣어주기

　　• 충분한 물 주기

　㉢ **물약**

　　• 뚜껑을 열어 뚜껑의 위가 바닥으로 가도록 놓음

　　• 계량컵을 눈높이로 들고 약을 따른 후 투약

　　• 약을 따르기 전에 약물을 흔들어 섞고, 색이 변하거나 혼탁한 약물은 버림

　　• 라벨 붙은 쪽이 손바닥에 오도록 쥐고 라벨의 반대 방향으로 따르도록 함

　　• 입구를 닦고 병뚜껑을 씌우도록 함

　　• 적은 용량은 바늘을 제거한 주사기 사용

⑵ **외용약 돕기**

① **안약 투여**

　㉠ 멸균수나 생리식염수에 적신 멸균 솜으로 눈 안쪽에서 바깥쪽으로 닦기

　㉡ 대상자에게 천장을 보도록 하고 눈 하부 결막낭의 중앙이나 외측으로 1~2cm 높이에서 안약 투여

　㉢ 점적 후 비루관을 가볍게 눌러줌

　㉣ 안연고 사용 시 처음 나오는 것은 버리고 안쪽에서 바깥쪽으로 짜 넣기

　㉤ 튜브를 멸균수나 생리식염수에 적신 솜으로 닦고 뚜껑 닫기

② **귀약 투여**

ⓐ 치료할 귀를 위쪽으로 자세 취해주기

ⓑ 면봉으로 대상자 귓바퀴와 외이도 닦기

ⓒ 귓바퀴를 후상방으로 잡아당겨 이도가 일직선이 되게 한 후 측면을 따라 약물을 점적

ⓓ 귀 입구를 부드럽게 눌러주고 5분간 누워 있게 함

ⓔ 작은 솜을 15~20분 동안 이도에 느슨하게 끼워놓음

(3) 주사주입 대상자 돕기

① 수액 세트가 당겨지거나 주사바늘이 빠지지 않도록 주의

② 수액병은 심장보다 높게 유지

③ 정맥 주입 속도 확인

④ 주사 부위의 발적, 부종, 통증 시 조절기를 잠근 후 시설장이나 관리책임자에게 보고

⑤ 바늘 제거 후 절대 비비지 않기

⑥ 주사 주입은 의료인의 영역이므로 요양보호사는 주사주입을 하면 안 됨

(4) 약 보관

① 치매 대상자, 아동, 애완동물의 손에 닿지 않게 보관

② 유효기간이 지난 것은 폐기

③ **알약** : 직사광선과 습기 주의

④ **시럽제** : 플라스틱 계량컵이나 스푼에 덜어먹고 다시 병에 넣지 않음

⑤ **가루약** : 복용 시 이물질이나 물기가 없는 숟가락 사용

⑥ **안약, 귀약** : 상온의 그늘진 곳에서 보관

❹ 배설 돕기

1. 노인의 배설

(1) 배설 돕기의 일반 원칙

① 배설물을 치울 때 표정을 찡그리지 말고 대상자가 최대한 편안하게 배설하도록 배려

② 배설하는 모습이 보이지 않도록 가려 주어 프라이버시 배려

③ 배설물을 깨끗이 바로 치우고 대변이나 소변이 묻어 피부가 헐 수 있으므로 피부상태 관찰

④ 대상자가 변의를 느낄 때 요양보호사는 도움이 필요한 부분만 도와줌

⑤ 항문은 앞에서 뒤로 닦아야 요로계 감염 예방

⑥ 대상자의 요구를 최대한 반영하고 존중

> 대상자가 할 수 있는 부분은 스스로 하게 하는 것이 대상자의 자존감을 높여주고 자립심을 키워줄 수 있다.

(2) 배설 시 관찰내용

① **배설 전** : 요의/변의 유무, 하복부 팽만감, 이전 배설과의 간격, 배설 억제

② **배설 중** : 통증, 불편함, 불안 정도, 배변 · 배뇨 어려움

③ **배설 후** : 색깔, 혼탁의 유무, 배설시간, 잔뇨감, 잔변감, 양

2. 배설 돕기

(1) 화장실 이용 돕기

① 스스로 할 수 있는 부분은 최대한 스스로 할 수 있게 하고 보조가 필요한 부분만 돕는다.

② 화장실은 밝고 바닥에 물기가 없게 하며 변기 옆에 손잡이와 응급벨을 설치한다.

③ 편마비 대상자의 경우, 건강한 쪽에 휠체어를 두고 침대 난간에 빈틈없이 붙이거나, 30~45° 비스듬히 붙이고 잠금장치를 걸고 발 받침대를 올린다.

④ 한쪽 팔은 대상자의 어깨를 지지하고 다른 한쪽은 대상자의 모아진 두 발의 무릎 쪽을 감싸 침대 끝으로 두 다리를 이동하고 침대 가장자리에 앉혀 두 발이 바닥에 닿게 한다.

⑤ 양팔로 대상자의 겨드랑이 밑으로 등 뒤를 감싸 안아 반동을 이용 · 회전시켜 휠체어에 앉힌다.

⑥ 화장실로 이동 후에는 대상자를 감싸 안아 일으켜 세운 후 대상자의 몸을 90° 회전시켜 변기 앞에 세우고 바지를 내린 후 변기에 앉힌다.

⑦ 대상자는 요양보호사가 바로 옆에서 배설이 끝나기를 기다리는 것에 부담과 수치심을 느낄 수 있으므로 대상자의 의향을 확인하고 원한다면 호출기를 두고 밖에서 기다린다.

⑧ 배설을 마친 후 침상에서 휠체어로 이동하는 것의 역순으로 침상으로 이동 보조한다.

> 화장실 밖에서 기다릴 때 요양보호사는 중간중간 대상자에게 말을 걸어 상태를 살핀다.

(2) 침상배설 돕기

① 대상자를 확인하고 절차를 설명한 뒤 커튼이나 스크린으로 가린다.

② 손을 씻은 후 일회용 장갑을 낀다.

③ 변기는 따뜻한 물로 데워서 침대 옆이나 의자 위에 놓는다.

④ 요양보호사가 한 손으로 대상자의 허리를 가볍게 들어 올려 둔부 밑에 방수포를 깔아둔다.

⑤ 요양보호사가 허리 밑에 한 손을 넣어 대상자가 둔부를 들도록 하고, 다른 손으로 변기를 밀어 넣은 후 항문이 변기 중앙에 오도록 한다.

⑥ 대상자가 협조할 수 없으면 옆으로 돌려 눕힌 후 둔부에 변기를 대고 변기 위로 대상자를 돌려 눕힌다.

⑦ 배설 시 소리가 나는 것에 부담을 느끼지 않도록 텔레비전을 켜거나 음악을 틀어놓는다.

⑧ 배설이 끝난 것을 확인한 후 화장지로 회음부나 항문 부위를 닦는다. 대상자의 피부 손상이 없는지 확인한다.

⑨ 회음부와 둔부를 따뜻한 수건이나 물티슈로 앞에서 뒤로 잘 닦아준다.

⑩ 물기가 남아있지 않도록 마른 수건으로 물기를 닦아준다.

⑪ 방수포를 걷어낸다.

⑫ 대상자의 손을 씻도록 한다.

⑬ 옷과 이불을 정리하고 가려두었던 커튼과 스크린을 제거한다.

⑭ 손을 씻는다.

⑮ 배설물에 특이사항이 있는 경우 간호사 등에게 보고한다.

> **TIP**
>
> **시설장이나 간호사에게 배설물 상태를 보고해야 하는 경우**
> - 대상자의 소변이 탁하거나 뿌옇다.
> - 거품이 많이 난다.
> - 소변의 색이 진하다.
> - 소변 냄새가 심하다.
> - 소변에 피가 섞여 나오거나 푸른빛의 소변이 나온다.
> - 대변에 피가 섞여 나와 선홍빛이거나 검붉다.
> - 대변이 심하게 묽거나, 대변에 점액질이 섞여 나온다.

(3) 이동변기 사용 돕기

① 대상자를 확인하고 절차를 설명한다.

② 스크린 등으로 가려주고 배설 중에는 하반신을 무릎덮개로 덮어준다.

③ 손을 씻고 일회용 장갑을 낀다.

④ 침대와 이동식 좌변기를 높이가 같도록 맞춘다.

⑤ 안전을 위해 미끄럼 매트를 밑에 깔아준다.

⑥ 편마비의 경우 이동식 좌변기는 건강한 쪽으로 빈틈없이 붙이거나 30~45° 각도로 놓는다.

 POINT | 미지근한 물을 항문이나 요도에 끼얹으면 괄약근과 주변 근육이 이완되면서 변의를 느낄 수 있다.

(4) 기저귀 사용 돕기

① 손을 씻은 후 일회용 장갑을 낀다.

② 스크린 혹은 커튼을 친다.

③ 면 덮개를 이불 위에 덮은 후 이불은 다리 아래로 접어 내린다.

④ 면 덮개의 아래에서 윗옷을 허리까지 올리고 바지를 내린다.

⑤ 기저귀의 배설물을 안으로 말아 넣고 기저귀를 뺀다. 이때 기저귀의 바깥 면(깨끗한 부분)이 보이도록 말아 넣는다.

⑥ 둔부 및 항문 부위, 회음부를 따뜻한 물티슈로 닦아낸다. 이 때 회음부는 앞에서 뒤로 닦는다.

⑦ 마른 수건으로 물기를 닦아 건조시킨다.

⑧ 둔부 주변부터 꼬리뼈 부분까지 가볍게 두드려 마사지한다.

⑨ 옆으로 누운 상태에서 새 기저귀와 커버를 둔부 밑에 댄다.

⑩ 새 기저귀로 둔부를 감싼다.

⑪ 바로 눕히고 기저귀의 테이프를 붙인다.

⑫ 창문을 열고 방의 공기를 환기시키고 필요 시 소취제나 방향제를 사용한다.

⑬ 특이사항이 있는 경우 간호사 등에게 보고한다.

 POINT | 기저귀를 쓰면 대상자가 기저귀에 의존하게 되어 스스로 배설하던 습관이 사라지고 치매 증상 및 와상 상태가 더욱 심해질 수 있으므로 부득이한 경우에만 기저귀를 사용한다.

(5) 유치도뇨관 사용 돕기

① 감염예방을 위해 관리에 세심한 주의가 필요

② 소변이 담긴 주머니를 방광 위치보다 높게 두지 않기

③ 유치도뇨관을 통해 소변이 제대로 나오는지, 소변량, 소변 색깔을 매 2~3시간마다 확인

④ 연결관이 꺾여 있거나 눌러서 소변이 소변주머니로 제대로 배출되지 못하는 경우, 주의깊게 살피고 유치도뇨관을 삽입한 상태로 보행도 가능함을 고지

⑤ 지시가 있을 경우 수분섭취량과 배설량을 확인하고 기록

⑥ 소변 주머니를 비울 때는 밑에 있는 배출구 개폐

⑦ 주변 청결

⑧ 수분섭취 권장

⑨ 유치도뇨관 제거 시 주의

POINT 유치도뇨관의 교환 또는 삽입, 방광세척 등은 의료행위이므로 요양보호사는 절대로 하지 않는다.

TIP 유치도뇨관 보유 대상자의 감염관리
- 손 씻기를 잘한다.
- 요관이 당겨지지 않게 한다.
- 튜브가 꼬이거나 막히지 않도록 한다.
- 소변주머니로부터 소변이 역류되지 않도록 한다.
- 의자나 침대에 위치한 대상자의 소변주머니를 방광보다 낮은 위치에 고정시키고, 바닥에 닿지 않게 주의한다.
- 대상자가 이동할 때는 소변주머니를 잠그고 이동한다.
- 소변주머니의 배출구는 알코올 솜으로 소독한다.
- 소변이 나오지 않거나 요도 주위로 새는 경우, 뇨관이 빠지는 경우, 요통이나 탁한 소변 또는 체온 상승이 있는 경우에는 간호사 등에게 보고한다.

❺ 개인위생 및 환경관리

1. 구강청결돕기

(1) 구강청결

① 구강 청결은 입술, 치아, 잇몸, 혀 등 입안을 건강한 상태로 유지하기 위한 기본 요건

② 구강 내 염증과 구취 예방

③ 기분을 상쾌하게 하여 식욕을 증진

④ 구강 내의 음식 찌꺼기와 불순물을 제거하고 잇몸 마사지를 시행하는 것

(2) 주의사항

① 구강 내 염증이 있는지를 확인한 후 치아와 혀를 닦아주며 입술 관리도 같이 한다.

② 누워 있는 상태에서 양치질을 도와줄 경우 머리를 높게 하여 양치액을 삼키지 않도록 한다.

③ 누워 있는 상태에서 양치를 할 때는 옆으로 누운 자세를 해야 사레들리지 않고 안전하다.

④ 입안을 닦아낼 때 혀 안쪽이나 목젖을 자극하면 구토나 질식을 일으킬 수 있으므로 너무 깊숙이 닦지 않는다.

⑤ 칫솔 사용이 어려우면 거즈를 감은 설압자 또는 일회용 스펀지 브러시를 물에 적셔 닦는다.

⑥ 치약을 묻힌 칫솔을 45° 각도로 치아에 대고 잇몸에서 치아 쪽으로 3분간 세심하게 닦는다.

⑦ 의치는 칫솔을 사용하여 닦아내며 너무 뜨거운 물이나 표백제를 사용하면 금이 가거나 모양이 변하므로 헹굴 때는 찬물을 사용한다.

⑧ 의치를 끼우기 전에 대상자의 구강을 청결하게 한다.

⑨ 구강청결이 끝나면 물기를 닦고 입술에 바셀린이나 입술보호제를 발라준다.

TIP

칫솔질 할 때 유의사항
- 치약을 칫솔모 위에서 눌러 짜서 치약이 솔 사이에 끼어들어가게 한다.
- 치약의 양이 너무 많으면 입 안에 거품이 가득차서 칫솔질이 어렵고, 치약으로 인한 청량감 때문에 치아가 잘 닦였을 거라고 오해하기 쉽다.
- 칫솔질로 치아뿐만 아니라 혀까지 잘 닦아준다.
- 칫솔을 옆으로 강하게 문지르면 잇몸이 닳아져 시리게 되므로 잇몸에서 치아 쪽으로 부드럽게 회전하면서 쓸어내린다.
- 가능한 한 대상자 스스로 구강관리를 하게 하여 독립성을 증진한다.
- 혈액응고 장애가 있는 대상자는 출혈 가능성이 있으므로 치실은 사용하지 않는다.
- 칫솔질은 잠자기 전과 매 식사 후 30분 이내에 3분간 하도록 습관화한다.

---

(3) 의치 손질하기

① **의치 빼기** : 윗니를 먼저 뺀다. 부분 의치는 클래스프를 손톱으로 끌어 올려 빼고, 아래 의치는 왼쪽을 오른쪽보다 낮게 하면서 돌려 뺀다.

② **의치 세척 법** : 흐르는 미온수에 칫솔을 이용하여 깨끗이 닦는다. 이때 칫솔이나 의치용솔에 의치세정제를 묻혀서 닦고 미온수에 헹군다.

③ **의치보관** : 의치세정제나 찬물이 담긴 보관용기에 의치를 보관한다. 분실예방을 위해 일정한 장소와 용기에 보관한다.

④ **의치 끼우기** : 윗니를 끼울 때는 엄지와 검지로 잡아 엄지가 입안으로 들어가게 하여 한 번에 끼운다. 아랫니는 검지가 입안으로 향하게 하여 아래쪽으로 밀어 넣는다.

자기 전에 의치를 빼서 보관하고 의치를 세척할 때 주방세제를 대신 사용할 수 있으며, 변형이 될 수 있기 때문에 의치를 뜨거운 물에 삶거나 표백제에 담그면 안된다.

2. 두발·손발·회음부 청결 돕기

(1) 머리 감기

① 머리 감기기 전 기분, 안색, 통증 유무를 확인

② 물을 사용하기 어렵거나 신체적으로 힘든 상황에서는 두발전용세정제를 사용

③ 공복, 식후는 피하고 추울 때는 따뜻한 낮 시간대에 이용

④ 머리를 감기 전에 대소변을 먼저 보게 함

> POINT ─ 두피를 손톱이 아닌 손가락 끝으로 마사지한 후 헹군다.

(2) 머리 손질하기

① 매일 빗질하는 것이 좋다.

② 마비이거나 누워 있는 시간이 많은 대상자의 경우 머리를 짧게 하는 것이 손질하기 쉽고 두피 관리에 좋으나 대상자의 기호나 의견을 물어서 한다.

(3) 손발청결 돕기

① 피부보호 방법

 ㉠ 보습을 고려한 클렌저나 비누를 선택

 ㉡ 주기적으로 오일이나 로션 등을 사용

 ㉢ 따뜻한 물에 10~15분간 손발을 담가 온기를 느끼게 함

 ㉣ 피부에 상처가 나지 않도록 조심

 ㉤ 피부에 자극을 적게 주는 면제품을 사용하는 것이 바람직함

② 손발닦기 : 악취나 무좀을 예방하고 손발의 말초 부위를 따뜻하게 함으로써 혈액순환을 증진시키고 기분을 상쾌하게 한다.

③ 주의사항

 ㉠ 손톱은 둥근 모양으로 발톱은 일자 모양으로 자른다.

 ㉡ 손톱, 발톱 주위에 염증이나 감염이 의심되면 간호사 등에게 보고한다.

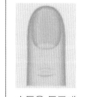

손톱은 둥글게   발톱은 일자로

(4) 회음부 청결 돕기

① 여성 : 앞쪽에서 뒤쪽(요도 – 질 – 항문 순서)으로 닦는다.

② 남성 : 음경을 수건으로 잡고 양쪽의 겹치는 부분과 음낭의 뒷면도 잘 닦는다.

③ 대상자가 수치심을 느낄 수 있으므로 불필요한 노출은 삼간다.

3. 세수 · 면도 · 목욕 돕기

(1) 세수 돕기

눈	• 눈곱이 끼었다면 눈곱이 없는 쪽부터 먼저 닦는다. • 깨끗한 수건으로 부드럽게 안쪽에서 바깥쪽으로 닦는다. • 한 번 사용한 수건의 면은 다시 사용하지 않도록 한다.
귀	정기적으로 면봉이나 귀이개로 귀 입구의 귀지를 닦아내고 귓바퀴나 귀의 뒷면도 따뜻한 물수건으로 닦아낸다.(귀지 제거는 의료기관에서 하는 것이 안전함)
코	세안 시 코 안을 깨끗이 닦고 콧방울을 닦고 코 밖의 코털은 깎아준다.
입, 이마, 볼, 목, 수염	수건에 비누를 묻혀 입술과 주변을 깨끗이 닦은 후, 이마와 볼, 목의 앞뒤를 골고루 세심하게 닦는다.

 세수 순서 : 눈 밑 → 코 → 뺨 → 입 주위 → 이마(머리 쪽) → 귀의 뒷면 → 귓바퀴 → 목

(2) 면도 돕기

① 면도 전 따뜻한 물수건으로 덮어 두어 건조함을 완화시키거나 충분한 거품을 낸 뒤 면도하도록 하여 상처가 나는 것을 예방한다.

② 되도록 전기면도기를 사용하는 것이 안전하다.

③ 면도 후 따뜻한 물수건으로 닦아낸 뒤 로션이나 크림을 바른다.

④ 면도날은 얼굴 피부와 45° 정도의 각도를 유지하며, 짧게 나누어 일정한 속도로 면도한다.

⑤ 피부가 주름져 있다면 아래 방향으로 부드럽게 잡아 당겨 면도한다.

⑥ 귀밑에서 턱 쪽으로, 코밑에서 입 주위 순서로 진행한다.

(3) 목욕 돕기

① 주의 사항

㉠ 대상자의 몸 상태 확인하기, 목욕 전 대소변 보게 하기

㉡ 할 수 있는 한 대상자 스스로 하게 하기

㉢ 욕조 안에 미끄럼 방지 매트 깔기

㉣ 심장에서 먼 곳부터 물 닿게 하기

㉤ 체온이 떨어지지 않도록 목욕 중 자주 따뜻한 물 뿌려주기

   ⓑ 목욕 물 온도는 40℃ 내외로 따뜻하게 맞춤

   ⓢ 식사 직전·직후에는 목욕 삼가

   ⓞ 목욕시간은 20~30분 이내

> **POINT** | **목욕 돕기 순서** : 말초부위 → 몸의 중심부

② **통 목욕**

   ㉠ 발끝에 물을 묻혀 미리 온도 느끼게 하기

   ㉡ 다리, 팔, 몸통 순서로 물로 헹구고 회음부 닦아냄

   ㉢ 편마비대상자는 건강한 쪽으로 손잡이나 보조도구를 잡게 함

   ㉣ 마비된 쪽 겨드랑이를 잡고 건강한 쪽 다리, 마비된 쪽 다리 순으로 옮겨 놓게 함

   ㉤ 욕조에 있는 시간은 5분 정도

   ㉥ 등을 대고 안전하게 앉게 함

   ㉦ 욕조에서 나오게 하여 목욕의자에 앉히고 머리를 감김

   ㉧ 말초에서 중심으로 몸을 닦고, 되도록 스스로 씻게 하며 도움이 필요한 부분만 보조

   ㉨ 목욕 후 물기를 빨리 닦고 필요시 머리카락은 헤어드라이어를 사용

   ㉩ 오일 등 피부유연제를 전신에 바르고 옷 입는 것을 도움

   ㉪ 어지러움, 피로감이 있는지 상태를 확인하고 따뜻한 우유, 차 등으로 수분을 섭취하고 휴식을 취하게 함

③ **샤워**

   ㉠ 서서하는 샤워는 몸에 무리가 가거나 낙상의 위험이 있으므로 목욕의자를 이용하여 앉은 자세로 함

   ㉡ 샤워방법은 통목욕과 동일함

④ **침상 목욕**

   ㉠ 얼굴은 눈, 코, 뺨, 입 주위, 이마, 귀, 목 순서로 닦기

   ㉡ **양쪽 상지** : 손끝에서 겨드랑이 쪽(말초에서 중심으로)

   ㉢ **복부** : 배꼽 중심으로 시계 방향

   ㉣ **양쪽 하지** : 발 끝에서 허벅지 쪽으로

   ㉤ **등과 둔부** : 옆으로 눕게 하여 목 뒤에서 둔부까지 닦기

   ㉥ **회음부** : 자존심 유지

4. 옷 갈아입히기

(1) 기본 원칙

① 기분상태, 안색, 통증, 어지러움, 열이 있는지 확인한다.

② 실내온도는 따뜻하게 유지하고 겨울에는 요양보호사의 손과 의복의 보온을 유지한다.

③ 목욕수건 등을 걸쳐서 노출되는 부분을 적게 하여 수치심을 느끼지 않도록 한다.

④ 상·하지의 마비 유무, 걷거나 서는 동작, 앉는 자세의 가능성 유무를 확인한다.

⑤ 편마비나 장애가 있는 경우, 옷을 벗을 때는 건강한 쪽부터 벗고 옷을 입힐 때는 불편한 쪽부터 입힌다.

⑥ 상의와 하의가 분리된 것이 좋다.

⑦ 옷의 색상, 개인의 생활 리듬을 고려하고 신체동작이 편한 옷, 입고 벗기 쉬운 옷을 선택한다.

⑧ 대상자가 누워만 있는 경우 옷의 구김이 욕창의 원인이 되지 않도록 펴준다.

⑨ 시간이 걸리더라도 가능한 한 대상자 스스로 하도록 한다.

(2) 돕는 방법

① 단추 있는 상의 입히기

  ㉠ 상의의 한쪽 소매 끝에서 어깨선, 목선까지 모아 쥔다.

  ㉡ 마비된 쪽 손을 모아 쥐고 한쪽 소매를 어깨 위까지 올린다.

  ㉢ 건강한 쪽 팔을 넣어 입게 한다.

  ㉣ 단추를 잠근다.

  ㉤ 수액이 있는 경우, 마비된 쪽 팔을 끼고 바로 누운 자세에서 수액을 먼저 건강한 쪽 소매의 안에서 밖으로 빼서 건다. 그 후에 건강한 쪽 팔을 끼우고 단추를 잠근다.

② 단추 없는 상의 입히기

  ㉠ 마비된 쪽 손부터 상의를 입히고 머리 부분을 벌려 머리 쪽을 입힌다.

  ㉡ 남은 소매를 건강한 쪽 어깨 위에 놓고 대상자 스스로 소매에 넣을 수 있도록 도와준다.

③ 상의 벗기기

  ㉠ 대상자의 얼굴 쪽에서 시작하여 머리 쪽으로 옷을 벗긴다.

  ㉡ 마비된 쪽 어깨, 팔꿈치, 손목 순으로 옷을 벗긴다.

  ㉢ 수액이 있는 경우, 건강한 쪽 팔(수액을 맞고 있는 팔)을 먼저 벗기고 수액을 빼서 건강한 쪽 팔 소매의 밖에서 안으로 빼고 수액을 건다. 그 후에 마비된 쪽 팔을 벗긴다.

④ 하의 입히기

  ㉠ 두 다리를 모아 무릎을 세우고 바지의 한쪽 발목에서 허리 부분까지 모아 잡는다.

ⓛ 마비된 쪽 발목을 잡고 하의를 끼운 후 건강한 쪽 바지의 허리 부분을 크게 벌린다.

ⓒ 건강한 쪽 다리를 바지에 넣고 엉덩이를 들게 한 후 바지를 올려 입힌다.

⑤ 하의 벗기기

ⓐ 대상자의 두 다리를 모아 무릎을 세운다.

ⓛ 팔과 발을 바닥에 지지하고 엉덩이를 들어올리게 한다

ⓒ 마비된 쪽 발은 요양보호사의 무릎으로 살짝 지지해준다.

ⓔ 대상자의 허리 부분 양옆을 모아 쥐고 허리, 엉덩이, 허벅지 순으로 바지를 내린다.

ⓜ 바지를 발목까지 내려놓고 건강한 쪽을 먼저 벗긴다.

ⓗ 마비된 쪽 발목 아래에 손을 받치고 손을 펴면서 다리를 내려 놓아 바지를 벗긴다.

5. 침상 청결 등 쾌적한 환경 유지하기

(1) 침상환경

온도	• 실내 온도 유지 • 땀과 손발 온도를 확인하여 실내 온도 조절 • 방, 복도와 화장실의 온도는 일정하게 유지하여 혈압상승 예방
습도	• 쾌적한 습도 유지(40~60%) • 습도가 낮으면 구강, 목, 피부의 건조와 오한 발생 • 습도가 높으면 불쾌감 발생
환기	• 공기가 피부에 직접 닿아 피로나 한기를 느끼지 않게 주의 • 드레싱, 폐기물, 변기, 배설물 등의 냄새 발생 시 환기 필수
채광	• 피로감과 불쾌감을 줄 수 있는 직사광선을 조절 • 스크린, 커튼을 이용하여 밝기 조절
조명	• 시력, 초점 조절, 식별력, 어두운 곳에서 적응력이 떨어지므로 조명은 밝게 유지 • 수면을 위해 밤에는 개인등 사용 • 복도, 화장실, 계단에 밝은 조명을 사용하여 사고를 예방
소음	수면장애나 불안과 흥분을 유발시키지 않도록 소음을 줄임
실내구조	• 휠체어, 보행기, 지팡이의 사용이 가능한 공간을 확보함 • 현관이나 화장실의 문턱을 없애야 함 • 문턱이 있으면 경사로를 설치함(휠체어가 다닐 수 있도록) • 계단, 화장실, 복도에는 미끄럼 방지매트와 손잡이를 설치 • 헛딛거나 넘어지지 않게 바닥, 벽, 마루, 문, 선반의 색깔을 구별함 • 복도 벽에 손잡이 설치

(2) 침구정리

① 부드럽고 땀 흡수가 잘 되는 면제품

② 정기적인 세탁과 햇볕에 건조

③ 더러워진 침구는 즉시 교환

④ 침대 주위의 물건을 정리해 청결하고 안전한 환경 유지

❻ 체위변경과 이동 돕기

1. 기본원칙과 신체정렬

(1) 체위변경의 기본원칙

① 대상자의 신체상황을 고려한다. 대상자의 안정도 및 운동의 능력, 통증, 장애, 질병상황, 심리적인 측면 등을 고려한다.

② 대상자에게 동작을 설명하고 동의를 구한다. 이는 대상자 스스로 하려고 하는 의욕·의지를 촉진하는 기회가 되기도 한다.

③ 정상적인 움직임으로 신체에 해를 주지 않는다. 돌아눕고, 앉고, 일어서는 등의 동작은 머리, 팔꿈치, 손과 발, 몸 등 자연스러운 동작에서 비롯된다. 정상적인 움직임을 거스르지 않아야 안전하다.

④ 신체상태와 상황에 따라 돕는 속도와 빈도를 적절하게 하여 안전하고 편안하게 실시한다.

(2) 올바른 신체정렬 방법

① 요양보호사의 허리와 가슴 사이의 높이로 몸 가까이에서 잡고 보조해야 한다. 대상자와 멀어질수록 요양보호사 신체 손상 위험이 증가한다.

② 안정성과 균형을 위하여 발을 적당히 벌리고 서서 한 발은 다른 발보다 약간 앞에 놓아 지지면을 넓힌다.

③ 양다리에 체중을 지지한 후 무릎을 굽히고 중심을 낮게 하여 골반을 안정시킨다.

④ 대상자 이동 시 다리와 몸통의 큰 근육을 사용하여 척추의 안정성을 유지한다.

⑤ 갑작스러운 동작은 피하고 보조 후 적절한 휴식을 취한다.

용어해설

신체정렬
신체를 움직일 때 뼈대 및 관절의 배열이나 각도 등이 자연스럽고, 편안한 위치에 있도록 하는 것

2. 침상이동 돕기

(1) 침대에서의 이동 시 유의점

① 보조 전 : 욕창, 상처, 마비 유무 확인

② 보조 시 : 가능한 대상자 스스로 움직이게 하고 부족 시 도와줌

③ 보조 후 : 안면 창백 오심, 구토, 어지러움 증상이 나타나면 즉시 원래 자세로 눕히고 간호사에게 보고

(2) 침대 머리로 올리기

① 침대를 수평으로 함

② 협조 가능 시 : 대상자가 침대 머리 쪽 난간을 잡게 한 후 대상자와 같이 침상 머리 쪽으로 움직임

③ 협조 불가능 시 : 침상 양편에 서서 한쪽 팔은 어깨와 등 밑을, 다른 팔은 둔부와 대퇴를 지지하여 반대편 사람과 손잡고 옮김

(3) 옆으로 눕히기

옆으로 눕히기 순서

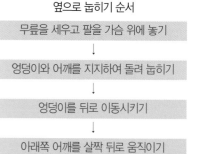

옆으로 눕히기 순서
무릎을 세우고 팔을 가슴 위에 놓기
↓
엉덩이와 어깨를 지지하여 돌려 눕히기
↓
엉덩이를 뒤로 이동시키기
↓
아래쪽 어깨를 살짝 뒤로 움직이기

① 요양보호사가 돌려 눕히려고 하는 쪽에 선다.

② 돌려 눕히려고 하는 쪽으로 머리를 돌린다.

③ 옆으로 누웠을 때 팔이 몸에 눌리지 않도록 눕히려는 쪽의 손을 위로 올리거나, 양손을 가슴에 포개 놓는다.

④ 무릎을 굽히거나 돌려 눕는 방향과 반대쪽 발을 다른 쪽 발 위에 올려놓는다.

⑤ 어깨와 엉덩이에 손을 대고 옆으로 돌려 눕힌다.

⑥ 스스로 돌아눕는 것이 가능한 대상자는 얼굴을 돌아눕는 쪽으로 하고 건강한 팔로 불편한 팔을 가슴에 모은 다음, 건강한 발로 불편한 발을 들어 올려 돌린다.

(4) 침대 오른쪽 또는 왼쪽으로 이동하기

① 대상자를 이동하고자 하는 쪽에 선다.

② 요양보호사는 대상자의 두 팔을 가슴 위에 포갠다.

③ 상반신과 하반신을 나누어 이동시킨다.

④ 한 손은 대상자의 목에서 겨드랑이를 향해 넣어서 받치며, 다른 한 손은 허리 아래에 넣어서 상반신을 이동시킨다.

⑤ 하반신은 허리와 엉덩이 아래에 손을 깊숙이 넣고 이동시킨다.

⑥ 대상자의 머리에 베개를 받쳐 안락한 자세를 취하게 한다.

⑦ 대상자의 옷 및 침대시트 등 불편한 곳이 있는지 확인한다.

POINT 상체 → 하체 순으로 이동한다.

(5) 상체 일으키기

① 일어나는 것에 대하여 설명한다.

② 양 무릎을 구부려 세우고 요양보호사의 한쪽 손을 요양보호사 쪽의 대상자 겨드랑이에 팔꿈치가 닿을 만큼 깊숙이 넣는다. 요양보호사의 다른 손은 머리 뒷부분과 목을 지지하며 등밑까지 깊숙이 넣는다.

③ 대상자는 양손으로 요양보호사의 어깨를 잡게 한다.

④ 요양보호사는 신호를 하며 천천히 일으킨다.

(6) 침대에 걸터앉히기

① 앉히고자 하는 쪽에서 대상자를 향해 선다.

② 대상자 가까이 서서 돌려 눕히는 방법에 따라 돌려 눕힌다.

③ 돌려 눕힌 자세에서 목과 어깨 무릎을 지지한다.

④ 다리를 침대 아래로 내리면서 어깨를 들어 올린다.

⑤ 신체정렬을 유지한 상태에서 양쪽 발이 바닥에 닿도록 지지하여 자세가 안정되게 한다.

(7) 일으켜 세우기

옆에서 보조	• 요양보호사는 대상자의 마비된 쪽에 위치해서 발을 대상자의 마비된 발 바로 뒤에 놓는다. • 요양보호사는 대상자의 대퇴부에 손을 얹고 무릎 펴는 것을 돕는다. 다른 한 손은 등을 지지하여 천천히 일으킨다. • 대상자가 양쪽 무릎을 완전히 펴면 요양보호사는 대상자가 상반신을 펴고 설 수 있도록 한다.
앞에서 보조	• 대상자의 발을 무릎보다 살짝 안쪽으로 옮겨준다. • 요양보호사는 자신의 무릎을 대상자의 마비된 쪽 무릎 바깥쪽에 대고 발을 고정시킨다. • 양손은 대상자의 마비된 쪽 허리를 잡아 천천히 일으켜 세운다. • 대상자가 완전하게 양 무릎을 펴고 선 자세를 취하면 요양보호사는 선 자세에서 균형을 잡을 수 있을 때까지 잡아 준다.

3. 침상 체위변경

(1) 체위변경의 목적
① 호흡기능의 원활과 폐 확장 촉진
② 관절의 움직임을 돕고 변형 방지
③ 부종과 혈전 예방
④ 혈액순환을 도와 욕창 예방 및 피부괴사 방지
⑤ 허리와 다리의 통증 등 고정된 자세로 인한 불편감 경감

(2) 체위변경 시 고려할 점
① 대상자의 몸을 잡고 체위변경을 할 경우 관절 밑 부분을 지지해야 한다.
② 체위에 따라 들어간 부분이나 다리 사이를 베개나 수건으로 지지해 주면 편안하다.
③ 보통 2시간마다 체위를 변경하며, 욕창이 이미 발생한 경우 더 자주 변경해야 한다.

(3) 기본 체위의 형태
① 똑바로 누운 자세(앙와위) : 휴식하거나 잠을 잘 때 자세
  ㉠ 천장을 쳐다보며 똑바로 누운 자세이다.
  ㉡ 대상자의 머리 밑에 작은 베개를 받쳐준다.
  ㉢ 편안함을 위하여 무릎과 발목 밑에 동그랗게 말은 수건이나 작은 베개를 받쳐줄 수 있다.
② 반 앉은 자세(반좌위) : 숨차거나 얼굴을 씻을 때, 식사 시나 위관 영양을 할 때 자세
  ㉠ 천장을 보며 누운 상태에서 침상머리를 45° 정도 올린 자세이다.
  ㉡ 등 뒤에 베개 두세 개를 사용하여 A자 형태로 받쳐 자세를 유지하거나, 베개 하나를 사용하여 목과 어깨 밑에 받쳐 바른 자세를 만들어 준다.
  ㉢ 다리 쪽의 침대를 살짝 올려 주면 대상자가 미끄러져 내려가지 않고 편안하다.
③ 엎드린 자세(복위) : 등에 상처가 있거나 등 근육을 쉬게 해줄 때 자세
  ㉠ 엎드린 상태에서 머리를 옆으로 돌린 자세를 하거나, 작은 베개 또는 수건 두 개를 말아서 얼굴 부위에 홈을 만들어 준다.
  ㉡ 대상자의 아랫배에 낮은 베개를 놓아 허리 앞굽음을 감소시켜 편안한 자세가 된다.
  ㉢ 아랫배와 발목 밑에 작은 배게 등을 받치면 허리와 넙다리의 긴장을 완화할 수 있다.
④ 옆으로 누운 자세(측위) : 둔부의 압력을 피하거나 관장할 때 자세
  ㉠ 대상자의 머리, 몸통, 엉덩이를 바르게 정렬한 자세로 침대 가운데에 눕힌다.
  ㉡ 대상자의 엉덩관절과 무릎관절은 굽힘 자세가 되어야 한다.

ⓒ 엉덩이를 뒤로 많이 이동시켜 주면 자세는 더욱 편안해진다.

ⓔ 머리 아래 및 위에 있는 다리 밑에 베개를 받쳐 준다.

ⓜ 대상자의 가슴 앞에 베개를 놓아 위에 있는 팔이 지지되게 한다.

ⓗ 돌아눕기의 방법과 동일하게 돕는다.

4. 휠체어 이동 돕기

⑴ **휠체어 다루는 법과 작동법**

① **휠체어 다루는 법**

㉠ **휠체어 접는 법** : 잠금장치를 한다 → 발 받침대를 올린다 → 시트를 들어 올린다 → 팔걸이를 잡아 접는다

㉡ **휠체어 펴는 법** : 잠금장치를 한다 → 팔걸이를 펼친다 → 시트를 눌러 편다

② **휠체어 작동법**

㉠ **문턱 오르는 법** : 양팔에 힘을 주고 휠체어 뒤를 발로 눌러 휠체어를 뒤쪽으로 기울이고 앞바퀴를 들어 문턱을 오른다.

㉡ **문턱 내려오는 법** : 요양보호사가 뒤에 서서 뒷바퀴를 내려놓고 앞바퀴를 올리며 뒷바퀴를 천천히 뒤로 빼면서 앞바퀴를 조심히 내려놓는다.

㉢ **언덕 오르고 내리는 법** : 휠체어가 항상 높은 쪽을 향하도록 하고 요양보호사가 뒤에서 휠체어를 지탱하면서 오르고 내린다. 대상자의 체중이 많이 나가거나 경사도가 큰 경우에는 지그재그로 오르고 내려간다.

㉣ **울퉁불퉁한 길** : 앞바퀴는 들어 올리고 뒷바퀴만으로 이동한다.

㉤ **엘리베이터 타고 내리는 법** : 엘리베이터에 탈 때는 뒤로, 내릴 때는 앞으로 향한다.

TIP 휠체어 명칭

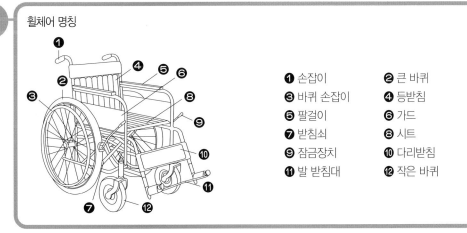

❶ 손잡이   ❷ 큰 바퀴
❸ 바퀴 손잡이   ❹ 등받침
❺ 팔걸이   ❻ 가드
❼ 받침쇠   ❽ 시트
❾ 잠금장치   ❿ 다리받침
⓫ 발 받침대   ⓬ 작은 바퀴

(2) 침대에서 휠체어로 옮기기

① 대상자에게 휠체어로 옮겨 앉는 것에 대하여 설명한다.

② 편마비 대상자의 경우에는 휠체어를 대상자의 건강한 쪽으로 30~45° 비스듬히 두고 잠금장치가 잠겨 있는 것을 확인한다.

③ 발 받침대는 다리가 걸리지 않도록 젖혀 놓는다.

④ 요양보호사의 한발을 대상자의 무릎 사이에 끼운다.

⑤ 대상자가 건강한 쪽 손으로 고정된 휠체어 팔걸이를 잡도록 한다.

⑥ 대상자의 겨드랑이 밑으로 요양보호사의 손을 넣어 의자 깊숙이 앉힌다.

⑦ 앉은 후 발 받침대를 내려놓아 다리를 발 받침대에 차례로 올려 놓는다.

(3) 휠체어에서 침대로 옮기기

① 편마비 대상자의 경우에는 건강한 쪽이 침대와 평행 또는 30~45° 비스듬히 휠체어를 두고 잠금장치를 잠근다.

② 요양보호사는 발 받침대를 젖히고, 마주서서 대상자의 다리를 바닥으로 내리고 둔부를 앞으로 당겨, 요양보호사의 무릎으로 대상자의 불편한 쪽 무릎을 지지한 상태로 대상자를 일으킨다.

③ 선 자세에서 방향을 바꾸어 대상자가 건강한 쪽 손으로 침대를 잡으며 앉는다.

(4) 바닥에서 휠체어로 옮기기

① 잠금장치를 잠근다.

② 바닥에 무릎을 대고 한 손으로 휠체어를 잡게 한다.

③ 요양보호사는 대상자 뒤에서 허리를 잡아서 휠체어에 앉힌다.

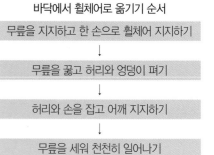

바닥에서 휠체어로 옮기기 순서

무릎을 지지하고 한 손으로 휠체어 지지하기
↓
무릎을 꿇고 허리와 엉덩이 펴기
↓
허리와 손을 잡고 어깨 지지하기
↓
무릎을 세워 천천히 일어나기

(5) 휠체어에서 바닥으로 옮기기

① 잠금장치를 잠근다.

② 발 받침대 올린 후 발을 바닥에 내려놓는다.

③ 요양보호사는 대상자 뒤에서 허리를 잡아주어 대상자가 바닥에 앉도록 한다.

(6) 휠체어에서 이동식 좌변기로 옮기기

① 잠금장치를 잠근다.

② 발 받침대를 세우고 발을 바닥에 지지하게 하여 요양보호사의 무릎으로 대상자의 불편한 쪽 무릎을 지지하고 휠체어 손잡이를 잡고 일어서도록 한다.

③ 대상자는 허리를 돌려 손잡이를 잡고 좌변기로 이동하고 요양보호사는 대상자의 허리를 지지한다.

(7) 휠체어에서 자동차로 이동하기

① 자동차 주차 시 휠체어가 충분히 다가갈 수 있는 공간을 확보한다.

② 자동차의 뒷문을 열고 휠체어를 자동차와 평행하게 놓거나 약간 비스듬히 하여 놓는다.

③ 휠체어 잠금장치를 고정하고 발판을 접은 후 대상자의 양쪽 발이 바닥을 지지할 수 있도록 내려놓는다.

④ 요양보호사 무릎으로 대상자의 마비 측 무릎을 잘 지지하고 대상자를 일으켜 대상자의 엉덩이부터 자동차시트에 앉게 한다.

⑤ 대상자 다리를 한 쪽씩 올려놓은 후 대상자의 엉덩이 또는 상체를 좌우로 이동시켜 자동차 시트에 깊숙이 앉게 한다.

⑥ 휠체어를 접어 자동차 트렁크에 싣는다.

⑦ 대상자와 동승하는 경우에는 반드시 대상자 옆자리에 앉아서 도와야 한다.

(8) 자동차에서 휠체어로 이동하기

① 휠체어를 안전하게 놓을 수 있도록 자동차를 주차한다.

② 휠체어를 내려 편 후 대상자 쪽 문으로 다가가 자동차와 평행하거나 조금 비스듬하게 놓고 잠금장치를 잠근다.

③ 한 쪽 팔로 대상자의 어깨를 지지하면서 대상자 다리부터 밖으로 내린다.

④ 대상자의 양쪽 발이 충분히 바닥을 지지하게 하고 요양보호사 무릎으로 대상자의 마비 측 무릎을 지지하면서 일으켜 휠체어로 돌려 앉힌다.

5. 보행 돕기

(1) 선 자세에서 균형 잡기

① 불편한 쪽을 지지하며 대상자가 의자나 손잡이를 잡고 똑바로 서 있는 자세로 3분간 서 있을 수 있도록 연습한다.

② 제자리걸음과 같은 준비운동을 하거나 전후좌우로 이동할 수 있도록 보조한다.

(2) 보행벨트 사용하기

① 보행벨트의 안전잠금을 위한 끈이나 패드의 상태, 벨트 손잡이의 바느질 상태를 확인한다.

② 대상자의 허리 부분에 맞춰 벨트를 묶는다.

③ 보행 전에 벨트나 끈이 풀리지 않았는지 확인한다.

④ 요양보호사는 대상자의 불편한 쪽 뒤에 서서 벨트 손잡이를 잡는다.

⑶ 성인용 보행기 사용 돕기

팔꿈치가 30° 구부러지도록 대상자를 둔부 높이로 조절한다.

양쪽 다리 모두 약한 경우	• 보행기를 앞으로 한 걸음 정도 옮긴다. • 보행기 쪽으로 한쪽 발을 옮긴다. • 나머지 한쪽 발을 먼저 옮긴 발이 나간 지점까지 옮긴다.
한쪽 다리만 약한 경우	• 약한 다리와 보행기를 함께 앞으로 한 걸음 정도 옮긴다. • 일단 체중을 보행기와 손상된 다리 쪽에 의지하면서 건강한 다리를 앞으로 옮긴다.

⑷ 지팡이 이용 보행 돕기

① 대상자의 건강한 쪽 손에 지팡이를 쥐어 준다.

② 지팡이를 사용하는 쪽 발의 새끼발가락으로부터 앞 15cm, 옆 15cm 지점에 지팡이 끝이 오게 한다.

③ 지팡이를 쥔 쪽 반대편 불편한 발을 먼저 옮긴 후 건강한 다리를 옮긴다.

④ **옆에서 보조** : 요양보호사는 지팡이를 쥐지 않은 옆쪽에 위치하여 겨드랑이에 손을 끼워 넣어 대상자가 넘어지지 않도록 단단하게 잡는다.

⑤ **뒤에서 보조** : 요양보호사는 대상자의 뒤쪽에 위치하여 한 손은 대상자의 허리 부위를 잡고 다른 한 손은 대상자의 어깨 부위를 잡는다.

⑥ **계단을 오를 때** : 지팡이 → 건강한 쪽 다리 → 마비된 쪽 다리

⑦ **계단을 내려갈 때** : 지팡이 → 마비된 다리 → 건강한 쪽 다리

> TIP
>
> **지팡이 길이 결정 방법**
> • 지팡이를 한 걸음 앞에 놓았을 때 팔꿈치가 약 30° 구부러지는 정도
> • 지팡이의 손잡이가 대상자의 둔부 높이
> • 평소 신는 신발을 신고 똑바로 섰을 때 손목 높이

6. 이송 돕기

외상이 없는 경우	• 굴리거나 밀고 당길 수 없는 대상자는 들어올린다. • 대상자의 체중이 요양보호사의 양쪽 발에 골고루 나누어 실리도록 등을 곧게 펴게 하고 무릎을 굽힌다. • 요양보호사는 대상자 쪽으로 바짝 붙어서 손 전체를 이용하여 대상자를 잡는다. • 요양보호사의 한쪽 발을 다른 쪽 발보다 약간 앞쪽에 위치하며 발에 단단히 힘을 준다.
외상이 의심될 경우	• 척추고정판을 대상자 바로 옆에 놓아둔다. • 대상자의 몸을 요양보호사 쪽으로 돌린다. • 척추고정판을 대상자 밑에 넣는다. • 척추고정판 중앙에 대상자를 놓도록 한다. • 척추고정판에 무릎, 손목과 엉덩이, 위팔 순서로 고정시킨다.
1인 부축하기	요양보호사는 대상자의 손상되지 않은 쪽에 서서 대상자의 손상되지 않은 쪽(건강한) 팔을 요양보호사의 어깨에 걸치게 하고 대상자의 손목을 잡고 이송한다.

❼ 감염성 질환 예방

1. 감염

(1) 감염의 증상

① 감염 발생 부위 증상 : 열감, 발적, 통증, 부종, 삼출액 증가

② 호흡기계 감염 : 인후통, 기침, 객담, 호흡곤란

③ 요로감염 : 하부복통, 배뇨통, 빈뇨, 잔뇨감, 급박뇨, 야뇨, 소변색의 변화, 악취 심한 소변, 요도 분비물, 요도 소양감(가려움증), 발열, 오한, 옆구리 부위의 통증, 오심, 구토, 간혹 설사

④ 전신 증상 : 안면홍조, 발열, 발진, 피곤, 의욕상실, 두통, 근육통, 빈맥(100회 이상/분), 식욕 저하, 탈수

 POINT　감염이란 세균이나 바이러스, 곰팡이, 원생동물, 벌레와 같은 수많은 감염원들이 몸속으로 침입해 신체가 오염된 상태를 말한다.

(2) 감염 예방법

① 손 씻기

㉠ 흐르는 미온수로 손을 적시고, 일정량의 항균 액체 비누를 바른다. (일반적인 바 형태의 고체 비누는 세균으로 감염될 수 있다.)

ⓛ 비누와 물이 손의 모든 표면에 묻도록 한다.

ⓒ 손바닥과 손바닥을 마주 대고 문지른다.

ⓔ 손바닥과 손등을 마주 대고 문질러 준다.

ⓜ 손바닥을 마주 대고 손깍지를 끼고 문질러 준다.

ⓗ 손가락을 마주잡고 문질러 준다.

ⓢ 엄지손가락을 다른 편 손바닥으로 돌려주면서 문질러 준다.

ⓞ 손가락을 반대쪽 손바닥에 놓고 문지르며 손톱 밑을 깨끗하게 한다.

ⓩ 흐르는 온수로 비누를 헹구어 낸다.

ⓒ 일회용 수건 등으로 손의 물기를 제거한다. 젖은 수건에는 세균이 서식할 수 있으니, 사용한 수건은 세탁하여 건조한 후 다시 사용한다.

TIP

손 씻기 6단계 과정

제1단계
손바닥과 손바닥을 마주대고 문지른다.

제2단계
손등과 손바닥을 마주대고 문지른다.

제3단계
손바닥을 마주대고 손깍지를 끼고 문지른다.

제4단계
손가락을 마주잡고 문지른다.

제5단계
엄지손가락을 다른 편 손바닥으로 돌려주면서 문지른다.

제6단계
손가락을 반대편 손바닥에 놓고 문지르며 손톱 밑을 깨끗하게 한다.

---

② 분비물 처리

㉠ 배설물을 만질 때는 반드시 장갑을 착용한다.

㉡ 오염된 세탁물은 장갑을 끼고 격리 장소에 따로 배출한다.

㉢ 가정에서는 배설물이 묻은 의류나 물건을 따로 세탁하거나 씻는다.

㉣ 대상자가 사용하는 물품에 혈액이나 체액이 묻었을 때 찬물로 닦고 더운물로 헹구며 필요 시 소독한다.

㉤ 배설물 처리 후에는 장갑을 착용하였더라도 물과 비누로 손을 씻는다.

③ 대상자 위생관리

   ㉠ 목욕은 대상자의 피부에 있는 미생물을 제거하고 균의 전파를 줄이며 기분을 상쾌하게 한다.

   ㉡ 계속 누워있는 대상자는 땀이나 실금으로 인해 침구가 더러워진다. 침구를 깨끗하고 위생 적으로 관리하여 감염 위험을 줄인다.

   ㉢ 대상자가 입었던 옷도 깨끗이 세탁하여 청결을 유지한다.

④ 요양보호사 위생관리

   ㉠ 요양보호사는 철저한 위생관리를 통해 감염 위험으로부터 자신을 보호하고 대상자에게 감염전파 위험도 줄일 수 있다.

   ㉡ 청결을 위해 매일 샤워나 목욕을 하며 자주 칫솔질을 하여 치아의 건강을 유지한다.

   ㉢ 손을 자주 씻고, 피부가 트거나 갈라지면 세균이 자라기 쉬우므로 로션을 발라 보습한다.

   ㉣ 손톱밑은 균이 많으므로 손톱은 짧게 깎고, 가운이나 신발을 깨끗하게 유지한다.

   ㉤ 대상자와 접촉할 때는 분비물이 묻지 않게 주의한다.

   ㉥ 분비물에 오염된 물품은 정해진 곳에 버린다.

   ㉦ 필요시 보호 장구(마스크, 가운, 장갑 등)를 착용하고, 사용한 후에는 일회용 보호 장구는 재사용하지 말고 버린다.

⑤ 흡인 물품관리

용어해설

흡인
기도의 분비물을 배출하지 못하거나 연하를 못하여 생기는 코와 입의 가래나 분비물을 제거하는 것

   ㉠ 흡인은 음압을 이용하여 가래를 제거하는 것으로 감염과 출혈의 위험이 있다.

   ㉡ 가래가 담긴 흡인병은 분비물을 버리고, 1일 1회 이상 깨끗이 닦는다.

   ㉢ 한 번 사용한 카테터는 분비물이 빠질 수 있게 물에 담가 놓은 후 흐르는 물에 비벼 씻는다.

   ㉣ 카테터 등 고무 제품은 15분 이상 끓인 후 쟁반에 널어서 그늘에서 말린다.

POINT   흡인은 의료인이 실시하는 것이 원칙이다.

TIP   **흡인의 목적**
- 기도를 폐쇄하는 분비물을 효과적으로 제거하여 기도를 유지한다.
- 환기를 도모한다.
- 진단 목적으로 분비물을 채취한다.
- 분비물 축적으로 인한 감염을 방지한다.

❽ 복지용구 사용

1. 복지용구의 이해

⑴ 개요

① **대상** : 심신기능이 저하되어 일상생활을 수행하는 데 지장이 있는 자

② **목적** : 일상생활 또는 신체활동 지원

③ **고시** : 보건복지부장관

④ **한도** : 장기요양등급자는 연간 160만 원 한도 내에서 복지용구를 구입하거나 대여하여 사용 가능

⑵ **복지용구 품목 구분**

대여 품목(8종)	구입 품목(12종)
• 수동휠체어 • 전동침대 • 수동침대 • 이동욕조 • 목욕리프트 • 배회감지기 • 실외용 경사로 • 욕창예방 매트리스	• 이동변기 • 목욕의자 • 성인용 보행기 • 안전손잡이 • 미끄럼방지 용품(미끄럼방지 매트, 미끄럼방지액, 미끄럼방지 양말) • 간이변기(간이대변기 · 소변기) • 지팡이 • 욕창예방 방석 • 자세변환 용구 • 요실금 팬티 • 실내용 경사로 • 욕창예방 매트리스

※ 욕창예방 매트리스는 대여 또는 구입이 둘 다 가능한 품목이다.
※ 2020.3.1. 복지용구 급여범위 및 급여기준 등에 관한 고시에 의하여 대여만 가능했던 경사로가 실외용/실내용으로 구분된다.

2. 복지용구 주요 품목

⑴ **수동휠체어**

① 보행이 불가능하거나 장시간 보행이 힘든 경우 사용하며, 내구연한은 5년이다.

② 휠체어를 사용하지 않을 때는 평평한 지면에 두며 반드시 잠금장치를 잠가둔다.

③ 휠체어의 적정 공기압은 엄지손가락으로 힘껏 눌렀을 때 0.5㎝ 정도 들어가는 상태이다.

④ 타이어 공기압은 잠금장치 작동과 밀접한 관계가 있으므로 항상 적당한 공기압을 유지해야

한다.

⑤ 타이어 뒷바퀴 공기압이 너무 낮으면 잘 굴러가지 않고 잠금장치 기능이 약해진다.

⑥ 타이어 뒷바퀴 공기압이 너무 높으면 진동 흡수가 잘 되지 않는다.

⑦ 잠금장치가 고정되지 않을 때는 타이어 공기압을 확인하고 공기압이 정상이라면 휠체어 뒤의 주머니에 있는 스패너로 잠금장치 고정 볼트를 조절한 후 고정한다.

(2) 욕창예방 매트리스

① 매트리스의 교대부양을 통해 압력을 분산하고 통풍을 원활하게 하여 욕창을 예방한다.

② 보온성, 통기성, 탄력성, 흡습성 등이 뛰어나야 하며 내구연한은 3년이다.

③ 공기가 일정 간격으로 교대 주입되었다가 배기되는지 확인한다.

④ 날카로운 물건이나 열에 닿으면 매트리스가 터져서 공기압이 새어나오므로 조심해야 한다.

⑤ 24시간 사용하는 기구이므로 대상자 이외의 다른 사람이 매트리스에 올라가지 않는다.

⑥ 열을 발산하는 제품(찜질기 등)과 함께 사용하지 않는다.

(3) 욕창예방 방석

① 오랫동안 앉아 있거나 휠체어를 이용할 신체 압력을 분산할 욕창을 예방하기 위한 특수방석으로 내구연한은 3년이다.

② 통풍이 잘되고 세탁이 용이한 것을 선택한다.

(4) 침대

① 높낮이와 경사도 등을 리모콘으로 조절하는 전동 침대와 크랭크 손잡이를 돌려서 조절하는 수동 침대가 있으며 내구연한은 10년이다.

② 크랭크 손잡이는 침대의 다리판 쪽에 위치해야 하며, 사용하지 않을 경우에는 안전을 위하여 안으로 들어가는 수납 방식이어야 한다.

③ 바퀴가 구르지 않도록 잠금장치는 항상 잠가둬야 한다.

④ 잠금장치를 잠근 상태에서 강제로 이동하지 않는다.

⑤ 크랭크 손잡이는 회전방향 표시에 따라 작동시키며, 크랭크 손잡이 회전이 멈춘 상태에서 강제로 회전시키지 않는다.

⑥ 사용하지 않을 때는 높낮이를 가장 낮은 위치에 오도록 한다.

⑦ 낙상을 예방하기 위해 대상자가 침대 위에 있을 때는 항상 침대난간을 올려놓는다.

> **침대 조작방법 및 순서**
> • **등판, 다리판 각도 조절** : 크랭크 손잡이를 펴서 오른쪽으로 회전시키면 등판, 다리판이 올라가고 왼쪽으로 회전시키면 내려간다.
> • **침대난간** : 올리거나 내릴 경우 잘 고정되었는지 대상자의 신체 부위가 끼이지 않았는지 확인한다.
> • **바퀴** : 침대 이동 및 고정시 필요하며, 개별 잠금장치가 있어 페달을 발로 밟아 고정하거나 해제한다.

⑸ **지팡이**

① 보행이 불편한 대상자가 사용하는 보행 보조도구로, 가장 많이 사용하는 지팡이는 T자형 한발 지팡이이다.

② 지팡이의 길이는 대상자의 키에 맞춰야 하며 내구연한은 2년이다.

③ 지팡이를 사용하는 쪽 발의 새끼발가락부터 바깥쪽 15㎝ 지점에 지팡이로 바닥을 짚은 상태에서 팔꿈치를 20~30° 정도 구부린 높이가 좋다.

④ 지팡이는 조금만 짧거나 길어도 걷기가 매우 불편하므로 길이를 적절하게 맞춰야 한다.

⑤ 지팡이 바닥 끝 고무의 닳은 정도를 수시로 확인해야 하며, 고무가 닳았을 경우 미끄러져 넘어질 수 있다.

지팡이의 종류

한발 지팡이	네발 지팡이
• 작고 간단하고 가볍다. • 다른 보조도구와 비교하여 균형감각 등을 향상하는 데 좋다. • 지팡이 중 안정성은 가장 떨어진다.	• 대상자가 설 수 있어야 사용할 수 있다. • 일반 지팡이보다 기저면이 넓어 손이나 팔을 이용해서 체중을 지지하는 데에 도움을 줄 수 있다.

⑹ **성인용 보행기**

① 보행이 불편한 경우 실내외에서 스스로 이동할 수 있도록 보조바퀴가 달린 기구로, 내구연한은 5년이다.

② 체중을 지탱할 수 있어야 하며, 키에 맞춰 높이를 조절할 수 있어야 한다.

③ 휴식 시에는 반드시 잠금장치를 잠가 낙상을 예방한다.

④ 보행기가 갑자기 꺾이거나 바퀴가 빠져서 넘어지는 사고가 많으므로 항상 주의한다.

TIP

성인용 보행기의 종류

일반 보행기	보행보조차(실버카)	보행차
• 대체로 안정성이 높다. • 팔과 손을 이용하므로 다리의 체중부하 없이 이동할 수 있다. • 느린 걸음으로 걸어야 한다.	• 다른 보행기에 비해 빠르게 걸을 수 있다. • 의자와 바구니가 달린 것이 특징이다. • 잠금장치 손잡이가 있다. • 가장 불안정한 보행기로 어느 정도 균형감각과 보행능력이 있는 대상자가 사용해야 한다. • 손과 팔 지지대는 체중지지 기능이 거의 없다. • 잠시 휴식할 때 앉을 곳이 필요한 대상자에게 적합하다.	• 잘 걷지 못하는 대상자가 주로 실내외에서 사용하는 보행보조 도구이다. • 체중을 지지하고 균형을 잡아주기 때문에 지팡이보다 안정적으로 걸을 수 있다. • 뒤로 잘 넘어지는 사람이나 뇌졸중으로 반신마비가 된 사람은 사용에 신중해야 한다. • 지팡이로 걷는 연습을 하기 바로 전 단계에서 사용한다.

⑺ **이동변기**

① 화장실까지 이동하기 어려운 경우 용변을 안전하게 볼 수 있도록 도와주는 용품으로 내구연한은 5년이다.

② 대소변 받이(변기통)는 탈부착하여 청소할 수 있어야 한다.

③ 편안히 오랫동안 앉아있을 수 있도록 팔걸이와 등받이가 있어야 한다.

④ 물로 세척을 하거나 소독약으로 소독할 수 있는 재질이어야 한다.

⑤ 대상자의 무게를 충분히 견딜 수 있도록 튼튼해야 한다.

⑻ **간이변기**

① 이동이 불편한 대상자가 침대 등에서 용변을 해결하기 위해 사용된다.

② 반듯이 누운 자세에서 사용한다. 가정에서 사용할 때에는 높이가 낮은 플라스틱재의 소형변기를 사용하는 것이 좋다.

③ 간이변기는 사용 후 덮개로 간이소변기 입구를 막았을 때 오염물이 간이변기 외부로 누출되지 않아야 한다.

④ 열탕으로 소독할 수 있도록 충분한 내열성이 있어야 한다.

⑤ 소변기는 소변량을 측정할 수 있도록 눈금이 있어야 하며, 소변색을 볼 수 있도록 흰색이거나 투명해야 한다.

(9) **안전손잡이**

① 거동이 불편한 대상자가 자주 왕래하는 장소(거실, 화장실 등)에 손잡이를 달아 대상자의 자립성을 높여주는 도구이다.

② 녹이 슬지 않고 미끄러지지 않는 재질이 좋다.

③ 선정 시 고려사항 : 미끄럼방지, 돌출부 없음, 편리성, 안전성

(10) **목욕의자**

① 불편한 대상자를 목욕시킬 때나 머리를 감길 때 대상자의 자세 유지와 간호하는 사람의 부담을 경감해 주며, 내구연한은 5년이다.

② 앉는 면이 높지 않고, 등받이가 높고, 팔걸이가 있으며, 기대어 앉아도 넘어지지 않는 안정적인 것이 좋다.

(11) **자세변환 용구**

① 거동이 불편한 대상자의 자세와 위치를 변환하기 위한 용구이다.

② 누워 있을 때 등에 까는 시트나 몸에 받쳐서 자세를 바꿀 수 있는 쿠션 등이 이에 속한다.

TIP 자세변환 용구의 종류

자세변환용 시트	자세변환용 쿠션
• 신체 아래에 쉽게 깔고, 쉽게 사용할 수 있어야 한다. • 시트의 겉감과 안감은 대상자가 쉽게 자세를 바꿀 수 있도록 마찰이 적은 재료여야 한다. • 대상자의 몸 아래에 깔았을 때 자세가 불편하지 않은 정도의 높이여야 한다.	• 쿠션에 부착된 지퍼는 대상자의 신체와 접촉되지 않도록 감춰져 있어야 한다. • 내부 충전재가 커버 밖으로 나오지 않아야 하며, 너무 딱딱하지 않아야 한다. • 너무 미끄럽지 않아야 한다. • 커버를 분리해서 세척, 소독할 수 있고, 변색되지 않는 것이어야 한다.

(12) **목욕리프트**

① 입욕 시 높낮이를 조절하여 목욕을 보조하는 용품으로, 내구연한은 3년이다.

② 다리가 불편한 대상자가 목욕할 때 편리하다.

③ 감전예방을 위해 충전용 배터리만 목욕리프트의 전원으로 사용해야 한다.

④ 등받이 각도가 조절되고 높낮이가 자동으로 조정되어야 한다.

⒀ 이동욕조

① 침대 위나 거실 등에서 편리하게 목욕할 수 있는 이동형 욕조이다. 접거나 공기를 빼서 보관할 수 있어 편리하고 내구연한은 5년이다.

② 인체에 접촉하는 면은 매끄럽고 사용상 해로운 결점이 없어야 한다.

③ 공기주입 및 조립은 간단하고, 팽창한 상태에서 변형이나 흠이 없어야 한다.

④ 응급상황 발생 시에는 배수밸브를 열어 즉시 물을 뺀다.

⒁ 미끄럼방지 용품

① 거동이 불편한 대상자가 실내에서 미끄러져 넘어지면 중상을 입을 가능성이 높으므로 미끄럼을 방지하기 위해 미끄럼방지 용품을 사용한다.

② 미끄럼방지 용품으로 미끄럼방지매트, 미끄럼방지테이프, 미끄럼방지양말, 미끄럼방지액 등이 있다.

⒂ 요실금 팬티

① 요실금 팬티는 일반 섬유 팬티에 방수패드가 부착된 형태이다.

② 세탁 후 반복 사용이 가능해 경제적이다.

⒃ 배회감지기

① 치매증상이 있거나 배회 또는 길 잃음 등 문제행동을 보이는 대상자의 실종을 미연에 방지하는 장치로, 내구연한은 5년이다.

② 매트형의 경우 밟거나 센서를 통과할 때 작동이 잘 되는지 점검한다.

③ GPS형의 경우 분실 위험이 있으며, 물에 젖으면 오작동할 수 있으므로 주의한다.

TIP | 배회감지기의 종류

매트형	위성항법장치형(GPS)
침대 또는 바닥에 설치하여 대상자가 영역을 벗어날 경우 가족이나 보호자에게 소리 또는 빛, 문자 등으로 알림을 보내어 사전에 대상자의 움직임을 확인하게 하는 장치	위치추적 서비스로 치매증상이 있는 대상자의 위치를 컴퓨터나 핸드폰으로 가족이나 보호자에게 알려주는 장치

⒄ 경사로

① 휠체어를 이용하는 대상자의 이동성을 확보하고 안전사고를 예방하기 위해 사용된다.

② 대상자의 정신적, 신체적 부담을 감소시켜 주며 내구연한은 8년이다.

Part 1 요양보호와 인권

Part 2 노화와 건강증진

Part 3 요양보호와 생활 지원

Part 4 상황별 요양 보호 기술

❾ 안전 관리

1. 낙상

⑴ 낙상 유발 위험요인

① 보행 장애가 있는 질환을 앓고 있는 사람

② 기립성 저혈압이 있는 사람

③ 4가지 이상 약물을 복용하고 있는 사람

④ 발에 이상이 있거나 적절한 신발을 착용하지 않은 사람

⑤ 시력이 떨어져 있는 사람

⑥ 집 안에 낙상 위험 요인이 있는 경우

> **TIP**
> 낙상을 일으키는 요인
> • **신체적 요인** : 운동장애나 심장 질환, 빈혈, 시력 저하 등
> • **환경적 요인** : 집 안 환경이나 외부 환경 등
> • **행동적 요인** : 지나친 음주나 개인의 활동량 저하 등

⑵ 낙상 예방법

① 약물 복용에 대해 의사에게 확인받고 과음 삼가기

② 시력이 나빠지면 자신에게 맞는 안경 쓰기

③ 집 안 환경을 안전하게 만들기

④ 하지 근력 강화를 위해 꾸준히 운동하기

⑶ 장소에 따른 낙상 예방법

계단	손잡이와 미끄럼 방지 장치를 만듦
욕실	• 손잡이를 만듦　　　　　　　　　• 미끄럼 방지 매트를 사용함
거실, 복도	• 가능하면 문턱을 없애고 문턱이 있는 경우 경사도를 설치함 • 전기 코드는 방 모서리로 돌리거나 테이프 등으로 고정함 • 주위의 물건을 최소화하고 정리함 • 바닥에 물기를 바로 닦음 • 미끄럼 방지 매트를 사용함
조명	• 야간등을 켜둠　　　　　　　　　• 손 가까이에 전등 스위치를 둠 • 직사광선을 막기 위해 스크린이나 블라인드를 사용함

침대	• 침대 난간을 만듦 • 침대 높이를 낮춤	• 미끄러지지 않도록 바퀴에 잠금장치를 함
화장실	• 화장실에 손잡이를 만듦 • 이동식 좌변기는 미끄러지지 않도록 고정하고 손잡이를 만듦 • 화장실 바닥에 물기를 없앰	

2. 재해

(1) 화재

① 봄철(3월~5월)에는 습도가 떨어지고 바람이 강하게 불어 화재가 발생하기 쉽다.

② 식용유 등의 기름을 사용하여 조리할 때는 주방을 떠나지 않는다.

③ 화재 시 엘리베이터 사용은 금하고 계단을 이용해 이동한다.

④ 뜨거운 연기는 천장으로 올라가고 차가운 공기는 아래로 내려오므로 최대한 자세를 낮춘다.

⑤ 연기가 많은 경우 기어서 이동하되 배는 바닥에 닿지 않게 한다.

⑥ 방을 나간 다음에 문을 닫아두면 불과 연기가 퍼지는 속도를 늦출 수 있다.

⑦ 야간 화재 시 벽을 짚은 손을 바꾸면 오히려 더 깊은 실내로 들어갈 수 있으므로 벽을 짚은 손을 바꾸지 않는다.

(2) 수해와 태풍

① 상수도의 오염에 대비하여 욕조에 물을 받아 둔다.

② 물이 빠진 후에는 새어 나온 가스가 집 안에 축적되어 있을 수 있으므로 성냥불이나 라이터를 사용하지 않는다.

③ 홍수로 밀려온 물은 오염되었을 가능성이 크므로 물에 젖지 않게 한다.

④ 자동차 연료는 미리 채워둔다.

⑤ 농촌에서는 논둑이나 물꼬의 점검을 위해 나가지 않는다.

⑥ 실내에서는 출입문과 창문을 모두 닫고 창문에서 최대한 떨어진 곳에 머문다.

(3) 지진

① 크고 견고한 구조물의 아래 또는 옆으로 피난하여 몸을 웅크린다.

② 집안에서는 탁자 아래로 들어가 몸을 보호하고 탁자 다리를 꼭 잡는다.

③ 건물 밖으로 나갈 때는 엘리베이터 사용을 금하고 계단을 이용한다.

④ 건물 밖에서는 가방이나 손으로 머리를 보호하고 건물과 거리를 둔다.

⑤ 신속하게 운동장이나 공원 등 넓은 공간으로 대피한다.

⑷ 정전

① 정전에 대비해 손전등을 미리 준비해 둔다.

② 전기기기의 동시 사용을 자제하고 별도의 전용 콘센트를 사용한다.

③ 정전이 된 때는 누전차단기의 이상 유무를 확인한다.

④ 정전 복구 후에는 가전제품을 플러그에 하나하나 시간 간격을 두고 꽂아야 과전류에 의한 손상을 막을 수 있다.

⑤ 냉동식품을 점검하여 변질되었으면 버린다.

 POINT　인공호흡기나 흡인기를 사용하는 대상자가 있는 장기요양기관은 정전에 대비하여 보조전원장치를 마련해 두어야 한다.

⑸ 전기사고

① 하나의 콘센트에 여러 개의 전기코드를 꽂지 않도록 하며 연결코드는 가급적 사용하지 않는다.

② 의료기기는 반드시 접지용 3핀 플러그를 사용한다.

③ 물은 전기를 전도시키므로 습기가 있는 곳에서는 가급적 전기 기구를 사용하지 않는다.

④ 전기가 꼭 필요한 세면대, 욕조, 샤워장 등에서는 콘센트에 보호용 커버를 씌워 사용한다.

⑤ 전기기구 물품 세척 시나 수선 시에는 절대 전기를 연결하지 않는다.

⑥ 만일 전기 쇼크를 입으면 전류가 차단될 때까지 다른 사람이 닿지 않도록 해야 한다.

Chapter 01 적중문제

• 신체활동 지원

01

노인 영양결핍의 주요 지표에 해당하는 것은?

① 부적절한 음식섭취
② 빈곤
③ 체중감소
④ 사회적 고립
⑤ 장기간의 약물사용

▶01
• **위험 요인** : 부적절한 음식섭취, 빈곤, 사회적 고립, 의존/불능, 급성/만성질환, 장기간의 약물 사용, 80세 이상의 고령 등
• **영양결핍 주요 지표** : 체중감소, 마르고 약해보임, 기능 상태 변화, 부적절한 식이 등

02

노인의 식사관찰에 필요한 정보와 관련이 없는 것은?

① 식품 섭취
② 요양보호사의 개인적 취향
③ 문화적 배경
④ 사회경제적 상태
⑤ 환경 상태

▶02
식사관찰 시에는 식품 섭취, 음식 종류, 문화적 배경, 사회경제적 상태 및 환경 상태 등의 정보가 필요하다.

03

가정에 사는 노인의 식사관찰과 관련이 없는 내용은?

① 노인이 좋아하는 음식과 식습관을 관찰한다.
② 노인의 투약상태와 섭취하는 음식물과의 상호작용을 파악한다.
③ 노인으로 하여금 식사시간과 음식의 가격, 음식의 질을 기록하게 하는 것이 좋다.
④ 24시간 동안 섭취한 모든 음식을 기록하게 한다.
⑤ 식이사정은 영양장애를 발견하고 다른 건강문제를 발견하는 데 유용하다.

▶03
노인의 식사사정 방법
• 노인의 식사 시간, 음식의 종류와 양 기록
• 24시간 먹은 모든 음식을 기록
• 좋아하는 음식과 식습관 사정
• 투약 상태와 음식물의 상호작용 파악

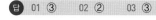
답 01 ③ 02 ② 03 ③

04

다음 중 노인 영양상태 연결이 잘못된 것은?

① 연령증가와 함께 열량 요구가 감소하여 급격하게 체중이 빠진다.
② 연령이 많아짐에 따라 위장관계 변화, 수분섭취 감소, 섬유질섭취 감소, 활동 저하 등으로 변비가 생길 수 있다.
③ 노인에게 흔히 나타나는 골다공증은 무기질과 단백질의 화학적 비율에는 변화가 없이 뼈의 중량만이 감소하는 것을 말한다.
④ 불충분한 철분섭취나 흡수장애로 빈혈이 나타날 수 있다.
⑤ 골수의 변화 및 영양소결핍으로 인해 조혈작용이 떨어지거나 단백질과 열량 부족으로 적혈구 생성이 감소되어 노인성 빈혈이 초래된다.

▶04
연령증가와 함께 열량 요구는 감소하나 식습관은 그대로 유지되어 비만이 생길 수 있다.

05

식이섬유소의 효과로 옳지 않은 것은?

① 직장암 예방　　　　② 미용과 다이어트에 도움
③ 변비 예방　　　　　④ 혈당조절, 식욕조절
⑤ 혈중 콜레스테롤 증가

▶05
식이섬유소의 효과
• 변비와 각종 대장질환을 예방·치료
• 피부 미용과 다이어트에 도움
• 발암물질의 흡착 배출
• 혈당조절, 식욕조절
• 고지혈증 등의 심혈관 질환을 예방
• 중금속 등의 독성물질의 흡수

06

경구영양 돕기에 대한 설명으로 틀린 것은?

① 경구영양의 목적은 적절한 영양 상태를 유지하도록 음식 섭취를 돕는 데 있다.
② 요양보호사는 대상자가 불편함 없이 식사하도록 도와주어야 하며, 적절한 영양소가 공급되고 있는지를 살펴보아야 한다.
③ 사레를 예방하기 위해 가능하면 5분 정도 앉아 있도록 한다.
④ 대상자의 건강상태에 따라 일반식, 유동식, 치료식 등을 제공한다.
⑤ 식욕이 없는 경우에는 적은 양의 음식을 여러 가지 준비한다.

▶06
사레를 예방하기 위해 가능하면 30분 정도 앉아 있도록 한다.

07

요양보호사가 음식을 제공할 때 대상자가 사레가 들려 질식할 위험이 있다. 이를 방지하기 위한 주의사항으로 맞지 않는 것은?

① 삼키기 쉬운 자세를 취한다.

② 위와 가슴을 압박하지 않는 옷과 침구를 사용한다.

③ 삼키기 쉽도록 된장국, 수프, 차, 물 등으로 먼저 목과 입안을 축이고 나서 고형물질을 섭취하도록 한다.

④ 식사를 할 때에는 대상자가 소화가 잘 되도록 이야기를 해준다.

⑤ 충분히 씹어 먹을 수 있는 양을 입에 넣어주고, 완전히 삼켰는지를 확인하고 난 다음에 음식을 입안에 넣어 준다.

▶07

식사를 할 때에는 식사에 집중하도록 이야기를 피한다.

08

편마비가 있는 대상자의 경구영양 돕기 방법으로 잘못된 내용은?

① 수건이나 방수 턱받침을 대상자 턱 밑을 중심으로 고정시킨다.

② 대상자 스스로 식사할 수 없는 것으로 판단하고 요양보호사가 입으로 넣어주어야 한다.

③ 대상자의 건강한 쪽에서 음식을 제공한다.

④ 빨대를 사용할 경우 손가락 사이에 빨대를 고정시킨 후 대상자 입에 물린다.

⑤ 숟가락 끝부분을 입술 옆쪽에 대고 숟가락 손잡이를 머리 쪽으로 약간 올려 음식을 먹인다.

▶08

메뉴에 맞춰 젓가락, 포크, 숟가락 등을 준비하고 대상자 스스로 식사할 수 있도록 식사 방법을 고안한다.

답　04 ①　　05 ⑤　　06 ③　　07 ④　　08 ②

Part 1 요양보호와 인권

Part 2 노화와 건강증진

Part 3 요양보호와 생활 지원

Part 4 상황별 요양 보호 기술

243

09

요양보호사의 비위관 영양 돕기로 올바르지 않은 것은?

① 대상자에게 식사 시간임을 알리며 비위관 영양의 절차에 대해 설명한다.

② 처방에 따라 준비된 영양액을 따뜻하게 준비한다.

③ 비위관을 통해 영양 주입을 할 때 간호사를 보조한다.

④ 비위관을 통해 영양 주입 시 비위관이 빠졌을 경우 직접 처리한다.

⑤ 비위관을 통해 영양 주입 후 대상자가 반좌위로 30분 정도 앉아 있도록 보조한다.

▶09
비위관을 통해 영양 주입 시 비위관이 빠졌을 경우 즉시 시설장, 간호사에게 보고한다.

10

요양보호사가 투약 돕기를 할 때 주의사항으로 올바르지 않은 것은?

① 약사나 간호사의 지시에 따라 복약 돕기를 한다.

② 대상자가 약을 삼키지 못할 경우에는 분쇄하지 말고 의료진의 지시에 따른다.

③ 잘못 복용했을 경우 곧바로 응급처치를 한다.

④ 유효기간이 지났거나 확실하지 않은 약은 절대 사용하지 않는다.

⑤ 특별한 지시가 없는 한 두 가지 이상의 약을 섞어 주지 않는다.

▶10
잘못 복용했을 경우 간호사에게 보고 후 응급처치를 받도록 한다.

11

경구약 복용 시 주의사항으로 맞는 내용은?

① 가루약의 경우 바늘을 제거한 주사기를 이용하여 녹인 가루약을 흡인하여 입안으로 조금씩 주입한다.

② 알약의 경우 약병에서 손으로 따른다.

③ 알약 투여 시 노인이 직접 먹도록 손바닥에 준다.

④ 라벨의 반대쪽이 손바닥에 오도록 쥐고, 라벨이 붙은 쪽으로 용액을 따른다.

⑤ 약은 붓고 나서 혼합하고, 색이 변하거나 혼탁한 약물을 사용해도 상관없다.

▶11
경구약 복용 시 주의 사항
• 알약의 경우 약병에서 약 뚜껑에 직접 따르고 손으로 만지지 않는다.
• 알약 투여 시 노인의 경우 직접 입안에 넣어준다.
• 라벨이 붙은 쪽이 손바닥에 오도록 쥐고, 라벨의 반대쪽 방향으로 용액을 따른다.
• 약을 붓기 전에 약물을 혼합하고, 색이 변하거나 혼탁한 약물을 폐기한다.

12

주사주입 대상자 돕기를 할 때 주의사항으로 틀린 것은?

① 의복을 갈아입거나 대상자가 이동할 때는 수액세트가 당겨지거나 주사바늘이 빠지지 않도록 한다.

② 간호사가 바늘을 제거한 후에도 통증 완화를 위해 절대 비비지 않는다.

③ 정맥주입 속도가 유지되는지 수시로 확인한다.

④ 수액 병은 항상 대상자의 심장보다 낮게 유지한다.

⑤ 주사부위의 통증, 부종이 있는 경우 조절기를 잠근 후 즉시 간호사 등에게 보고한다.

▶12
수액 병은 항상 대상자의 심장보다 높게 유지한다.

13

약 보관 시 주의사항으로 틀린 것은?

① 알약은 직사광선을 피해 보관해야 한다.

② 유효기간이 지나도 오래되지 않은 것은 사용해도 상관없다.

③ 꺼낸 시럽을 다시 병에 넣는 것은 약 변질의 원인이 되므로 버려야 한다.

④ 치매 대상자의 약은 안전한 곳에 보관하고 가능하면 대상자의 손에 닿지 않게 한다.

⑤ 가루약을 먹일 때 사용하는 숟가락에 이물질이나 물기가 있으면 변질되기 쉬우므로 주의해야 한다.

▶13
유효기간이 지난 것은 폐기해야 한다.

14

침상배설 돕기의 주의사항으로 관련 없는 내용을 고르면?

① 화장실까지 가지 못하거나 침대에서 내려올 수 없는 대상자에게 시행한다.
② 대상자가 요의나 변의를 호소할 때 즉시 배설할 수 있도록 도와준다.
③ 대상자의 침상배설을 돕는 과정에서 참지 못하고 실수하는 경우 대상자가 위축되지 않도록 주의해야 한다.
④ 프라이버시 유지를 위해 배변 시 불필요한 노출을 방지한다.
⑤ 대상자가 스스로 할 수 없으므로 요구 시 요양보호사가 책임지고 계속 도와준다.

▶14
대상자가 스스로 배설할 수 있도록 배변, 배뇨 훈련에 적극적으로 참여하도록 격려한다.

15

침상배설 돕기의 방법을 설명한 것으로 옳지 않은 것은?

① 대상자를 확인하고 절차를 설명한 뒤 커튼이나 스크린으로 가린다.
② 손을 씻은 후 일회용 장갑을 낀다.
③ 변기는 따뜻한 물로 데워서 침대 옆이나 의자 위에 놓는다.
④ 배설 시 용변을 편안하게 볼 수 있도록 조용해야 한다.
⑤ 허리 아래 부분을 무릎덮개로 늘어뜨린 후 바지를 내린다.

▶15
배설 시 소리가 나는 것을 방지하기 위해 변기 밑에 화장지를 깔고 TV를 켜거나 음악을 틀어 놓는다.

16

요양보호사의 이동변기 사용 돕기 시 주의사항으로 틀린 내용은?

① 서거나 앉는 것은 가능하나 화장실까지 걷기 어려운 대상자에게 시행한다.
② 대상자가 표현하는 비언어적 요의, 변의에도 항시 유의하여 즉시 배설을 해결할 수 있도록 도와주어야 한다.
③ 스스로 배설에 성공할 경우 이를 적극 격려하여 배변, 배뇨 훈련에 성취감을 느낄 수 있도록 도와준다.
④ 배설이 어려울 때는 나올 때까지 기다려야 한다.
⑤ 이동식 좌변기는 매번 깨끗이 씻어 두어 배설물이 남아 있거나 냄새가 나지 않도록 한다.

▶16
배설이 어려울 때는 미온수를 항문이나 요도에 끼얹어 자극을 준다.

17

요양보호사의 기저귀 사용 돕기 시 주의사항으로 틀린 내용은?

① 요실금이나 변실금 대상자에게 시행한다.
② 부득이한 경우가 아니라면 대상자에게 바로 기저귀를 채우는 것은
  좋지 않다.
③ 기저귀는 계속 착용해야 한다.
④ 장기적으로 사용하는 경우 욕창예방에 주의를 기울인다.
⑤ 대상자가 춥지 않도록 불필요한 노출을 피한다.

▶17
외상으로 허리를 들 수 없거나 배변 욕구를 전혀 느끼지 못하는 경우, 치매 등으로 실금이 빈번할 경우와 같이 부득이한 경우가 아니라면 바로 기저귀를 채우는 것은 좋지 않다. 기저귀는 속히 갈아주어 습기가 차지 않도록 하고 배설시간을 파악한다.

18

감염이 발생한 부위에 특이적으로 나타나는 국소 증상으로 알맞지 않은 것은?

① 발적   ② 통증
③ 부종   ④ 알레르기
⑤ 삼출 및 배액의 증가

▶18
감염이 발생한 부위에 특이적으로 나타나는 국소 증상은 발적, 통증, 부종, 열감, 삼출 및 배액의 증가가 있다.

19

입안 닦아내기 순서로 가장 올바른 것은?

① 아래쪽 잇몸과 이 → 윗니와 잇몸 → 입천장 → 혀 → 볼 안쪽
② 아래쪽 잇몸과 이 → 윗니와 잇몸 → 혀 → 입천장 → 볼 안쪽
③ 윗니와 잇몸 → 아래쪽 잇몸과 이 → 혀 → 볼 안쪽 → 입천장
④ 윗니와 잇몸 → 아래쪽 잇몸과 이 → 볼 안쪽 → 혀 → 입천장
⑤ 윗니와 잇몸 → 아래쪽 잇몸과 이 → 입천장 → 혀 → 볼 안쪽

▶19
먼저 윗니와 잇몸을 닦고 거즈를 바꾸어 아래쪽 잇몸과 이를 닦은 다음 입천장, 혀, 볼 안쪽을 닦아낸다.

답 14 ⑤   15 ④   16 ④   17 ③   18 ④   19 ⑤

20

입안 헹구기의 방법으로 틀린 것은?

① 미지근한 물로 입안을 헹군다.

② 입안을 충분히 헹군 후 물받이 그릇에 뱉도록 한다.

③ 입안이 깨끗해질 때까지 여러 차례 헹구어 내고 마른수건으로 입 주위를 닦는다.

④ 입술이 건조하지 않도록 입술 보호제를 바르도록 한다.

⑤ 컵을 사용하는 것이 어려울 경우 손을 사용하도록 한다.

▶20
컵을 사용하는 것이 어려울 경우 빨대 달린 컵을 사용하도록 한다.

21

의치를 손질하는 방법으로 부적절한 것은?

① 의치를 뺄 때 요양보호사는 아랫니를 먼저 뺀다.

② 부분 의치의 경우, 클래스프를 손톱으로 끌어 올려 뺀다.

③ 의치는 흐르는 물에 칫솔을 이용하여 깨끗이 닦는다.

④ 의치세정제나 물이 담긴 보관용기에 의치를 보관한다.

⑤ 윗니를 끼울 때는 엄지와 검지로 잡아 엄지가 입안으로 들어가게 하여 한 번에 끼운다.

▶21
대상자 스스로 의치를 빼는 것이 입을 적게 벌릴 수 있어서 편안하다. 도움이 필요한 경우라면 윗니를 먼저 뺀다.

22

두발청결 돕기의 주의사항으로 틀린 설명은?

① 공복, 식후는 피하고 추울 때는 따뜻한 낮 시간대를 이용한다.

② 머리를 감기 전에 대소변을 보게 한다.

③ 모든 절차에 대해 미리 설명을 하여 편한 상태를 유지하도록 한다.

④ 머리감는 것은 대상자 스스로 하기 어려우므로 늘 도와주어야 한다.

⑤ 머리를 감은 후에는 헤어드라이어를 사용하여 말리는 것이 좋다.

▶22
대상자의 능력에 맞게 스스로 할 수 있는 것은 본인이 하도록 한다.

23

통 목욕 시 머리감기기 방법으로 부적절한 내용은?

① 귀에 물이 들어가지 않도록 귀막이 솜으로 양쪽 귀를 막는다.

② 목욕 의자에 앉히고 머리에 장신구를 제거하고 이물질이 있는지 확인한다.

③ 따뜻한 물로 머리를 적신다.

④ 소량의 샴푸를 덜어 머리와 두피를 손톱 끝으로 마사지한 후 헹군다.

⑤ 마른 수건으로 물기를 제거한 후 헤어드라이어로 머리를 말린다.

▶23
소량의 샴푸를 덜어 머리와 두피를 손톱이 아닌 손가락 끝으로 마사지한 후 헹군다.

24

머리 손질하기의 목적 및 방법에 대한 설명으로 틀린 것은?

① 두피의 혈액순환을 자극하여 모발의 건강과 기분을 상쾌하게 하기 위해 시행한다.

② 매일 빗질을 하는 것이 두피 혈액순환에 좋다.

③ 머리카락이 엉켰을 경우에는 무조건 머리를 감는다.

④ 너무 세게 잡아당겨 대상자가 불편하지 않도록 한다.

⑤ 머리 손질 후 대상자가 거울을 통해 확인할 수 있도록 하여 기호를 최대한 반영한다.

▶24
머리카락이 엉켰을 경우에는 물에 적신 후에 손질하도록 한다.

25

노인의 피부 보호 방법으로 옳지 않은 것은?

① 피부 건조를 예방하기 위해서는 보습을 고려한 클렌저나 비누를 선택한다.

② 주기적으로 오일이나 로션 등을 사용한다.

③ 가습기를 사용하여 습도를 조절해 준다.

④ 피부에 상처가 나지 않도록 조심한다.

⑤ 피부는 따뜻해야 하므로 모직 의류 등을 사용해야 한다.

▶25
피부에 자극을 주는 침구나 모직 의류 등은 피하고 면제품을 사용하는 것이 바람직하다.

26
노인환자의 피부건조를 방지하기 위한 방법으로 옳지 않은 것은?

① 등 마사지에는 로션을 사용한다.
② 목욕 후에는 오일, 크림을 피부에 바른다.
③ 비누는 사용하지 않는다.
④ 등 마사지에는 알코올을 사용하지 않는다.
⑤ 목욕은 1~2시간 이내로 실시한다.

▶26
알코올은 상쾌한 느낌을 주고 목욕으로 인한 습기를 제거하기 위해서 사용하는데, 피부를 건조하게 하므로 노인 또는 피부가 건조한 환자에게는 사용하지 않는 것이 좋다. 목욕은 20~30분 이내로 하여 대상자가 지치지 않도록 한다.

27
손 · 발 닦기 및 관리 방법으로 틀린 것은?

① 씻으면서 이불이나 바닥에 물이 젖지 않도록 방수포를 깔아 둔다.
② 따뜻한 물을 대야에 담은 후 손과 발을 1시간 이상 담근다.
③ 비누를 이용해 손가락, 발가락 사이를 씻은 뒤 헹군다.
④ 손톱깎이를 이용하여 손톱은 둥근 모양으로, 발톱은 일자 모양으로 자른다.
⑤ 로션을 바르며 부드럽게 마사지를 한다.

▶27
혈액순환을 촉진하고 쉽게 이물질을 제거하기 위해 따뜻한 물을 대야에 담은 후 손과 발을 10~15분간 담근다.

28
요양보호사의 회음부 청결돕기 방법으로 틀린 설명은?

① 커튼이나 스크린을 쳐서 개인 프라이버시가 유지되도록 한다.
② 누워서 무릎을 세운 자세를 취하게 한다.
③ 차가운 물을 음부에 끼얹는다.
④ 가볍게 짠 물수건으로 여성의 회음부를 앞에서부터 뒤쪽으로 닦아낸다.
⑤ 남성은 음경을 수건으로 잡고, 양쪽의 겹치는 부분과 음낭의 뒷면도 잘 닦는다.

▶28
따뜻한 물을 음부에 끼얹는다.

29

세수 돕기 시 주의사항으로 틀린 내용을 고르면?

① 눈은 깨끗한 수건으로 부드럽게 안쪽에서 바깥쪽으로 닦는다.

② 한 번 사용한 수건의 면은 여러 번 사용해도 된다.

③ 귀는 정기적으로 면봉이나 귀이개로 귀 입구의 귀지를 닦아낸다.

④ 노인은 이물질로 인하여 코가 막히고 비염 등이 발생하기 쉬우므로 코 안을 깨끗이 닦는다.

⑤ 수건에 비누를 묻혀 입술과 주변을 깨끗이 닦은 후, 이마와 볼, 목의 앞, 뒤를 골고루 세심하게 닦는다.

▶29
한 번 사용한 수건의 면은 사용하지 않는다.

30

요양보호사의 세수 돕기의 방법으로 잘못된 것은?

① 눈 밑에서 코, 뺨 쪽으로 닦는다.

② 이마를 머리 쪽으로 쓸어 올리며 닦는다.

③ 턱, 귀의 뒷면, 귓바퀴, 입 주위, 목의 순서로 닦는다.

④ 마른 수건을 이용해 얼굴에 남아 있는 물기를 제거하고 로션이나 오일을 바른다.

⑤ 면봉으로 귀 입구의 귀지를 닦아낸다.

▶30
입 주위, 턱, 귀의 뒷면, 귓바퀴, 목의 순서로 닦는다.

31

요양보호사의 면도 돕기 주의사항으로 틀린 것은?

① 면도 전 따뜻한 물수건으로 덮어 두어 건조함을 완화시키거나 충분한 거품을 낸 뒤 면도하도록 한다.

② 면도를 시행하면서 상처가 생겨 피가 나면 직접 접촉하지 않도록 주의한다.

③ 면도는 짧게 나누어 일정한 속도로 한다.

④ 전기면도기를 사용하는 것이 안전하다.

⑤ 면도날은 얼굴 피부와 90° 정도의 각도를 유지한다.

▶31
면도날은 얼굴 피부와 45° 정도의 각도를 유지한다.

답 26 ⑤   27 ②   28 ③   29 ②   30 ③   31 ⑤

32

목욕시행의 이로운 점으로 가장 적절하지 않은 것은?

① 피부의 노폐물을 제거하여 몸의 청결을 유지할 수 있다.
② 뜨거운 온도의 목욕물이 대상자의 긴장을 풀어주어 심신을 편하게 해준다.
③ 전신의 신진대사를 촉진한다.
④ 목욕 후 수면에도 도움을 줄 수 있다.
⑤ 대상자의 피부 문제를 발견할 수 있다.

▶32
적당한 온도의 목욕물은 대상자의 긴장을 풀어주어, 심신을 편하게 해준다.

33

침상목욕 시 주의사항으로 틀린 것은?

① 얼굴은 눈, 코, 뺨, 입 주위, 이마, 귀, 목의 순서로 닦는다.
② 양팔의 씻는 방향은 손끝에서 겨드랑이 쪽으로 닦는다.
③ 유방은 원을 그리듯이 닦고 복부는 배꼽을 중심으로 시계방향으로 닦는다.
④ 양쪽다리는 허벅지 쪽에서 발끝으로 닦는다.
⑤ 옆으로 눕게 하여 목 뒤에서 둔부까지 닦는다.

▶33
양쪽다리는 발끝에서 허벅지 쪽으로 닦는다.

34

요양보호사의 침상목욕 방법으로 잘못 설명된 것은?

① 실내 온도는 22~24℃로 유지하며, 목욕물의 온도는 38~40℃로 준비한다.
② 목욕시작 전 요양보호사 쪽의 침낭 난간을 내린다.
③ 목욕수건은 목욕 한 번당 한 개씩만 사용한다.
④ 겨드랑이 밑이나 손가락 사이는 더러워지기 쉬운 부분이므로 잘 닦는다.
⑤ 목욕을 마친 다음에는 물을 마시게 하고, 편안하게 휴식을 취하게 한다.

▶34
목욕수건과 물은 필요할 때마다 깨끗한 것으로 자주 교환한다.

35

요양보호사가 대상자의 옷을 갈아입힐 때의 주의사항으로 틀린 설명은?

① 실내온도는 22~24℃로 유지한다.
② 기분상태, 안색, 통증, 어지러움, 열이 있는지 확인한다.
③ 노출되는 부분을 적게 하여 수치심을 느끼지 않도록 한다.
④ 단추나 앞여밈이 없는 옷의 경우에는 신축성이 좋은 옷으로 선택한다.
⑤ 편마비나 장애가 있는 경우, 옷을 벗을 때는 불편한 쪽부터 벗고 옷을 입힐 때는 건강한 쪽부터 입힌다.

▶35
편마비나 장애가 있는 경우, 옷을 벗을 때는 건강한 쪽부터 벗고 옷을 입힐 때는 불편한 쪽부터 입힌다.

36

편마비가 있는 대상자의 단추 있는 옷 갈아입히기 방법으로 틀린 것은?

① 누워 있는 상태에서 단추를 풀고 불편한 쪽 어깨의 옷을 조금 내린다.
② 불편한 쪽의 소매를 당겨 벗기고 건강한 쪽의 등 밑으로 옷을 말아 넣는다.
③ 건강한 쪽이 아래로 가도록 옆으로 눕힌다.
④ 등 밑으로 말아 놓은 옷을 뺀 다음 나머지 한쪽을 벗긴 후 갈아입을 옷의 소매를 불편한 쪽부터 끼운다.
⑤ 대상자의 목과 어깨 아래를 가볍게 들어 등 밑의 옷을 건강한 쪽으로 빼낸다.

▶36
건강한 쪽의 소매를 당겨 벗기고 불편한 쪽의 등 밑으로 옷을 말아 넣는다.

Part 1 요양보호와 인권

Part 2 노화와 건강증진

Part 3 요양보호와 생활 지원

Part 4 상황별 요양 보호 기술

37
누운 자세에서 바지 갈아입히기 방법으로 잘못된 것은?

① 바지를 벗길 때에는 바지의 허리부분 양 끝을 잡고 대퇴부 아래로 내린다.
② 무릎을 세워 둔부를 들게 하고 뒤쪽도 내린다.
③ 양측 발목까지 바지를 내린다.
④ 새 바지에 손을 넣어 대상자의 양쪽 다리를 잡아 바지를 올린다.
⑤ 무릎을 구부리고 바지의 허리 부분을 잡아 대퇴부까지 끌어 올린다.

▶37
새 바지에 손을 넣어 대상자의 한쪽 다리를 잡아 바지를 올린다.

38
요양보호사의 침대정리 방법으로 잘못 설명된 것은?

① 침구는 부드럽고 땀 흡수가 잘되는 면제품이 제일 좋다.
② 이불과 베개의 커버는 직접 몸에 닿기 때문에 흡습성이 좋고, 세탁에도 용이한 재질이 좋다.
③ 기저귀를 사용하거나 침대에서 배설을 하는 사람은 청결을 위해 매일 시트를 갈아준다.
④ 방수포가 피부에 직접 닿으면 불쾌감을 줄 수 있고 피부에도 좋지 않으므로 방수포 위에 반 시트를 덧깔도록 한다.
⑤ 침구는 더러워졌을 때 즉시 교환하며, 침대 위의 먼지는 매일 제거한다.

▶38
기저귀를 사용하거나 침대에 배설을 하는 사람은 방수포를 깔아 침구가 젖는 것을 막는다.

39
수술 후 대상자의 체위변경과 조기이상을 격려하는 이유는?

① 가스 배출 ② 대상자의 적응훈련
③ 대상자의 정서적 안정 도모 ④ 수술부위 빠른 회복
⑤ 호흡기, 순환기 합병증 예방

▶39
체위변경과 조기이상을 격려하는 이유는 수술 후 대상자의 호흡기, 순환기 합병증을 예방하기 위함이다.

40

침대에서 이동 시 유의사항으로 틀린 것은?

① 변경이 가능한 체위를 간호사 등과 의논한다.

② 욕창, 상처, 마비 유무를 확인하고 의식 상태와 상관없이 동작을 설명한다.

③ 대상자 스스로 움직여서는 안된다.

④ 안면 창백, 어지러움, 오심, 구토, 식은 땀 등의 증상이 나타나면 원래 자세로 눕히고 간호사 등에게 보고한다.

⑤ 마비된 쪽이 밑으로 향하는 자세는 30분을 넘기지 않는다.

▶40

가급적 대상자 스스로 움직이게 하고 힘이 부족하면 보조한다.

41

대상자를 침대 머리로 올릴 때의 방법으로 옳지 않은 것은?

① 침대를 대상자 쪽으로 수평으로 한다.

② 대상자의 다리를 쭉 펴서 발바닥이 침상에 닿지 않게 한다.

③ 대상자가 협조를 할 수 있는 경우 대상자가 침대머리 쪽 난간을 잡게 한 후 신호를 하여 대상자와 같이 침상머리 쪽 방향으로 움직인다.

④ 대상자가 협조를 할 수 없는 경우 침상 양편에 한 사람씩 마주 서서 한쪽 팔은 머리 밑으로 넣어 어깨와 등 밑을, 다른 팔은 둔부와 대퇴를 지지하도록 한다.

⑤ 동시에 반대편 사람과 손을 잡고 신호에 맞춰 두 사람이 동시에 대상자를 침대머리 쪽으로 옮긴다.

▶41

침대 머리올리기는 오랜 시간 누워 있는 대상자가 침상 발치쪽으로 미끄러져 내려갔을 때 침상 상부쪽으로 올려주어 신체선열을 유지하기 위한 목적으로 시행된다. 대상자의 무릎을 세워 발바닥이 침상에 닿게 한다.

답 37 ④   38 ③   39 ⑤   40 ③   41 ②

42

대상자를 침대에 걸터앉힐 때의 방법으로 잘못된 것은?

① 양쪽 다리를 침대 아래쪽으로 떨어뜨려 놓는다.

② 요양보호사는 대상자의 상반신 쪽으로 이동하여 한 손으로는 대상자의 목 아래 부위를 잡고, 다른 한 손으로는 대상자의 엉덩이 부위를 잡는다.

③ 목 아래 부위를 고정시키고 엉덩이 부분을 잡은 손을 이용하여 대상자의 상반신을 천천히 일으켜 세운다.

④ 상체를 일으켜 세우면서 약간 회전시켜 대상자가 침대에 걸터앉은 자세가 되게 한다.

⑤ 대상자의 양발이 바닥에 닿도록 유지한다.

▶42
엉덩이 부분은 고정시키고 목 아래 부위를 잡은 손을 이용하여 대상자의 상반신을 천천히 일으켜 세운다.

43

휠체어 이동 돕기에 대한 설명으로 틀린 것은?

① 휠체어는 신체 기능 및 사용 공간, 체형에 맞는 것을 선택한다.

② 휠체어 옆에서 손잡이를 잡고 한 손으로 잠금장치를 한다.

③ 잠금장치를 하고 발 받침대를 올리고 시트를 들어 올린 후 팔걸이를 잡아 접는다.

④ 잠금장치를 하고 팔걸이를 바깥쪽으로 펼친 후 시트를 눌러 펴고 발 받침대를 내린다.

⑤ 요양보호사는 대상자 스스로 할 수 있도록 멀리서 지지한다.

▶43
요양보호사는 항상 대상자 가까이에서 지지한다.

44

보행보조 시 유의사항으로 틀린 내용은?

① 보행기구는 의사가 지정해 준 것만 사용해야 한다.

② 지팡이 끝, 보행기 다리의 고무 닳은 정도 등 기구의 기능을 확인한다.

③ 요양보호사는 대상자의 불편한 쪽을 지지해 준다.

④ 대상자가 제자리걸음과 같은 준비운동을 하거나 전후좌우로 이동할 수 있도록 보조한다.

⑤ 보조물품으로 미끄럼 방지용 양말, 신발을 사용한다.

▶44
보행기구는 신체 기능 및 사용 공간, 체형에 맞는 것을 선택한다.

45

보행 돕기 방법에 대한 설명으로 잘못된 것은?

① 의자나 손잡이 등을 한 손으로 잡고 약 30분간 서 있을 수 있도록 연습시킨다.

② 요양보호사는 대상자의 불편한 쪽의 몸을 받쳐준다.

③ 보행벨트 사용 시 대상자의 상의 허리 부분에 벨트를 묶는다.

④ 보행벨트의 안전 잠금을 위한 끈이나 패드의 상태, 벨트 손잡이의 바느질 상태를 확인한다.

⑤ 요양보호사가 대상자의 불편한 쪽 뒤에 서서 대상자의 가까운 쪽에 있는 손으로 대상자의 허리를 감싸 안으며, 벨트 손잡이를 잡는다.

▶45
의자나 손잡이 등을 한 손으로 잡고 약 3분간 서 있을 수 있도록 연습시킨다.

46

요양보호사의 보행기 사용 돕기 방법으로 틀린 것은?

① 보행기 종류를 확인한다.

② 대상자의 뒤에 보행기를 둔다.

③ 미끄러지지 않는 양말과 신발을 신도록 돕는다.

④ 침대의 바퀴를 잠그고 서도록 잡는다.

⑤ 보행기는 대상자의 팔꿈치가 약 30°로 구부러지도록 대상자 둔부 높이로 조절한다.

▶46
대상자의 앞에 보행기를 둔다.

47

다음은 요양보호사의 이송 돕기 시 주의사항이다. 틀린 것은?

① 기도확보, 호흡평가, 순환평가를 실시하고 들것이나 기타 응급장비를 사용한다.

② 무조건 신속하게 처리해야 한다.

③ 대상자의 움직임을 최소로 하여 이송한다.

④ 대상자에게 설명하여 가능하면 대상자 이송 시 협조하도록 한다.

⑤ 필요 시 주변사람에게 요청하여 도움을 받도록 한다.

▶47
무조건 신속하게 처리해야 하는 것이 아니라 2차 손상과 기존 상태 악화방지를 위해 먼저 이송순서와 계획을 수립한다.

답　42 ③　　43 ⑤　　44 ①　　45 ①　　46 ②　　47 ②

48
감염예방을 위한 손 씻기 방법으로 옳지 않은 것은?

① 비누와 물이 손의 모든 표면에 묻도록 한다.
② 흐르는 온수로 비누를 헹구어 낸다.
③ 젖은 수건으로 손의 물기를 제거한다.
④ 손가락을 반대쪽 손바닥에 놓고 문지르며 손톱 밑을 깨끗하게 한다.
⑤ 흐르는 미온수로 손을 적시고, 일정량의 항균 액체 비누를 바른다.

▶48
젖은 수건에는 세균이 서식할 수 있으므로 사용한 수건을 세탁하여 건조한 후 다시 사용하거나 일회용 수건 등으로 손의 물기를 제거한다.

49
감염예방을 위해 대상자에게서 나오는 분비물의 처리 방법으로 올바르지 않은 것은?

① 가래, 소변, 대변 등의 배설물을 위생적으로 처리해야 한다.
② 배설물을 만질 때에는 반드시 장갑을 착용한다.
③ 처리한 후 손을 씻는다.
④ 오염된 세탁물은 소독하므로 격리 장소에 따로 배출할 필요는 없다.
⑤ 혈액이나 체액이 묻은 경우 찬물로 닦고 필요시 소독한다.

▶49
오염된 세탁물은 격리 장소에 따로 배출하도록 한다.

50
요양보호사의 위생관리 시 주의사항으로 옳지 않은 것은?

① 청소나 오염물질에 쓰던 장갑은 철저히 관리한다.
② 매일 샤워나 목욕을 하며 필요하면 더 자주 실시한다.
③ 손을 자주 씻고, 피부가 트거나 갈라지면 세균이 정착하거나 감염되기 쉬우므로 이를 방지하기 위하여 로션을 사용한다.
④ 가능한 손톱을 짧게 깎고 청결하게 한다.
⑤ 개인위생의 실천으로 대상자의 교차감염 위험을 막을 수 없다.

▶50
자신의 개인위생을 실천함으로써 감염으로부터 자신을 보호하고 대상자의 교차감염 위험도 감소시킬 수 있게 된다.

51

요양보호사의 자세로 옳지 못한 것은?

① 대상자는 지원을 받는 고객임을 명심해야 한다.
② 항상 밝고 상냥한 자세를 유지한다.
③ 지원 시 유니폼은 단정하게 착용하도록 한다.
④ 지원 시 자원은 최대한 많이 사용한다.
⑤ 대상자의 청결한 위생을 위해 일회용품 사용을 자제한다.

▶51
지원 시 자원은 계획성 있게 꼭 필요한 만큼만 사용한다.

52

머리손질 하기 방법이 잘못된 것은?

① 침대머리를 높이거나 가능하다면 대상자를 앉힌다.
② 대상자의 어깨에 수건을 덮어준다.
③ 한 손은 모발을 잡고 다른 한 손으로는 두피에서부터 모발 끝 쪽으로 빗는다.
④ 요양보호사의 판단에 따라 머리 모양을 정리해 준다.
⑤ 모발과 두피에 특이 사항이 있는 경우 간호사 등에게 보고한다.

▶52
대상자의 기호에 따라 머리 모양을 정리해 준다.

53

다음은 목욕 돕기 시 주의사항이다. 틀린 내용은?

① 실내온도 – 22~26℃　　② 목욕물의 온도기준 – 39~41℃
③ 목욕시간 – 50~60분 이내　　④ 욕조에 있는 시간 – 5분
⑤ 피부유연제 – 로션이나 오일

▶53
목욕시간은 20~30분 이내가 좋다.

54

통 목욕 방법이다. 옳지 않은 것은?

① 욕조에 들어가기 전 대상자가 미리 온도를 느껴보도록 한 후 필요 시 조절한다.

② 욕조에 들어가고 나올 때 가능하면 건강한 쪽으로 손잡이나 보조도 구를 사용하도록 한다.

③ 바닥에 미끄럼 방지 매트를 깔아 미끄러지지 않게 한다.

④ 욕조에 있는 시간은 30분 정도로 한다.

⑤ 목욕 수건에 비누를 묻혀 말초에서 중심으로 닦는다.

▶54
욕조에 있는 시간은 5분 정도로 한다.

55

편마비가 있는 대상자의 단추 없는 옷 갈아입히기 방법이다. 알맞지 않은 것은?

① 옷을 벗길 때 가슴까지 옷을 걷어 올린다.

② 겨드랑이 밑으로 손을 넣어 팔꿈치를 빼고 소매를 잡아당겨 건강한 쪽을 벗는다.

③ 옷의 목 부분을 늘려 머리를 빼고 불편한 쪽 소매를 벗긴다.

④ 옷을 입힐 때는 건강한 쪽 소매부터 통과시킨다.

⑤ 옷의 목 부분을 늘여 머리를 통과시킨다.

▶55
옷을 입힐 때는 불편한 쪽 소매부터 통과시킨다.

56

침상환경의 실내구조 조건으로 잘못 설명된 것은?

① 휠체어, 보행기, 지팡이 사용이 가능하도록 공간을 확보한다.

② 현관이나 화장실의 문턱을 없애도록 한다.

③ 계단, 화장실, 복도에는 미끄럼방지턱과 손잡이를 설치한다.

④ 바닥, 벽, 마루, 문, 선반의 색깔을 같게 한다.

⑤ 복도 벽에 손잡이를 설치한다.

▶56
바닥, 벽, 마루, 문, 선반은 색깔로 구 분할 수 있어야 한다.

57

체위변경의 기본원칙으로 옳지 않은 것은?

① 최대한 대상자를 도와준다.
② 대상자의 심리적인 측면도 고려한다.
③ 정상적인 움직임을 거스르지 않아야 한다.
④ 신체상태와 상황에 따라 돕는 속도와 빈도를 조절한다.
⑤ 대상자에게 동작을 설명하고 동의를 구한다.

▶57
무조건 도와주지 말고 대상자 스스로 하려고 하는 의욕·의지를 촉진시켜야 한다.

58

대상자 이동 시 요양보호사의 위험노출을 줄이기 위한 방법이 아닌 것은?

① 대상자 스스로 하려는 의욕을 갖게 한다.
② 대상자 가까이에서 보조한다.
③ 무릎을 굽히는 등 무게중심을 높인다.
④ 되도록 큰 근육을 사용한다.
⑤ 신체정렬을 올바르게 유지한다.

▶58
대상자 이동 시 요양보호사의 위험노출을 줄이기 위한 방법
• 대상자 스스로 하려는 의욕을 갖게 한다.
• 대상자 가까이에서 보조한다.
• 무릎을 굽히는 등 무게중심을 낮춘다.
• 되도록 큰 근육을 사용한다.
• 신체정렬을 올바르게 유지한다.

59

대상자를 옆으로 돌려 눕히려 한다. 올바른 방법이 아닌 것은?

① 요양보호사가 돌려 눕히려고 하는 반대쪽에 선다.
② 돌려 눕히려고 하는 쪽으로 머리를 돌린다.
③ 옆으로 누웠을 때 팔이 몸에 눌리지 않도록 눕히려는 쪽의 손을 위로 올린다.
④ 무릎을 굽히거나 돌려 눕는 방향과 반대 쪽 발을 다른 쪽 발 위에 올려놓는다.
⑤ 어깨와 무릎에 손을 대고 옆으로 돌려 눕힌다.

▶59
요양보호사가 돌려 눕히려고 하는 쪽에 선다.

답　54 ④　　55 ④　　56 ④　　57 ①　　58 ③　　59 ①

60

다음은 침대 모서리로 이동하기 위한 방법이다. 알맞지 않은 것은?

① 요양보호사가 돌려 눕히려고 하는 쪽에 선다.
② 대상자의 양 무릎을 세우고, 양손은 가슴에 포개어 놓는다.
③ 상반신과 하반신을 동시에 이동시킨다.
④ 요양보호사는 무릎과 허리를 구부리며 상반신을 앞으로 끌어당긴다.
⑤ 하반신은 허리부분과 대퇴부를 받쳐서 이동시킨다.

▶60
상반신과 하반신으로 나누어 이동시킨다.

61

다음은 상체 일으키기 방법이다. 알맞지 않은 것은?

① 일어나는 것에 대하여 설명하고 양 무릎을 구부려 세운다.
② 요양보호사의 한쪽 손을 요양보호사 쪽의 대상자 겨드랑이에 팔꿈치가 닿도록 넣는다.
③ 대상자는 양손으로 요양보호사의 손을 잡게 한다.
④ 요양보호사의 다른 손은 머리 뒷부분과 목을 지지하며 등 밑까지 깊숙이 넣는다.
⑤ 요양보호사는 신호를 하며 천천히 일으킨다.

▶61
대상자는 양손으로 요양보호사의 어깨를 잡게 한다.

62

일으켜 세우기 방법으로 맞지 않은 것은?

① 대상자는 침대에 가볍게 걸터앉아 양발을 뒤로 당기고 무릎을 굽힌다.
② 요양보호사는 대상자의 마비된 쪽에 위치해서 발을 대상자의 마비된 발 바로 뒤에 놓는다.
③ 대상자의 양발이 바닥에 닿도록 유지한다.
④ 대상자가 양쪽 무릎을 완전히 펴면, 요양보호사는 대상자의 마비된 쪽 대퇴부에 있던 손을 대상자의 가슴 부위로 옮겨 대상자가 상반신을 펴고 설 수 있도록 한다.
⑤ 요양보호사는 대상자가 대퇴부에 손을 얹고 무릎 펴는 것을 스스로 할 수 있도록 지켜본다.

▶62
요양보호사는 대상자의 대퇴부에 손을 얹고 무릎 펴는 것을 돕는다.

63

휠체어 사용 시 유의점에 속하지 않는 것은?

① 신체 기능 및 사용 공간을 확인한다.
② 이동 전 휠체어 기능 등을 확인한다.
③ 요양보호사는 항상 대상자와 가까이에서 지지한다.
④ 필요 시 보조 물품(의자, 지팡이, 보행벨트)을 준비한다.
⑤ 체형보다 넉넉한 것을 선택한다.

▶63
체형에 맞는 것을 선택한다.

64

노인의 낙상 위험요인 중 외재적 위험요인에 속하지 않는 것은?

① 부적절한 조명
② 고정되지 않은 매트
③ 근골격계의 변화
④ 부적절한 가구 배치
⑤ 윤이 나는 마룻바닥

▶64
근골격계의 변화는 내재적 위험요인에 해당한다.

65

침대에서 휠체어로 옮기기의 방법으로 잘못된 것은?

① 편마비 대상자의 경우에는 휠체어를 대상자의 건강한 쪽으로 30~45° 비스듬히 둔다.
② 요양보호사의 한발을 대상자의 무릎 사이에 끼운다.
③ 대상자가 건강한 쪽 손으로 고정된 휠체어 팔걸이를 잡도록 한다.
④ 말을 하거나 눈으로 일어난다는 신호를 주면서 요양보호사 쪽으로 허리를 당기면서 한발을 축으로 하여 몸을 회전시켜 휠체어에 앉힌다.
⑤ 대상자의 겨드랑이 밑으로 요양보호사의 손을 넣어 의자 깊숙이 앉힌다.

▶65
말을 하거나 눈으로 일어난다는 신호를 주면서 요양보호사 쪽으로 허리를 당기면서 양발을 축으로 하여 몸을 회전시켜 휠체어에 앉힌다.

답　60 ③　　61 ③　　62 ⑤　　63 ⑤　　64 ③　　65 ④

66

감염예방에 있어서 가장 기본적이고 효과적인 방법은?

① 통 목욕　　　　② 장갑 끼기
③ 마스크 착용　　④ 항생제 복용
⑤ 손 씻기

▶66
손 씻기는 감염예방에 가장 기본적이고 효과적인 방법으로 식사 전, 화장실 사용 후, 객담이나 상처배액과 같은 대상자의 신체물질을 만진 후에는 장갑을 착용했더라도 반드시 손을 씻어야 한다.

67

지팡이 종류 중 가장 많이 사용하고 있는 지팡이는?

① 사각형　　　　② 삼각형
③ T자형　　　　④ 스틱형
⑤ 카나디언 지팡이

▶67
지팡이 종류 중 가장 많이 사용하고 있는 지팡이는 T자형이다.

68

이송 돕기에서 외상이 의심될 경우 들어올리기의 순서로 알맞은 것은?

──〈보기〉──
가. 척추고정판을 대상자 바로 옆에 놓아 둔다.
나. 척추고정판에 무릎, 손목과 엉덩이, 위팔 순서로 고정시킨다.
다. 척추고정판 중앙에 대상자를 놓도록 한다.
라. 대상자의 몸을 요양보호사 쪽으로 돌린다.
마. 척추고정판을 대상자 밑에 넣는다.

① 마 – 라 – 가 – 나 – 다　　② 나 – 라 – 가 – 다 – 마
③ 가 – 마 – 라 – 나 – 다　　④ 가 – 라 – 마 – 다 – 나
⑤ 가 – 나 – 다 – 마 – 라

▶68
빠른 응급처치와 이차 손상 발생 상태의 악화를 방지하기 위해 대상자의 안전한 이송을 돕는다. 이때 대상자의 움직임을 최소로 하여 이송한다.

69

낙상의 내재적 위험요인으로 거리가 먼 것은?

① 시력 감퇴
② 청력 감소
③ 근골격계의 변화
④ 의사소통장애
⑤ 야간의 약한 조명

70

낙상의 신체적 요인으로 거리가 먼 것은?

① 운동장애
② 지나친 음주
③ 심장 질환
④ 빈혈
⑤ 시력 저하

71

휴식이나 잠을 잘 때 적당한 체위는?

① 앙와위
② 복위
③ 우측위
④ 좌측위
⑤ 반좌위

72

노인의 면역력을 더욱 떨어지게 하는 요인이 아닌 것은?

① 스트레스
② 부적절한 영양 공급
③ 만성질환
④ 특정한 약물 사용
⑤ 요양보호사의 손

▶69
낙상의 내재적 위험요인에는 시력감퇴, 청력감소, 근골격계의 변화, 의사소통장애가 있다. 야간의 약한 조명은 외재적 위험요인이다.

▶70
지나친 음주는 낙상의 행동적 요인이다.

▶71
체위의 종류
• **앙와위** : 천장을 쳐다보며 똑바로 누운 자세로 휴식하거나 잠을 잘 때 자세이다.
• **복위** : 엎드린 상태에서 머리를 옆으로 돌리는 자세이다.
• **측위** : 옆으로 누운 상태로 양팔을 옆으로 하고 무릎을 구부린 자세이다.
• **반좌위** : 천장을 바라보며 누운 상태에서 침상머리를 45° 정도 올린 자세로 숨이 차거나, 얼굴을 씻을 때, 식사 시나 위관 영양을 할 때 자세이다.

▶72
면역력은 개인차가 있으나 노인이 되면 면역기능이 떨어진다. 스트레스, 부적절한 영양 공급, 만성질환, 특정한 약물 사용은 더욱 면역력을 떨어뜨려 감염성질환이 증가한다. 의료진이나 요양보호사의 손, 실내공기, 적출물에 의해서 감염되기 쉽지만 면역력을 떨어뜨리는 것은 아니다.

답　66 ⑤　　67 ③　　68 ④　　69 ⑤　　70 ②　　71 ①　　72 ⑤

73

가정에서의 낙상 예방 주의사항으로 틀린 내용은?

① 변기 옆과 욕조 벽에 손잡이를 설치한다.
② 싱크대 주변에는 고무매트를 깔아 놓는다.
③ 모든 방과 현관에 문턱을 설치한다.
④ 침실, 욕실 등을 어둡지 않게 한다.
⑤ 가급적 계단보다는 엘리베이터를 사용한다.

▶73
가능하면 모든 방과 현관의 문턱을 제거하는 것이 낙상을 예방하는 방법이다.

74

요양보호사의 구강 청결 돕기 시 주의사항으로 틀린 내용은?

① 머리를 높게 하여 양치액을 삼키지 않게 한다.
② 구강 내 염증이 있는지를 확인한 후 치아와 혀를 닦아준다.
③ 칫솔을 사용할 수 없는 경우에는 거즈를 감은 설압자 또는 일회용 스펀지 브러시를 물에 적셔 닦는다.
④ 의치는 칫솔을 이용하여 닦아내며 뜨거운 물을 사용한다.
⑤ 의치를 끼우기 전에 대상자의 구강을 청결하게 한다.

▶74
의치는 칫솔을 이용하여 닦아내며 너무 뜨거운 물을 사용하면 금이 가거나 모양이 변하므로 행굴 때는 찬 물을 사용한다.

75

감염 예방법에 해당하지 않는 것은?

① 보온 양말 신기
② 분비물 처리
③ 대상자 위생관리
④ 요양보호사 위생관리
⑤ 유치도뇨관 보유 대상자의 감염관리

▶75
감염 예방법으로는 손 씻기, 분비물 처리, 대상자 위생관리, 요양보호사 위생관리, 유치도뇨관 보유 대상자의 감염관리가 있다.

76

영양소 섭취 방법 중 적절하지 않은 것은?

① 단백질은 필수 아미노산을 균형 있게 공급한다.
② 식물성 지방이나 생선의 섭취를 제한한다.
③ 기름이 많은 육류는 제한한다.
④ 지용성 비타민인 비타민 A, E 의 과도한 섭취를 피한다.
⑤ 지방은 포화지방산이 많은 음식을 제한한다.

▶76
포화지방산(육류의 기름)과 콜레스테롤의 섭취를 제한하고, 식물성 지방이나 생선을 충분히 섭취하도록 한다.

77

골다공증에 관한 설명으로 옳지 않은 것은?

① 호르몬 요법은 골다공증을 유발시킬 수 있다.
② 40세 이후의 골절 경험이 원인이 될 수 있다.
③ 뼈의 중량이 감소하는 것을 말한다.
④ 쉽게 골절될 수 있다.
⑤ 심하면 통증을 동반한다.

▶77
호르몬 사용이 가능한 폐경 후 여성에게 골다공증 예방을 위하여 호르몬 요법이 권장된다.

78

요양시설에 있는 대상자의 식사를 보조할 때 가장 관심을 기울여야 하는 것은?

① 필요한 영양소가 들어 있는지 확인한다.
② 균형 있는 식단이 제공되는지 확인한다.
③ 대상자가 적절한 양을 섭취하는지 확인한다.
④ 음식의 맛을 확인한다.
⑤ 식사 시간을 확인한다.

▶78
요양시설에 입소한 대상자에게는 기본적으로 필수 영양소가 들어 있는 균형 있는 식단이 제공되고, 식사 시간도 규칙적이다. 따라서 식사보조를 할 때 대상자가 적절한 양을 섭취하는지 관심을 기울어야 한다.

답   73 ③   74 ④   75 ①   76 ②   77 ①   78 ③

Part 1 요양보호와 인권
Part 2 노화와 건강증진
Part 3 요양보호와 생활 지원
Part 4 상황별 요양 보호 기술

79

대상자의 경구 영양 돕기 시 주의사항으로 옳지 않은 것은?

① 적절한 양을 섭취하도록 한다.

② 식욕이 없는 경우 먹고 싶은 것 한 가지만 준비한다.

③ 고형물질과 국물을 번갈아 섭취하도록 한다.

④ 음식을 씹는 동안에는 대답을 필요로 하는 질문은 하지 않는다.

⑤ 많은 음식을 한꺼번에 주지 않는다.

▶79
식욕이 없는 경우 적은 양의 음식을 여러 가지 준비한다.

80

식사 사정 시 관찰해야 할 사항이 아닌 것은?

① 좋아하는 음식과 식습관을 사정한다.

② 24시간 동안 섭취한 음식의 내용을 보고 · 평가한다.

③ 식사 시간, 음식의 종류, 음식의 양을 관찰한다.

④ 문화적 배경, 사회경제적 상태 및 환경 상태에 관한 정보가 필요하다.

⑤ 약과 음식은 별개이므로 투약 상태와 영양 상태는 따로 관리한다.

▶80
약과 음식은 상호작용을 하여 영양 상태에 영향을 줄 수 있으므로 투약 상태도 파악해야 한다.

81

다음 중 대상자의 섭취를 돕는 요양보호사의 적절한 역할이 아닌 것은?

① 대상자가 불편감이 없이 식사하도록 돕는다.

② 적절한 영양소가 공급되는지 살펴본다.

③ 식사 후에만 화장실을 다녀오도록 하고 손을 씻는다.

④ 음식물을 씹고 있는 도중에 대상자가 대답을 해야 하는 질문은 하지 않는다.

⑤ 청결한 환경은 식욕을 증진시키므로 주위 환경을 깨끗하게 한다.

▶81
식사 전에 화장실을 다녀오도록 하고 손을 씻는다.

82

식사보조에서 누워 있는 대상자의 체위를 조절하는 바른 방법이 아닌 것은?

① 머리를 올리는 것이 불가능한 경우 옆으로 눕힌다.
② 누워 있는 상태라도 대상자의 머리를 올린다.
③ 침대머리를 15~30° 정도 올리고 등에 베개를 대어 준다.
④ 똑바로 눕힌다.
⑤ 대상자의 얼굴을 요양보호사 쪽으로 돌린다.

▶82
똑바로 눕히면 질식할 위험이 있다.

83

대상자가 식사를 마친 후에 요양보호사가 해야 할 일로 맞지 않는 것은?

① 그릇과 턱받침을 치운다.
② 칫솔질이나 입안 헹구기는 대상자 스스로 하게 한다.
③ 사레를 예방하기 위해서 식사 후 30분 정도 앉아 있도록 한다.
④ 입 주위를 닦고 의치를 닦는다.
⑤ 식사량을 기록지에 기록한다.

▶83
감각기능에 손상을 입은 노인들은 식사 후 입안에 음식이 남아 있어도 이를 인식하지 못하므로 혀로 입안을 깨끗이 하고 남아 있는 음식은 삼키거나 냅킨에 뱉도록 한다.

84

비위관 영양 공급을 할 때의 요양보호 방법으로 옳은 것은?

① 영양액은 실온 정도로 데워서 준비한다.
② 영양주머니는 1일 1회 깨끗이 세척하여 건조시킨다.
③ 영양액 주입 후 비위관은 열어 놓는다.
④ 비위관 주변을 청결하게 하고 윤활제는 바르지 않는다.
⑤ 비위관이 빠졌을 경우 즉시 삽입한다.

▶84
비위관 영양공급을 할 때에는 영양액을 실온 정도로 데워서 공급한다. 영양주머니는 매회 깨끗이 세척하여 건조시킨다. 영양액 주입 후 비위관은 닫아 놓는다. 비위관 주변을 청결하게 하고 윤활제를 발라 준다. 비위관이 빠졌을 경우 즉시 시설장, 간호사에게 보고한다.

답 79 ②   80 ⑤   81 ③   82 ④   83 ②   84 ①

Part 1 요양보호와 인권
Part 2 노화와 건강증진
Part 3 요양보호와 생활 지원
Part 4 상황별 요양 보호 기술

85

다음 중 비위관 영양 공급 중에 공급을 중지해야 하는 경우가 아닌 것은?

① 구토 증상이 있는 경우　　② 오심 증상이 있는 경우

③ 청색증이 있는 경우　　　④ 골다공증이 있는 경우

⑤ 호흡곤란이 있는 경우

▶85
비위관을 삽입하고 있는 대상자가 구토, 오심, 청색증, 호흡곤란 증상을 보이면 비위관 영양 공급을 중지하고 간호사에게 보고한다.

86

혈관주사를 맞고 있는 대상자를 도울 때 요양보호사가 해야 할 일을 잘못 설명한 것은?

① 옷을 갈아입거나 이동할 때 주사바늘이 빠지지 않도록 한다.

② 수액 병은 항상 대상자의 심장보다 낮게 둔다.

③ 수액이 들어가는 속도를 확인한다.

④ 주사부위가 부어오르고 아플 때는 조절기를 잠그고 간호사에게 보고한다.

⑤ 바늘을 제거한 후에는 1~2분간 절대 비비지 않는다.

▶86
수액 병은 항상 대상자의 심장보다 높게 둔다.

87

시럽제 투약에 관한 설명으로 옳지 않은 것은?

① 시럽제를 서늘한 곳에서 직사광선을 피해 보관한다면 계속 사용할 수 있다.

② 오랫동안 먹지 않다가 다시 먹는 경우, 반드시 색깔이나 냄새를 확인한다.

③ 약 용기를 빤 후 약을 보관하면 침이 약에 섞여 변질되므로 반드시 계량컵이나 스푼에 덜어 먹인다.

④ 약을 꺼냈다가 다시 넣는 것은 약 변질의 원인이 되므로 버린다.

⑤ 계량컵을 눈높이로 들고 처방된 양만큼 따른다.

▶87
시럽제는 서늘한 곳에서 직사광선을 피해 보관한다면 2~3년 정도 사용할 수 있지만 오랫동안 먹지 않다가 다시 먹을 때에는 반드시 색깔이나 냄새를 확인해야 한다. 병에서 꺼낸 시럽을 다시 넣는 것은 약 변질의 원인이 되므로 버린다.

88

대상자의 배설을 돕는 과정에서 요양보호사가 취해야 할 태도가 아닌 것은?

① 대상자가 수치스러움을 느끼지 않도록 최대한 편안하게 도와야 한다.
② 처음부터 끝까지 대상자를 최대한 도와주어야 한다.
③ 대상자의 자존감을 유지시켜 주어야 한다.
④ 불안감이 완화될 수 있도록 부드러운 말투로 대한다.
⑤ 배설 행위 시 충분히 시간을 주어 안위를 도모한다.

89

배설 중에 대상자에게서 관찰해야 하는 내용은 무엇인가?

① 요의, 변의, 하복부 팽만감, 이전 배설과의 간격
② 통증 · 불안정도, 소변 흐름의 이상 유무
③ 배설물의 색깔, 혼탁 유무
④ 잔뇨감, 잔변감, 배설시간
⑤ 설사 횟수, 양, 배설 시간

90

침상 배설 돕기에서 요양보호사가 주의해야 할 점이 아닌 것은?

① 대상자가 규칙적으로 식사할 수 있도록 한다.
② 섬유질을 적절히 섭취하면 변비를 예방하고 배변을 원활히 할 수 있다.
③ 복부 마사지를 시행하면 장운동이 활발해질 수 있다.
④ 배변 · 배뇨 훈련을 실시하지 않는다.
⑤ 대상자가 실수하는 경우 이에 대해 대상자가 심리적으로 위축되지 않도록 주의한다.

▶88
대상자가 배설에 대한 도움을 받아야 하는 경우 수치스러움, 불안감 및 절망감을 느끼게 된다. 대상자가 수치스러움을 느끼지 않게 최대한 편안하게 도와야 하며, 스스로 할 수 있는 범위까지 최대한 할 수 있도록 도와주어 대상자의 자존감을 유지시켜 주어야 한다.

▶89
배설 시 관찰내용
• 배설 전 : 요의 · 변의유무, 하복부 팽만감, 이전 배설과의 간격
• 배설 중 : 통증 · 불편함 · 불안정도, 소변 흐름의 이상 유무
• 배설 후 : 색깔, 혼탁 유무, 배설시간, 잔뇨감, 설사 횟수, 양

▶90
대상자가 스스로 배설할 수 있도록 배변 · 배뇨 훈련에 참여하도록 격려한다.

91

기저귀를 사용하는 대상자를 보조하는 동안 요양보호사가 주의해야 할 점이 아닌 것은?

① 기저귀는 신속하게 교환해 주어야 한다.
② 의식이 있는 경우 수치심을 느낄 수 있으므로 스크린 등으로 가린다.
③ 대상자가 부끄러워할 수 있으므로 불쾌한 표정을 얼굴에 드러내지 않도록 한다.
④ 기저귀를 채우게 되면 대상자의 치매 증상 및 와상 상태가 더욱 심해질 수 있다.
⑤ 기저귀를 사용하면 피부손상과 욕창을 예방할 수 있다.

▶91
기저귀를 채우게 되면 대상자의 치매 증상 및 와상 상태가 더욱 심해질 수 있으므로 몇 번의 실패가 있었다고 해서 바로 기저귀를 채우는 것은 좋지 않다. 또한 피부손상과 욕창이 생기기 쉬워진다.

92

다음 중 유치도뇨관을 삽입해야 하는 경우라고 보기 어려운 때는?

① 요실금으로 인한 욕창 예방이나 악화 방지를 위해
② 전립선비대나 요로장애 시
③ 화장실 출입이 어렵고 여러 번 실금을 했을 때
④ 빈뇨로 인해 체력 소모가 많을 때
⑤ 수술 후 안정을 위해

▶92
유치도뇨관은 감염의 위험이 있으므로 함부로 삽입하지는 않는다. 다른 방법이 없는 경우에 선택하는 방법이다.

93

유치도뇨관을 사용하는 경우 요양보호사가 주의해야 할 사항이 아닌 것은?

① 유치도뇨관을 삽입하고 있는 대상자는 감염증이 생기기 쉬우므로 세심한 주의를 기울인다.
② 소변이 담긴 주머니를 방광 위치보다 높게 두지 않는다.
③ 소변이 제대로 나오는지 매 2~3시간마다 확인한다.
④ 소변색깔이 이상하거나 소변의 양이 적어진 경우 직접 조치를 한다.
⑤ 지시가 있을 경우 수분섭취량과 배설량을 확인하고 기록한다.

▶93
소변이 담긴 주머니를 방광 위로 들어 올리면 감염 가능성이 커지므로 방광 위치보다 높게 두지 않도록 주의한다. 소변색깔이 이상하거나 소변의 양이 적어진 경우 간호사에게 보고한다.

94

자신의 의지와 상관없이 때와 장소를 가리지 않고 소변이 배출되는 요실금의 치료 및 예방법에 관한 설명으로 옳지 못한 것은?

① 골반근육운동을 꾸준히 한다.
② 하루 2~3L의 수분 섭취로 방광의 기능을 유지한다.
③ 식이섬유가 풍부한 과일과 채소를 섭취하여 변비를 예방한다.
④ 요실금은 약물요법으로 치료를 한다.
⑤ 체중조절과 요실금은 관계없다.

▶94
요실금은 단순한 노화현상이 아니라 폐경, 질병, 약물 복용으로 인한 골반 근육 약화 및 방광·요도 질환이므로 예방 및 치료가 가능하다. 비만은 복부 내 압력을 증가시켜 복압성 요실금의 원인이 될 수 있다.

95

다음은 휠체어를 이용한 화장실 사용 돕기에 관한 설명이다. 옳지 않은 것은?

① 화장실은 밝고 바닥에 물기가 없어야 한다.
② 화장실까지의 경로에서 발에 걸려 넘어질 우려가 있는 물건은 미리 치워 둔다.
③ 휠체어 이동 중에 바퀴에 옷이 걸리거나 팔걸이에 물체가 걸리지 않도록 유의한다.
④ 휠체어는 대상자의 건강한 쪽으로 이동시켜 50~60° 비스듬히 붙인다.
⑤ 배설 후 뒤처리를 할 때에는 앞에서 뒤로 닦아야 한다.

▶95
휠체어는 대상자의 건강한 쪽으로 이동시켜 30~45° 비스듬히 붙인다.

96

대상자가 배설하는 동안 요양보호사가 해야 할 일은?

① 낙상을 예방하기 위해 옆에서 지켜본다.
② 중간중간 대상자에게 말을 걸어 상태를 살핀다.
③ 배설이 끝날 때까지 다른 업무를 한다.
④ 밖에서 기다리되 화장실 문은 닫지 않는다.
⑤ 대상자가 배설에 집중할 수 있도록 소리 없이 기다린다.

▶96
대상자가 배설하는 동안 밖에서 기다리면서 호출 벨을 손 가까이 두어 배설 시 즉시 알리도록 한다. 중간중간 대상자에게 말을 걸어 상태를 살핀다.

답   91 ⑤   92 ③   93 ④   94 ⑤   95 ④   96 ②

97

다음은 변기로 배설한 후 돕는 행위로 잘못된 것은?

① 회음부와 둔부를 따뜻한 수건이나 물티슈로 앞에서 뒤로 잘 닦아 준다.

② 수건과 물티슈로 피부를 깨끗하게 닦아낸 후에는 물기를 말려 준다.

③ 대상자의 피부손상이 없는지, 배설물로 인해 피부가 짓무르지 않았는지 확인한다.

④ 침상 배설 시 대상자의 손이 배설물이나 주변 기구들로 인해 각종 세균으로 오염되었을 수 있으므로, 이를 제거하기 위해 대상자의 손을 씻도록 한다.

⑤ 배설물에 특이사항이 있는 경우 보호자에게 바로 보고한다.

▶ 97
배설물을 버리지 않고 보여 주거나 그 양상을 정확히 기록하고 배설물에 특이사항이 있는 경우 간호사 등에게 보고한다.

98

침대와 이동식 좌변기의 적절한 높이는?

① 침대가 높게 한다.

② 이동식 좌변기가 높게 한다.

③ 같게 한다.

④ 높이는 관계가 없다.

⑤ 둔부 높이로 한다.

▶ 98
침대와 이동식 좌변기의 높이를 맞추어, 침대에서 이동식 좌변기로 이동할 때 걸려 넘어지거나 바닥으로 떨어지는 일이 없도록 한다.

99

의치에 관한 설명이 잘못된 것은?

① 의치 제거 대상자는 스스로 빼는 것이 입을 적게 벌릴 수 있어 편안하다.

② 분실 예방을 위해 일정한 장소와 용기에 보관한다.

③ 의치에 울퉁불퉁한 곳이나 헌 곳이 있는지 살핀다.

④ 낮에만 의치를 하게 한다.

⑤ 의치 삽입 후에 구강세정제로 입을 행군다.

▶ 99
낮에는 의치를 하게 하고 밤에는 구강 내 압박을 덜기 위해 빼서 세정제에 담가 오염물질을 제거한다. 구강세정제로 의치 삽입 전에 입을 행군다.

100

다음 중 회음부 청결 돕기에 관한 설명이 잘못된 것은?

① 커튼이나 스크린을 사용하여 개인 프라이버시가 유지되도록 한다.
② 여성은 회음부를 앞에서 뒤로 닦아 낸다.
③ 남성은 음경을 수건으로 잡고 양쪽의 겹치는 부분과 음낭의 뒷면도 잘 닦는다.
④ 회음부에 악취나 분비물 이상이 있으면 요양보호사가 즉시 치료한다.
⑤ 누워서 무릎을 세운 자세를 취하게 한다.

▶100
회음부에 악취나 분비물 이상이 있으면 시설장, 간호사에게 보고한다.

101

다음 중 낙상을 예방하는 방법으로 적절하지 않은 것은?

① 계단에 손잡이와 미끄럼 방지 장치를 설치한다.
② 바닥에 미끄럼 방지 매트를 사용한다.
③ 가능하면 문턱을 없애도록 한다.
④ 침대에는 난간을 설치하지 않는다.
⑤ 전기 코드는 방 모서리로 돌리거나 테이프 등으로 고정한다.

▶101
침대에서 떨어지지 않도록 난간을 설치한다.

102

쾌적한 침상 환경의 조건을 바르게 설명한 것은?

① 실내온도는 늘 18℃를 유지한다.
② 습도가 낮으면 불쾌감을 느끼게 된다.
③ 조명은 어둡게 유지한다.
④ 수면을 위해 밤에는 움직이지 않는다.
⑤ 현관이나 화장실의 문턱을 없앤다.

▶102
실내온도는 보통 20~23℃, 노인 및 급성환자는 좀 더 따뜻한 온도가 좋다. 습도가 낮으면 구강, 목, 피부가 건조해지고 오한을 느끼게 되며, 습도가 높으면 불쾌감을 느끼게 된다. 조명은 밝게 유지한다. 현관이나 화장실의 문턱은 없앤다.

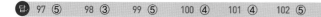

답　97 ⑤　　98 ③　　99 ⑤　　100 ④　　101 ④　　102 ⑤

103

구강청결 돕기에서 주의할 점으로 옳지 않은 것은?

① 구강 내 염증이 있는지를 확인한 후 치아와 혀를 닦아 준다.
② 양치는 보통 3분간 한다.
③ 누워 있는 상태에서 양치질을 할 경우 머리를 높인다.
④ 의치는 뜨거운 물을 이용하여 세척한다.
⑤ 구강청결이 끝나면 물기를 닦고 입술에 바셀린이나 입술 보호제를 발라준다.

▶103
누워 있는 상태에서 양치질을 할 때에는 베개를 접거나 베개 한 개를 더 이용하여 머리를 높임으로써 양치액을 삼키는 일을 막는다. 의치는 미지근한 물을 이용하여 세척한다.

104

세수 돕기에 관한 설명으로 옳은 것은?

① 눈에 눈곱이 끼었다면 눈곱이 많은 쪽부터 닦는다.
② 눈은 안쪽에서 바깥쪽으로 닦는다.
③ 수건은 여러 번 사용한다.
④ 정기적으로 귀이개를 이용하여 귀 안의 귀지를 깨끗이 제거한다.
⑤ 감염의 우려가 있으므로 코 안은 의료인에게 의뢰한다.

▶104
눈에 눈곱이 끼었다면 눈곱이 없는 쪽부터 먼저 닦는데 깨끗한 수건으로 부드럽게 안쪽에서 바깥쪽으로 닦고 한 번 사용한 수건의 면은 사용하지 않도록 한다. 귀는 정기적으로 면봉이나 귀이개로 귀 입구의 귀지를 닦아 내고, 귓바퀴나 귀의 뒷면도 따뜻한 물수건으로 닦아 낸다. 귀지를 제거하는 것은 의료 행위가 될 수 있으므로 의료인과 상의한다. 코를 세안할 때는 코 안을 깨끗이 닦고 양쪽 코볼과 둘레를 세심히 닦도록 한다.

105

대상자의 세면 돕기에 대한 설명이 잘못된 것은?

① 침대머리를 높이거나 가능하다면 대상자를 앉힌다.
② 귀지를 제거하는 것은 의료인과 상의해야 한다.
③ 노인은 콧물이 자주 나오며 비염이 발생하기 쉽다.
④ 목, 귀의 뒷면, 귓바퀴의 순서로 닦는다.
⑤ 마른 수건을 이용해 얼굴에 남아 있는 물기를 제거하고 피부 유연제를 바른다.

▶105
귀의 뒷면, 귓바퀴, 목의 순서로 닦는다.

106

면도 돕기 과정에 대한 설명으로 옳지 않은 것은?

① 노인의 피부는 건조하여 상처가 나기 쉬우므로 면도 전에 따뜻한 물수건을 덮어 둔다.
② 거품은 되도록 안 나게 하고 면도하도록 한다.
③ 되도록 전기면도기를 사용하는 것이 안전하다.
④ 전기면도기를 사용할 때에는 전기의 위험성이 있는지를 먼저 살핀다.
⑤ 면도 후 따뜻한 물수건으로 닦아 낸 뒤 로션이나 크림을 바른다.

▶106
충분한 거품을 낸 뒤 면도하도록 한다.

107

목욕 돕기 과정의 주의사항으로 옳지 않은 것은?

① 실내 온도는 따뜻하게 유지하도록 한다.
② 미끄럼 방지 매트나 부착용 시트, 손잡이 등이 구비되어 있는지 확인한다.
③ 몸은 가능한 한 대상자가 스스로 씻도록 한다.
④ 식사 직전과 직후에는 따뜻한 물로 목욕해야 한다.
⑤ 체온이 떨어지지 않도록 목욕 중에는 따뜻한 물을 자주 뿌려 준다.

▶107
목욕은 열이 나거나 혈압이 상승했을 때, 기분이 불쾌하거나 몸이 피로할 때, 식사 직전과 직후에는 피한다.

108

다음 중 목욕하기 과정에 대한 설명이 잘못된 것은?

① 회음부, 몸통, 팔, 다리의 순으로 씻긴다.
② 편마비로 앉은 자세가 불안정한 사람은 허리에 벨트를 매면 안전하다.
③ 말초에서 중심부 방향으로 닦는다.
④ 욕조에 있는 시간은 5분 정도로 한다.
⑤ 바닥에 남은 비눗물을 흘려보내서 미끄러지지 않도록 한다.

▶108
다리, 팔, 몸통의 순서로 물로 헹구고 회음부를 닦아낸다.

109

다음 중 침상목욕 돕기의 방법으로 옳은 것은?

① 팔을 닦을 때는 손끝에서 겨드랑이 쪽으로 닦는다.
② 다리 밑에 수건을 깔고 무릎을 펴게 하고서 다리를 닦는다.
③ 복부는 배꼽을 중심으로 시계 반대방향으로 닦는다.
④ 뼈가 돌출된 부위는 욕창이 생기지 않으므로 한 번만 닦는다.
⑤ 등과 둔부는 엎드리게 한 뒤 목 뒤에서 둔부까지 닦는다.

110

옷 갈아입히기의 주의 사항에 대한 설명으로 옳지 않은 것은?

① 편마비가 있는 경우, 옷을 벗을 때에는 건강한 쪽부터 벗는다.
② 대상자가 누워만 있는 경우, 옷의 구김이 욕창의 원인이 되므로 펴 준다.
③ 허리나 소매는 조이는 것으로 선택한다.
④ 노출되는 부분을 적게 하여 수치심을 느끼지 않도록 한다.
⑤ 상의와 하의가 분리된 것이 좋다.

111

침대 시트를 교환하는 올바른 방법이 아닌 것은?

① 시트 중앙선이 침대 중앙에 오도록 시트를 편다.
② 베개 커버의 지퍼는 출입구 쪽으로 오도록 한다.
③ 필요 시 방수포를 깐다.
④ 시트의 주름이 욕창의 원인이 될 수 있으므로 시트를 당겨서 주름을 잘 펴준다.
⑤ 덮는 이불은 기온과 대상자의 요구에 따라 조절한다.

▶109
팔을 닦을 때에는 팔 밑에 수건을 깔고서 손끝에서 겨드랑이 쪽으로 닦는다. 다리는 다리 밑에 수건을 깔고 구부려 다리를 세우게 한 뒤, 발꿈치나 무릎 뒤를 손으로 지지한 상태에서 발끝에서 허벅지 쪽으로 닦는다. 복부를 닦을 때에는 시계 방향으로 닦으면 장운동이 활발해져 배변에 도움이 된다. 등과 둔부는 옆으로 눕게 한 뒤 목 뒤에서 둔부까지 닦는다. 뼈가 돌출된 부위는 욕창이 생기기 쉬우므로 피부 색상을 관찰한다.

▶110
허리나 소매는 조이지 않는 것으로 선택한다.

▶111
베개 커버의 지퍼가 보이지 않도록 출입구 반대편 쪽으로 놓는다.

112

와상 노인의 체위변경과 이동 요양보호에 관한 설명으로 옳지 않은 것은?

① 장기간 누워 있는 대상자에게 나타날 수 있는 관절의 굳어짐과 변형을 예방하기 위한 것이다.
② 대상자의 신체적 상태, 안정도 및 운동의 상황 등을 고려하여 수행하여야 한다.
③ 대상자의 통증, 장애, 심리적 측면 등을 고려하여 수행하여야 한다.
④ 대상자 스스로 하려는 의욕을 갖도록 한다.
⑤ 필요한 동작을 미리 설명하고 곧바로 시행한다.

113

체위변경과 이동 요양보호 시 신체정렬을 유지하는 방법 중 옳지 않은 것은?

① 요양보호사는 항상 대상자로부터 가까운 상태를 유지한다.
② 배에 힘을 주고 둔부를 잡아당겨 척추를 곧게 한다.
③ 한 발은 다른 발보다 약간 더 앞에 놓는다.
④ 일반적으로 허리와 고관절 사이의 높이로 하여 보조를 한다.
⑤ 머리를 앞으로 숙이고, 한쪽 다리에만 체중이 실리도록 한다.

114

와상 상태인 대상자에게 체위변경과 이동을 시키는 목적은?

① 감염을 방지하기 위해
② 운동이 필요해서
③ 대소변을 잘 보게 하기 위해
④ 말을 잘하게 하기 위해
⑤ 관절이 굳어지거나 변형이 되는 것을 예방하기 위해

▶112
체위변경과 이동 요양보호는 장기간 누워 있는 대상자들의 관절 경축과 변형을 예방하기 위해 반드시 수행되어야 한다. 수행하기 전에 필요한 동작을 미리 설명하고 동의를 얻어 대상자가 마음의 준비를 하도록 하며, 대상자가 스스로 하려는 의욕을 갖도록 해야 한다.

▶113
올바른 신체정렬을 유지하는 방법
• 요양보호사는 항상 대상자로부터 가까운 상태를 유지한다.
• 가장 크고 가장 강한 근육을 사용한다.
• 한 발은 다른 발보다 약간 더 앞에 놓는다.
• 일반적으로 허리와 고관절 사이의 높이로 하여 보조를 한다.
• 머리를 앞으로 숙이고, 양 다리에 체중을 분배한다.

▶114
체위변경과 이동은 장기간 누워 있는 대상자에게 나타날 수 있는 관절의 굳어짐과 변형을 예방하기 위해 시행한다.

115

대상자에게 체위변경과 이동을 시킬 때 요양보호사가 주의할 점이 아닌 것은?

① 필요한 동작을 미리 설명하고 동의를 얻는다.
② 요양보호사가 전적으로 도와주어야 한다.
③ 모든 과정은 상황에 적당한 속도로 실시한다.
④ 대상자 상황에 적당한 방법으로 한다.
⑤ 안전하고 안락하게 실시한다.

▶115
대상자 스스로 하려는 의욕을 갖게 한다.

116

와상 상태의 대상자가 이동하는 것을 보조할 때, 대상자의 올바른 자세 유지에 적합한 높이는?

① 어깨 높이
② 허리와 허벅지 사이
③ 무릎 높이
④ 대상자가 앉았을 때 발바닥이 바닥에 닿을 수 있는 높이
⑤ 허리를 굽힐 수 있는 높이

▶116
허리와 고관절 사이의 높이로 보조하고, 대상자가 앉았을 때 발바닥이 바닥에 닿을 수 있는 높이로 한다.

117

대상자가 침대에서 이동할 때 유의할 점이 아닌 것은?

① 가급적 대상자가 스스로 움직이게 한다.
② 얼굴이 창백해지고 어지러움, 오심, 구토, 식은땀이 나면 천천히 이동한다.
③ 욕창, 상처, 마비가 있는지 확인한다.
④ 마비된 쪽이 밑으로 향하는 자세는 30분을 넘기지 않는다.
⑤ 무의식 대상자에게도 의식 상태와 상관없이 동작을 설명한다.

▶117
얼굴이 창백해지고 어지러움, 오심, 구토, 식은땀이 나면 원래 자리에 눕힌다.

118

다음 중 휠체어를 다루는 방법이 잘못된 것은?

① 먼저 발 받침대를 올리고 접는다.
② 펼 때는 팔걸이를 안쪽으로 펼친다.
③ 펼 때는 팔걸이를 잡아 펼친 후 시트를 누른다.
④ 접을 때는 시트를 들어올린다.
⑤ 편 후 발 받침대를 내린다.

▶118
펼 때는 팔걸이를 바깥쪽으로 펼친다.

119

휠체어 이동 시 유의할 점이 아닌 것은?

① 휠체어를 선택할 때 체형에 맞는 것을 고른다.
② 잠금장치가 잘 작동하는지 확인한다.
③ 휠체어 이동 시 바퀴 손잡이와 바퀴 바람이 빠지지 않았는지 확인한다.
④ 요양보호사는 항상 대상자와 일정한 거리를 두고 지지한다.
⑤ 발 받침대가 헐거워지지 않았는지 확인한다.

▶119
요양보호사는 항상 대상자 가까이에서 지지한다.

120

보행을 하기 전에 선 자세에서 균형을 잡는 요령을 잘못 설명한 것은?

① 의자와 손잡이 등을 한 손으로 잡고 약 3분간 서 있을 수 있도록 연습시킨다.
② 항상 대상자의 불편한 쪽의 몸을 받쳐준다.
③ 잠시 서 있는 동작이 가능하면 다음 동작을 위해 30분 동안 휴식한다.
④ 가볍게 제자리걸음을 하며 균형 잡는 연습을 한다.
⑤ 미끄럼 방지용 양말을 신고 편안하고 미끄러지지 않는 신발을 착용하도록 한다.

▶120
잠시 서 있는 동작이 가능하면 전후좌우로 천천히 체중을 이동하는 연습을 한다.

답　115 ②　　116 ④　　117 ②　　118 ②　　119 ④　　120 ③

121
대상자의 보행 보조 시 유의할 점에 대한 설명이 잘못된 것은?

① 지팡이나 보행기 다리의 고무 상태를 확인한다.
② 보행 벨트를 사용할 때는 대상자의 다리 부분에 맞춰 벨트를 묶는다.
③ 미끄럼 방지용 양말과 신발을 신는다.
④ 실버카의 바퀴와 잠금장치를 확인한다.
⑤ 대상자의 불편한 쪽에서 보조한다.

▶121
보행 벨트를 사용할 때는 대상자의 허리 부분에 맞춰 벨트를 묶는다.

122
올바른 신체정렬 방법이 아닌 것은?

① 요양보호사의 허리와 가슴 사이의 높이로 몸 가까이에서 잡고 보조해야 한다.
② 안정성과 균형을 위하여 발을 적당히 벌리고 서서 양쪽 발을 나란히 놓는다.
③ 양다리에 체중을 지지한 후 무릎을 굽히고 중심을 낮게 하여 골반을 안정시킨다.
④ 대상자 이동 시 다리와 몸통의 큰 근육을 사용하여 척추의 안정성을 유지한다.
⑤ 갑작스러운 동작은 피하고 보조 후 적절한 휴식을 취한다.

▶122
안정성과 균형을 위하여 발을 적당히 벌리고 서서 한 발은 다른 발보다 약간 앞에 놓아 지지면을 넓혀야 한다.

123
다음 중 대상자를 옆으로 눕히는 방법을 잘못 설명한 것은?

① 대상자를 옆으로 눕힐 때 요양보호사는 돌려 눕히려고 하는 쪽에 선다.
② 돌려 눕히려는 반대쪽으로 머리를 돌린다.
③ 옆으로 누웠을 때 팔이 몸에 눌리지 않도록 눕히려는 쪽의 손을 위로 올리거나 가슴에 포개 놓는다.
④ 무릎을 굽히거나 돌려 눕힐 방향과 반대쪽의 발을 다른 쪽 발 위에 올려놓는다.
⑤ 어깨와 무릎에 손을 대고 옆으로 돌려 눕힌다.

▶123
돌려 눕히려는 쪽으로 머리를 돌린다.
옆으로 눕히기
• 요양보호사가 돌려 눕히려고 하는 쪽에 선다.
• 돌려 눕히려고 하는 쪽으로 대상자의 머리를 돌린다.
• 옆으로 누웠을 때 팔이 몸에 눌리지 않도록 눕히려는 쪽의 손을 위로 올리거나 양손을 가슴에 포개 놓는다.
• 무릎을 굽히거나, 돌아눕는 방향과 반대쪽 발을 다른 쪽 발 위에 올려 놓는다.
• 어깨와 무릎에 손을 대고 옆으로 돌려 눕힌다.
• 스스로 돌아눕는 것이 가능한 대상자는 얼굴을 돌아눕는 쪽으로 하고 건강한 팔로 불편한 팔을 가슴에 모은 다음, 건강한 발로 불편한 발을 들어 올려 돌린다.

124
일으켜 세우기를 할 때 옆에서 보조하는 방법을 잘못 설명한 것은?

① 대상자는 침대에 가볍게 걸터앉아 양발을 앞으로 내밀고 무릎을 편다.

② 일으켜 세우기를 옆에서 보조할 때 요양보호사는 대상자의 마비된 쪽에 서서 발을 대상자의 마비된 발 바로 뒤에 놓는다.

③ 대상자의 머리를 앞으로 숙여 중심을 낮추게 한다. 요양보호사는 대상자의 대퇴부에 손을 얹고 무릎 펴는 것을 돕는다. 다른 한 손은 등을 지지하여 천천히 일으킨다.

④ 대상자가 무릎을 완전히 펴면, 요양보호사는 대상자의 마비된 쪽 대퇴부에 있던 손을 대상자의 가슴 부위로 옮겨 대상자가 상반신을 펴고 설 수 있도록 한다.

⑤ 안면 창백, 어지러움, 오심, 구토, 식은땀 등의 증세가 있는지 관찰한다.

▶124
대상자는 침대에 가볍게 걸터앉아 양발을 뒤로 당기고 무릎을 굽힌다.

125
보행기를 사용할 때 돕는 방법을 잘못 설명한 것은?

① 보행기의 손잡이, 고무받침이 닳지 않았는지를 확인한다.

② 보행기는 대상자의 팔꿈치가 약 30°로 구부러지도록 대상자 둔부 높이로 조절한다.

③ 양쪽 다리가 모두 약한 사람은 보행기를 앞으로 한 걸음 정도 옮기고 보행기 쪽으로 한쪽 발을 옮긴 다음, 나머지 한쪽 발을 먼저 옮긴 발이 나간 지점까지 옮긴다.

④ 한쪽 다리만 약한 사람은 약한 다리와 함께 보행기를 한 걸음 정도 옮긴다.

⑤ 요양보호사는 대상자의 앞쪽에서 보행벨트를 잡고 걷는다.

▶125
요양보호사는 대상자의 뒤쪽에서 보행벨트를 잡고 걷는다.

답　121 ②　　122 ②　　123 ②　　124 ①　　125 ⑤

126
지팡이를 사용하는 대상자를 돕는 방법 중 틀린 것은?

① 지팡이의 고무받침, 손잡이가 안전한지 확인한다.
② 낙상의 위험이 있는 물건은 치운다.
③ 대상자의 불편한 쪽 손에 지팡이를 쥐어 준다.
④ 대상자의 발 앞 15cm, 옆 15cm 지점에 지팡이의 끝을 둔다.
⑤ 지팡이 앞으로 불편한 다리를 먼저 옮긴다.

▶126
대상자의 건강한 쪽 손에 지팡이를 쥐어 준다.

127
요양보호사의 위생관리로 적절하지 않은 것은?

① 철저한 위생관리는 자신과 대상자 모두를 보호한다.
② 청결을 위해 매일 샤워나 목욕을 한다.
③ 손을 자주 씻는다.
④ 일회용 보호 장구는 재사용하지 말고 버린다.
⑤ 손톱은 길게 유지한다.

▶127
손톱 밑은 균이 많으므로 손톱은 짧게 깎아야 한다.

128
다음 복지용구 중 대여 품목에 해당하는 것만 묶은 것은?

① 전동침대, 이동변기
② 목욕의자, 요실금 팬티
③ 배회감지기, 지팡이
④ 수동휠체어, 이동욕조
⑤ 목욕리프트, 욕창예방 방석

▶128
복지용구 품목 구분
• 대여 품목 : 수동휠체어, 전동침대, 수동침대, 이동욕조, 목욕리프트, 배회감지기, 실외용 경사로, 욕창예방 매트리스
• 구입 품목 : 이동변기, 목욕의자, 성인용 보행기, 안전손잡이, 미끄럼장비 용품, 간이변기, 지팡이, 욕창예방 방석, 자세변환 용구, 요실금팬티, 실내용 경사로, 욕창예방 매트리스

129
옷 갈아입히는 방법으로 옳지 않은 것은?

① 수액이 있는 대상자의 옷을 입힐 때는 양팔을 다 낀 후 마지막에 수액을 건다.
② 허리, 엉덩이, 허벅지 순으로 바지를 내린다.
③ 엉덩이를 들 수 없는 대상자인 경우, 좌우로 체위를 변경하며 한쪽씩 바지를 내린다.
④ 체위변경이 필요한 대상자의 옷을 벗길 때는 입히기의 역순으로 한다.
⑤ 옷을 벗길 때는 건강한 쪽부터, 입힐 때는 마비된 쪽부터 입힌다.

▶129
수액이 있는 대상자에게 옷을 입힐 때는 마비된 쪽 팔을 끼고, 수액을 건강한 쪽 소매의 밖으로 빼서 건 후에 건강한 쪽 팔을 끼운다.

130
스스로 움직일 수 없거나 움직여서는 안 되는 대상자의 일상생활 동작을 돕기 위해 실시하는 체위변경의 목적에 해당하지 않는 것은?

① 근육위축으로 인한 호흡기능 저하의 예방
② 당뇨병 예방
③ 관절강직으로 인한 움직임 제한이나 변형 방지
④ 혈액이 응고되는 것을 예방
⑤ 고정된 자세로 인한 피부조직의 괴사와 욕창 예방

▶130
당뇨병은 인슐린 부족으로 발생하는 내분비 질환으로 체위변경을 통해 예방할 수 없다.

131
요양원에서 노인들의 낙상 예방을 위해 수행하는 활동들로 옳은 것은?

① 노인의 인지, 감각, 거동 상황을 세심하게 관찰한다.
② 손이 닿는 곳에는 노인들의 필수품을 두지 않는다.
③ 침상을 가장 높은 위치로 올려 둔다.
④ 침상의 난간을 설치하지 않는다.
⑤ 억제대의 지속적인 사용을 격려한다.

▶131
억제대 같은 것은 시설의 외재적 위험요인으로, 필요 시에만 사용하도록 하고, 노인들의 필수품은 손이 닿는 곳에 둔다. 침상은 가장 낮은 위치로 내려두고 침상에 난간을 설치한다.

답 126 ③   127 ⑤   128 ④   129 ①   130 ②   131 ①

Chapter
02 일상생활 및 개인활동 지원

❶ 일상생활 지원의 원칙

1. 기본원칙 및 주의사항

① 대상자의 질환 및 특성에 대해 이해하고, 욕구를 파악하여 서비스를 제공한다.

② 스스로 일상생활을 할 수 없는 영역은 요양보호사가 전적으로 지원한다.

③ 대상자의 욕구를 반영하여 서비스를 제공하되, 우선순위를 정하여 서비스를 제공한다.

④ 요양보호사가 할 수 없다고 판단될 때 대상자에게 설명한다.

⑤ 서비스 제공 시 대상자를 존중하여 진행한다.

⑥ 서비스에 사용되는 생활용품은 반드시 대상자의 동의를 얻어 사용하고, 함부로 옮기거나 버리지 않는다.

⑦ 부득이 자리를 옮기거나 버려야 할 경우 대상자의 동의를 구한다.

⑧ 거동이 불편하여 식사 및 밑반찬 서비스의 지원이 필요한지 파악한 후 관련 기관에 지원신청을 돕는다.

⑨ 서비스 제공 시 대상자의 신체 및 심리변화에 주의하고, 특별한 변화가 발생하면 시설장이나 간호사 등에게 보고한다.

⑩ 서비스 제공 내용과 특이사항을 기록한다.

2. 요양보호사의 자세

① 요양보호사 유니폼(가운 및 앞치마, 신발)을 단정하게 착용한다.

② 일회용품 사용을 자제하고 샴푸와 린스, 세제 등은 적당량만 사용한다.

 TIP 일상생활 지원의 중요성
- 신체활동을 지원하는 데 필요한 조건이나 수단을 마련하기 위한 간접적인 활동이다.
- 일상생활 지원 없이 신체활동 지원을 제대로 수행할 수 없다.
- 신체활동 지원이 필요하지 않은 대상자에게는 일상생활 지원만 제공한다.
- 신체활동 지원이 필요한 대상자에게는 신체활동 지원과 일상생활 지원이 함께 제공된다.
- 일상생활 지원은 대상자가 자립적 생활을 하는 데 중요한 역할을 한다.

❷ 식사 준비와 영양관리

1. 식사준비

(1) 장보기(식재료 구매) 수칙

① 식단 작성

② 냉장고 안의 품목을 확인

③ 품목별로 구매 장소를 결정

④ 필요량만 구매

⑤ 식품 구매 시 반드시 유통기한을 확인

⑥ 식품 구매 시 보관 방법 및 보관 상태를 확인

(2) 식품 준비 및 조리 시 유의사항

① 대상자의 건강상태를 고려하여 식단을 작성하되, 대상자의 의견을 충분히 반영한다.

② 소화가 잘되는 단백질과 식물성 지방을 우선으로 선택하며, 수분과 비타민이 풍부한 녹색채소와 과일을 사용하여 식욕을 돋우도록 한다.

③ 식물성 기름이나 등푸른 생선을 선택한다.

④ 과도한 양념은 피하고, 영양손실을 최소하하여 음식을 준비한다.

⑤ 대상자가 좋아하는 식품이나 식습관, 소화능력을 기록하여 다음에 방문하는 요양보호사가 참고하도록 한다.

⑥ 식단 준비를 위한 물건을 사용하거나 이동시킬 때에 대상자의 동의를 얻은 후 진행하도록 한다.

⑦ 혼자 사는 대상자에게는 1회씩 식사가 가능하도록 준비해 놓는다.

⑧ 물품, 가격, 상점, 상표 등을 결정할 때는 대상자가 원하는 것으로 하여 대상자가 상품을 선택할 수 있는 즐거움을 갖도록 한다.

⑨ 물품을 구입한 영수증과 잔돈을 대상자에게 주고 구매물건의 적절한 보관, 관리를 도와준다.

(3) 조리 방법

① 볶기

ㄱ 고온에서 단시간에 조리하므로 수용성 성분의 용출이 적으며 비타민의 파괴도 적다.

ㄴ 식품의 수분이 빠져 나오는 대신 기름이 흡수되므로 풍미를 증가시킬 수 있다.

ㄷ 채소는 살짝 데쳐서 볶으면 기름도 적게 들고 색깔도 선명하게 유지할 수 있다.

② 삶기

    ㉠ 조직의 연화, 단백질의 응고, 감칠맛 성분의 증가, 불필요한 지방 및 성분 제거 등의 목적이 있다.

    ㉡ 채소는 삶으면 부드러워져 먹기 쉽다.

    ㉢ 육류는 오래 삶으면 부드러워지나 생선은 질기고 딱딱해진다.

③ 튀기기

    ㉠ 단시간에 조리할 수 있고 영양소의 파괴가 적다.

    ㉡ 노인은 지방질의 소화력이 낮기 때문에 기름기가 적은 조리 방법을 선택하는 것이 좋다.

④ 무침

    ㉠ 식욕을 돋우기 위해 식초나 소스로 무침을 한다.

    ㉡ 미각에 변화를 주어 입맛을 찾는 데 도움이 된다.

⑤ 찜

    ㉠ 시간이 오래 걸리는 단점이 있으나 수용성 물질의 용출이 끓이기보다 적어 영양소의 손실이 적고 온도의 분포가 골고루 이루어진다.

    ㉡ 재료를 부드럽게 하여 노인에게 자주 사용되는 조리 방법 중 하나이다.

    ㉢ 처음에는 센 불에 가열하다가 약한 불로 오래 가열하면 부드러운 맛을 느낄 수 있다.

⑥ 굽기

    ㉠ 기름이나 물을 사용하지 않고 높은 열로 빠른 시간 내에 조리하기 때문에 수용성 영양소의 손실이 적다.

    ㉡ 식품 자체의 성분이 용출되지 않으므로 식품 고유의 맛을 살릴 수 있다.

    ㉢ 오래 구우면 수분이 모두 빠져나가 딱딱해지기 때문에 저당히 굽는다.

> **TIP**
>
> **조리 시 고려사항**
> - 찌거나 데치거나 끓이거나 삶아서 부드럽게 조리한다.
> - 질환상으로 허용되는 범위 내에서 가능한 다양한 식품과 조리법을 사용한다.
> - 가능한 한 짜지 않게 조리한다.
> - 딱딱하고 자극적인 음식은 피한다.

2. 영양관리

(1) 영양관리 시 고려해야 할 노인의 특성

    ① 에너지 요구량 감소 : 기초대사량 감소로 체질량지수(BMI)를 25 이하로 조절

② **소화능력 감소 및 식욕 저하** : 식사를 조금씩 자주 섭취

③ **치아 손실 및 씹기 장애** : 식재료를 부드럽게 조리하고 크기를 작게 하여 섭취를 도움

④ **감각기능 저하** : 미각, 후각의 기능 저하로 짜게 먹지 않도록 싱겁게 조리 및 향신료 사용

⑤ **침 분비 감소** : 구강 건조증이 생길 수 있으므로 국물이 있는 조리법 선택

⑥ **장 운동성 감소** : 변비가 생기기 쉬우므로 식이섬유가 풍부한 잡곡이나 채소 섭취

용어해설

체질량지수(BMI)
키와 몸무게를 이용하여 지방의 양을 추정하는 비만측정법

---

(2) 노인의 영양관리

① 에너지 요구량이 감소하므로 열량은 과잉 섭취하지 않도록 한다.

② 소화가 잘 되는 양질의 단백질 식품을 선택한다(**예** 두부, 생선, 지방을 제거한 육류, 우유 등).

③ 당질 대사능력이 저하되어 당뇨병 발생이 우려되므로 설탕이나 과당과 같은 단순당이 많은 음식은 피하고 식이섬유나 전분이 풍부한 채소와 잡곡밥 등 복합당질을 이용한다.

④ 지방의 소화기능이 저하되므로 섭취량을 제한하되 필수지방산이 부족하지 않게 하고, 지용성 비타민 흡수를 돕기 위한 적당량의 지질을 섭취하게 한다.

⑤ 다양한 색의 식품(컬러푸드)은 맛과 향이 풍부하며 인체에도 유익하므로 골고루 먹는다.

(3) 식사 관리의 중요성

① **노인의 건강문제** : 노인의 질병과 사망원인의 다수가 식생활과 관련이 있음

② **신체구성 변화** : 나이가 들면 체지방은 증가하고 근육량은 감소하여 기초대사량이 낮아져 지방은 과잉 축적, 골격 내 무기질 함량은 감소하여 골다공증 위험은 증가함

③ **소화기능의 저하** : 치아 손실 · 불량, 침의 분비 감소, 씹고 삼키는 능력 저하, 연하기능 저하, 삼킴장애, 대장의 운동성 감소 등으로 영양불량과 편식, 변비 등을 유발함

④ **미각의 변화** : 혀의 미뢰 수 감소로 맛을 잘 느끼지 못하여 나트륨 과잉 섭취 위험 증가 및 식욕의 감퇴

⑤ **식생활 문제** : 신체 변화 및 기능변화로 인한 영양소섭취 불균형 초래

(4) 식사구성안을 이용한 식사계획 원칙

① 곡류(탄수화물)는 매일 2~4회 섭취하여 에너지를 공급한다(**예** 잡곡밥, 통밀빵, 감자, 고구마 등).

② 고기 · 생선 · 달걀 · 콩류(단백질)는 매일 3~4회 섭취하여 근육량과 면역력을 증진한다(**예**

콩밥, 두부, 비지 등 콩으로 만든 음식 권장).

③ 채소류(비타민과 무기질)는 매 끼니 두 가지 이상 섭취하여 신체기능을 조절한다.

④ 과일류(비타민과 무기질)는 매일 1~2개 섭취하여 기능을 조절한다.

⑤ 우유·유제품류(칼슘)는 매일 1~2잔을 섭취하여 뼈와 치아를 튼튼하게 한다.

⑥ 물(수분)은 매일 8잔 이상 마셔 노폐물을 배출한다.

(5) 노인을 위한 식생활 지침

① 각 식품군을 매일 골고루 먹기

② 짠 음식을 피하고 싱겁게 먹기

③ 식사는 규칙적이고 안전하게 하기

④ 물은 많이 마시고 술을 적게 마시기

⑤ 활동량을 늘리고 건강한 체중을 갖기

3. 질환에 따른 특별식 준비

(1) 당뇨병 대상자의 식사관리

① 과식하지 않는다.

② 단순당질 섭취를 피하고, 복합당질의 식품을 선택한다.

③ 지방 섭취를 줄인다.

④ 비타민과 무기질을 충분히 섭취한다.

⑤ 술을 제한한다.

⑥ 일정한 시간에 식사를 규칙적으로 한다.

⑦ **주의할 음식** : 흰밥, 과일주스, 떡, 흰식빵, 수박 등

⑧ **섭취할 음식** : 잡곡밥, 우유, 양배추, 오이, 김, 미역 등

TIP **당뇨병 식사관리의 기본 목표**
- 정상에 가까운 혈당 유지
- 적절한 혈중 지질농도 유지
- 적정 체중 유지
- 합병증을 예방하거나 최대한 지연
- 적절한 영양상태 유지

(2) 고혈압 대상자의 식사관리

① 소금 섭취를 줄인다.

② 칼륨을 충분히 섭취한다.

③ 동물성지방 섭취를 줄인다.

④ 가능한 한 복합당질을 섭취하고 섬유소를 충분히 섭취한다.

⑤ 지나친 단백질의 섭취는 피하고 양질의 단백질을 섭취한다.

⑥ 카페인 함유 음료, 알코올 섭취를 제한한다.

⑦ 적정 체중을 유지한다.

⑧ 피토케미컬이 함유된 채소, 과일 섭취를 증가시킨다.

⑨ **주의할 음식** : 젓갈류, 장아찌, 소금에 절인 생선, 햄, 소시지 등

⑩ **섭취할 음식** : 통밀, 고구마, 사과, 시금치, 버섯, 우유, 땅콩, 호두 등

(3) 씹기장애와 삼킴장애 대상자의 식사관리

① 고기나 생선, 콩 반찬, 채소 반찬, 유제품과 과일을 매일 먹는다.

② 음식을 부드럽게 조리하고 잘게 잘라서 먹는다.

③ 바른 자세로 천천히 꼭꼭 씹어 식사한다.

④ 물은 천천히 조금씩 나누어 마신다.

⑤ 밥을 국이나 물에 말아 먹지 않는다.

⑥ 식사 후 바로 눕지 말고 약 30분 정도 똑바로 앉는다.

(4) 변비 대상자의 식사관리

① 식이섬유를 충분히 섭취한다.

② 식이섬유의 흡수가 잘 되도록 충분한 물(하루 8잔 이상)을 마신다.

③ 규칙적인 식사와 배변습관을 갖고 매일 적절한 운동을 한다.

④ **변비 완화에 도움이 되는 식품** : 곡류, 콩류, 채소류, 과일류, 해조류, 견과류

(5) 골다공증 대상자의 식사관리

① 골다공증 예방을 위하여 칼슘을 충분히 섭취한다.

② 칼슘은 뼈의 건강에 중요한 역할을 하는 영양소이며 우유, 요구르트, 치즈, 멸치, 뱅어포, 미역, 두부 등에 많이 함유되어 있다.

③ 커피나 탄산음료는 체내에서 칼슘의 흡수를 방해하므로 섭취를 줄인다.

❸ 식품 · 식기 등의 위생관리

1. 식품의 위생관리

⑴ 기본 원칙

① 모든 식품은 유통기한을 확인하고, 올바른 식품 보관 방법에 따라 위생적으로 보관한다.

② 유통기한이 지난 식품이나 부패 · 변질된 음식은 폐기하고, 부패나 변질되기 쉬운 음식의 경우 반드시 냉장 및 냉동 보관한다.

③ 보관된 냉동식품을 해동시켰을 경우 다시 냉동시키지 않으며, 뚜껑 또는 포장을 개봉한 식품이 남았을 경우 다른 용기에 담아 냉장 또는 냉동 보관하고 가급적 빠른 시간 내에 사용한다.

④ 요양보호사는 모든 식품을 다루기 전과 후에 손 씻기를 한다.

⑵ 식품의 보관방법

① 생선은 내장과 머리를 제거하고 한 끼 먹을 분량씩 밀폐봉투에 넣어 냉동 보관한다.

② 조개류는 물에 담가두는 것보다 신문지에 싸서 냉동 · 냉장 보관한다.

③ 잎채소는 세워서 보관한다.

④ 감자, 고구마는 냉장보관을 피하고 신문지에 싸서 서늘하고 그늘진 곳에 둔다.

⑤ 데친 채소는 한 번씩 먹을 만큼 밀폐용기에 담아 냉동 보관한다.

⑥ 육류와 어패류는 하루 이내에 먹을 경우만 냉장 보관하고, 그 외에는 냉동 보관한다.

⑦ 육류는 잘게 썰면 세균 증식이 쉬우므로 덩어리째 보관한다.

⑧ 닭고기는 육류 중 가장 상하기 쉬우므로 냉장보관 시 술과 소금으로 밑간을 해둔다.

⑨ 두부, 달걀, 어묵, 우유 등은 항상 냉장 보관한다.

⑩ 달걀은 신선도 유지를 위해 둥근 부분이 위로, 뾰족한 부분이 아래로 향하게 놓는다.

⑪ 열대 과일은 실온 보관, 일반 과일은 냉장 보관, 수박은 잘라서 밀폐용기에 담아 냉장 보관, 포도는 신문에 싸서 냉장 보관, 복숭아는 실내 보관한다.

⑫ 냉장실은 5℃, 냉동실은 −15℃ 이하로 유지한다.

⑬ 냉장실과 냉동실에 음식을 보관할 때는 냉기의 순환을 방해하지 않도록 용기 사이를 띄워 놓는다.

(3) 안전한 식품 섭취를 위한 5가지 방법

① 청결 유지

② 익히지 않은 음식과 익힌 음식의 분리

 도마와 칼이 1개씩 밖에 없을 경우 과일 → 육류 → 생선류 → 닭고기 순으로 사용한다.

③ 완전히 익히기

④ 안전한 온도에서 보관하기

- 냉장식품 보관기간 : 조리한 식품(반찬, 국)은 3~5일, 육류는 2~3일, 생선은 1~2일 이내
- 냉동식품 보관기간 : 만두, 떡, 육류, 생선은 6개월 이내

⑤ 안전한 물과 원재료 사용하기

(4) 식중독 예방 방법

① 손 씻기 등 개인 위생을 철저히 관리한다.

② 조리에 사용된 기구 등은 세척, 소독하여 2차 오염을 방지한다.

③ 육류의 생식을 자제하고 충분히 가열한다.

④ 생육과 조리된 음식을 구분하여 보관한다.

⑤ 도마, 칼 등의 조리기구를 구분해 사용하여 2차 오염을 방지한다.

⑥ 어패류는 수돗물로 잘 씻는다.

⑦ 오염된 조리기구는 10분간 세척 및 소독하여 2차 오염을 방지한다.

⑧ 조리된 음식은 장시간 실온에 방치하지 않는다.

⑨ 음식물이 남지 않도록 적당량만 조리한다.

⑩ 살균이 안 된 우유는 마시지 않는다.

⑪ 고기, 생선류는 충분히 가열 및 조리한다.

2. 식기 및 주방의 위생관리

(1) 기본 원칙

① 장마철은 습도가 높아 식중독 발병의 위험이 높아지기 때문에 식기 및 주방 위생에 각별히 신경 써야 한다.

② 식기류는 깨끗이 씻은 후 반드시 물기를 제거한다.

③ 여름철에는 식기에 남은 음식물이 빠르게 부패되어 주방 악취의 원인이 되므로 즉시 처리하고 식기를 닦는다.

④ 한 번 사용한 식기와 찌든 오염이 발생한 주방용품은 바로 세척하고 관리한다.

(2) 위생관리 방법

① **개수대와 가스레인지 밑의 수납장** : 소다물로 닦고 헝겊에 식초를 묻혀 닦는다.

② **배수구** : 세정제로 닦고 식초물을 부어 악취를 제거한다.

③ **찬장 또는 싱크대** : 희석한 알코올로 닦아주고 자주 환기시킨다.

④ **냉장고** : 선반은 세정제로 닦고, 소다물이나 식초물로 닦아준다. 고무 패킹은 세제로 닦고 솜에 알코올을 묻혀 닦아준다.

⑤ **수세미와 행주** : 수세미는 그물형이 위생적이고 행주는 삶는 것이 위생적이다.

⑥ **칼, 도마** : 용도별로 구분하여 사용한다. 도마는 세척 후 사용하고 사용 후에는 세제로 씻고 찬물로 헹구어 햇볕에 건조한다.

⑦ **그릇 및 식기류** : 식기는 자연 건조시키며 바닥에 놓지 않는다.

⑧ **고무장갑** : 조리용과 비조리용으로 구분하며 안팎을 씻어서 건조한다.

⑨ **플라스틱 용기** : 냄새가 나면 쌀뜨물이나 녹차 티백을 2~3개 넣고 뜨거운 물을 붓고 하루가 지난 후 닦는다.

⑩ **설거지** : 기름기가 적고 음식물이 덜 묻은 그릇부터 설거지한다.

 설거지 순서 : 유리컵 → 수저류 → 밥그릇, 국그릇 → 반찬그릇 → 프라이팬

❹ 의복 및 침상 청결관리

1. 의복관리

(1) 기본 원칙

① 속옷은 매일 교환하고 세탁 시 헹굼을 충분히 하고 햇빛에 건조한다.

② 새로 구입한 의류는 한 번 세탁한 후 입는다.

③ 감염이 의심되는 대상자의 의류는 다른 의류와 구분하여 세탁한다.

④ 입지 못하게 된 의류를 버릴 때에는 대상자에게 미리 양해를 구한다.

⑤ 잠옷은 세탁하기 쉽고 내구력이 있으며 감촉이 좋고 땀을 잘 흡수하는 것으로 한다.

⑥ 세탁 방법 및 옷감의 종류를 구별하여 세탁물 주머니에 넣어 세탁한다.

⑦ 여벌의 의류를 준비해서 보충한다.

⑧ 모직물에는 방충제를 넣는다.

(2) 의복의 선택

① 가볍고 느슨하며 보온성이 좋을 것

② 입고 벗는 것이 쉬울 것

③ 노인의 체형에 맞는 디자인

④ 움직이는 데 불편하지 않고 장식은 과도하지 않을 것

⑤ 저녁에는 교통사고 방지를 위해 밝은 색상일 것

⑥ 신발은 굽이 낮고 폭이 좁지 않으며 뒤가 막혀있는 것

⑦ 양말과 신발은 미끄럼 방지 처리가 되어 있는 것

⑧ 속옷은 입어서 기분이 좋고 피부를 자극하지 않으며 갈아입기 쉽고 흡습성이 좋을 것

2. 침상 청결관리

(1) 기본원칙 및 주의 사항

① 전기코드 등 발에 걸리는 물건은 정리 정돈한다.

② 불필요한 물건이나 쌓여 있는 물건은 손이 닿는 높이로 정리한다.

③ 물건을 찾기 쉽게 정리하고 들어 있는 물건의 이름을 써서 수납 장소를 알기 쉽게 한다.

④ 대상자가 필요로 하는 물품이나 간병에 필요한 물품은 손에 닿을 수 있는 위치에 둔다.

⑤ 침상 주변을 정결하게 정리정돈하여 생활의 활기가 생기도록 한다.

⑥ 방은 습기가 차지 않고 공기가 깨끗하고 조용하며 햇빛이 잘 비치는 남향이나 남동향에 위치하는 것이 좋다.

⑦ 3~4시간마다 창문을 열어 환기한다.

(2) 침구의 선택

① 이불 : 양모이불처럼 따뜻하고 가볍고 보습성이 있는 제품으로 커버는 백색의 무명베나 면제품이 좋다.

② 요(매트리스) : 탄력성과 지지력이 있고 습기 배출을 잘하여 단단한 것이 좋다.

③ 리넨류(시트, 베개 커버 등) : 튼튼하고 흡습성이 좋은 면으로 옅은 색이 좋다.

④ 베개 : 촉감이 좋고, 습기와 열을 흡수하지 않는 것, 베개 높이는 척추와 머리가 수평인 것이 좋다(폭은 어깨 폭에 20~30cm를 더함).

❺ 세탁하기

1. 여러 가지 세탁 방법

(1) 기본 원칙

① 세탁방법은 대상자의 습관과 결정을 존중하여 선택한다.

② 세탁표시에 따른 세탁방법에 따라 세탁한다.

③ 세탁물의 상태를 확인하여 수선이 필요한 경우는 수선 후 세탁한다.

④ 세탁물을 통해 실금이나 하혈 등 건강상태를 확인하고 이상이 있는 경우 시설장 또는 관리책임자에게 보고한다.

⑤ 세탁시간은 섬유의 종류나 오염의 정도에 따라 조절한다.

⑥ 의류의 손상을 피하기 위해 오염이 심할 때는 불리거나 부분세탁을 병행하는 것이 좋다.

⑦ 세탁물은 옷감의 종류와 색상, 세탁방법에 따라 분류하여 세탁하고 손질한다.

⑧ 세탁방법과 세탁물에 따라 알맞은 세제를 선택하고 적당량만 사용한다.

(2) 세탁 방법

① **불림세탁** : 오염이 심한 경우 세제나 고형비누로 가볍게 문지른 후 불림

② **부분세탁(애벌빨래)** : 와이셔츠 소매 및 목 부분의 찌든 때는 오염부분에 가루세제나 얼룩 제거제를 묻혀 살살 비벼주고 그 외의 얼룩은 비비지 않는 것이 좋음, 얼룩은 생긴 즉시 처리하는 것이 좋고 최후의 수단으로 약품을 사용하며 얼룩을 뺀 후에는 얼룩 주위에 분무기로 물을 뿌려 둠

③ **본세탁** : 반드시 세탁표시에 따라 세탁

④ **삶기** : 면 속옷, 행주, 걸레 등을 삶을 때는 뚜껑을 덮음

⑤ **탈수** : 종류에 따라 탈수 시간 조절

⑥ **헹굼** : 탈수 후 헹굼은 2~3회 하는데 냄새가 심하면 붕산수에 담갔다 탈수

⑦ **건조** : 흰색 면은 햇볕에서 건조, 합성섬유와 색상이 있는 의류는 그늘에서 건조, 니트류는 채반 등에 펴서 건조, 청바지류는 뒤집어서 건조

TIP | **의복과 옷감에 생긴 얼룩 제거법**
- **커피** : 식초와 주방세제를 1:1 비율로 섞어서 칫솔로 얼룩 부분을 살살 문질러 제거한 후 충분히 헹구거나 탄산수에 10분 정도 담가둔 후 세탁
- **땀** : 빨리 처리하는 것이 좋음, 땀이 묻은 부위를 두 장의 수건 사이에 끼우고 두드려 땀이 수건으로 옮겨 가게 한 다음 세제로 세탁, 겨드랑이와 얼룩이 심한 부위는 온수에 과탄산소다와 주방세제를 1:1로 넣어 2~3시간 담가둔 후 헹굼

- **립스틱** : 클렌징폼으로 얼룩 부분을 살살 문질러 따뜻한 물로 헹구거나, 립스틱 자국 위에 버터를 살짝 묻혀 톡톡 두드린 후 화장솜에 아세톤을 묻혀서 버터와 얼룩을 지운 후 중성세제로 세탁
- **파운데이션** : 알코올이 함유된 화장수 또는 스킨을 화장솜에 적셔 얼룩을 톡톡 두드림. 비눗물로 씻으면 얼룩이 번져서 깨끗하게 지워지지 않음
- **튀김기름** : 얼룩이 묻은 부위에 주방용 세제를 몇 방울 떨어뜨리고 비벼서 제거
- **혈액이나 체액** : 찬물로 닦고 더운물로 헹굼

2. 세탁 후 관리

(1) 의복 정리

① 건조가 끝난 의복류는 계절 및 용도별로 분류해 놓으면 편리하다.

② 사용빈도가 적은 의복은 수납해 두는 것이 좋다.

③ 수납장소를 기록해 두거나 겉에서 봐도 알기 쉽게 해둔다.

④ 옷장에는 내의나 수건을 정리하여 이름표를 붙여둔다.

⑤ 매일 사용하는 의복류나 물건은 바퀴가 있는 끌차에 정돈해 두어 침대 옆에 두면 편리하다.

(2) 다림질

① 다림질 표시기호를 따라야 한다.

② 다리미가 앞으로 나갈 때는 뒤에 힘을 주고 뒤로 보낼 때는 앞에 힘을 준다.

③ 다림질 후 습기가 남아 있으면 구김, 변형이 되므로 완전히 말린다.

④ 수분이 필요한 다림질에는 먼저 분무기로 전체적으로 고르게 물을 뿌린다.

⑤ 풀 먹인 천이나 스프레이식 풀을 사용하여 다림질할 때는 천을 깔고 다린다.

(3) 보관하기

① 의복은 해충의 피해나 곰팡이에 의해 손상되고 보관 중 변질 · 변색될 수 있으므로 2시간 이상 직사광선을 쏘인다.

② 오랜 보관이나 장마로 인해 의류나 침구가 눅눅해졌으면 건조하고 맑게 갠 날 바람이 잘 통하는 그늘에서 바람을 쏘인다.

③ 맑은 날이라도 비가 막 그친 후에는 지면에서 습기가 올라오므로 바람을 쏘이는 데에는 적합하지 않다.

④ 양복장이나 서랍장에 방습제를 넣으면 습기 차는 것을 방지할 수 있다.

⑤ 방습제는 실리카겔이나 염화칼슘을 주로 사용한다.

POINT 실리카겔은 흡습하면 분홍색으로 바뀌고 다시 건조시키면 청색으로 변하므로 말려 재사용한다.

⑥ 모섬유나 견섬유와 같이 흡습성이 큰 천연섬유는 높은 온도와 습도에서 해충의 피해를 받기 쉬우므로 보관할 때는 방충제를 넣어 둔다.

⑦ 방충제에는 장뇌, 나프탈렌, 파라디클로로벤젠 등이 있는데, 종류가 다른 방충제를 함께 넣으면 옷감이 변색 · 변질되므로 한 가지씩만 사용한다.

⑧ 방충제는 공기보다 무거우므로 천이나 신문지에 싸서 보관용기의 위쪽 구석에 넣어둔다.

TIP 세탁물 표시기호

물세탁 기호		건조 표시기호	
95℃	• 95℃ 물로 세탁 • 세탁기, 손세탁 가능 • 삶을 수 있음 • 세제 종류 제한 없음	옷걸이	• 햇볕에 건조 • 옷걸이에 걸어서 건조
40℃	• 40℃ 물로 세탁 • 세탁기로 약하게 세탁 또는 약하게 손세탁 가능 • 세제 종류 제한 없음	옷걸이	• 그늘에서 건조 • 옷걸이에 걸어서 건조
30℃ 중성	• 30℃ 물로 세탁 • 세탁기로 약하게 세탁 또는 약하게 손세탁 가능 • 중성세제 사용	뉘어서	• 햇볕에 건조 • 뉘어서 건조
손세탁 30℃ 중성	• 30℃ 물로 세탁 • 세탁기 사용 불가 • 약하게 손세탁 가능 • 중성세제 사용	뉘어서	• 그늘에서 건조 • 뉘어서 건조
(X 표시)	• 물세탁 안 됨		
염소표백 기호		드라이클리닝 표시기호	
염소 표백 / 염소 표백(X)	• 염소계 표백제로 표백할 수 있음 • 염소계 표백제로 표백할 수 없음	드라이	• 드라이클리닝 가능
산소 표백 / 산소 표백(X)	• 산소계 표백제로 표백할 수 있음 • 산소계 표백제로 표백할 수 없음	드라이 석유계	• 석유계용제로 드라이클리닝 가능

 염소 산소 표백 (삼각형) 염소 산소 표백 (삼각형 X)	• 염소계, 산소계 표백제로 표백할 수 있음 • 염소계, 산소계 표백제로 표백할 수 없음	드라이 (원 X)	• 드라이클리닝 불가함
다림질 표시기호		**탈수 표시기호**	
180~210℃	• 180~210℃로 다림질	약하게	• 손으로 약하게 짬 • 세탁기에서는 단시간에 짜야 함
80~120℃	• 원단 위에 천을 덮고, 80~120℃로 다림질	(X)	• 짜면 안 됨
(X)	• 다림질 할 수 없음		

❻ 외출동행 및 일상업무 대행

1. 기본원칙 및 주의사항

① 대상자의 욕구 확인 후 계획을 함께 세움
② 목적지에 대한 교통편, 소요시간, 안전 및 편의시설 등 사전정보를 충분히 습득
③ 대상자의 건강상태 및 가변요인을 충분히 고려
④ 대상자의 만족여부 점검

2. 내용

(1) 외출동행하기(장보기, 병원, 나들이, 물품구매, 방문서비스)

① **동행 전** : 외출 목적을 파악하고 외부 상황에 맞는 외출준비 지원
② **동행 중** : 대상자가 편안하게 외출하도록 원조
③ **동행 후** : 외출에서 돌아오면 환기를 시킨 후 세안 준비를 지원하고, 휴식을 취할 수 있도록 함

(2) 일상업무대행하기

① **대행 전** : 대상자의 업무대행 의도를 확인하고 해당 업무진행의 가능 유무를 확인 후 준비해
야 할 정보나 자료, 경비 점검

② 대행 중 : 대상자의 업무대행이 원활하게 이뤄지고 있음을 수시로 확인시켜 신뢰감을 제공

③ 대행 후 : 대상자에게 진행과정 및 처리결과를 이해하기 쉽게 전달하고 만족하였는지 확인

 업무대행 중 요양보호사는 자신의 사적인 업무를 병행하지 않는다.

(3) 정보제공하기

① 제공 전 : 대상자가 관심을 갖는 정보가 무엇인지 파악하고 해당정보에 대한 정보 검색방법을 다양하게 확보, 수집한 자료를 보기 쉽고 이해하기 쉽게 정리

② 제공 중 : 관심정보에 대해 수집한 다양한 자료를 대상자의 개별 특성을 고려하여 전달

③ 제공 후 : 관심정보에 대한 충분한 습득이 이루어졌는지 확인

❼ 안전하고 쾌적한 주거환경 관리

1. 안전한 주거환경 조성

(1) 기본 원칙

① 대상자와 가족의 희망사항을 고려한다.

② 일상생활동작(ADL)에 맞게 기능적이며 자립성을 높일 수 있도록 한다.

③ 자연재해, 화재, 비상사태에 대비한 안전한 환경을 만든다.

④ 사생활을 존중하면서 사람들과 교류할 수 있는 공간을 만든다.

⑤ 주택 개·보수를 할 때는 경제적인 상황을 고려한다.

(2) 조성 내용

① 현관 : 경사로와 막대형 문고리를 설치하고 신발을 신고 벗을 의자를 놓아두며 야간에는 조명을 켜둔다.

② 거실 : 출입구의 문턱을 없애고 응급호출기와 화재경보기를 설치한다.

③ 대상자의 방 : 남향 또는 남동향에 화장실이나 욕실이 가깝게 하고 얇은 커튼과 두꺼운 커튼을 병용하여 온도, 채광, 소음 등을 조절한다.

④ 부엌과 식당 : 싱크대 및 가스레인지는 대상자의 손이 닿게 하고 식탁은 휠체어를 이용할 수 있으며 식탁보는 밝은 색으로 한다.

⑤ 화장실과 욕실 : 문턱을 없애고 안전손잡이를 설치하며 미끄럼방지 매트를 깔고 습기가 많으

므로 낮에는 환기한다.

⑥ **계단** : 계단의 가장자리는 미끄러지지 않게 고무 등으로 대고 안전손잡이를 설치한다.

2. 쾌적한 주거환경 조성

(1) 환기

① 하루에 2~3시간 간격으로 3번, 최소한 10~30분 창문을 열어 환기한다.

② 환기할 때는 바람이 대상자에게 직접 닿지 않도록 한다.

(2) 실내온도

① 여름은 22~25℃, 겨울은 18~22℃가 좋지만, 개인차가 있으므로 대상자에 맞게 조절한다.

② 실내온도를 바깥과 온도차가 크지 않게 한다.

③ 국소 난방보다는 전체 난방이 바람직하며, 목욕 전·후에는 외풍이 없게 한다.

(3) 실내습도

① 습도는 40~60%가 적합하다.

② 습도가 너무 낮으면 호흡기 점막 및 피부 건조와 땀 증발로 인한 오한이 생기고, 습도가 너무 높으면 불쾌감을 준다.

③ 여름에는 제습기, 겨울에는 가습기를 사용한다.

(4) 소음

① 보청기는 불필요한 소리도 증폭시키므로 소음에 주의한다.

② 소음이 지나치면 수면방해와 정신적 불안을 유발한다.

(5) 채광

① 자연채광은 밝고 습도가 낮으며 자외선에 의한 살균효과가 있어 신진대사를 좋게 한다.

② 직사광선은 각막에 장애를 초래할 수 있으므로 커튼, 발, 블라인드 등을 사용한다.

(6) 조명

① 조명이 공간 전체로 고루 퍼지도록 용도에 맞는 조명등을 설치한다.

② 계단높이를 잘 볼 수 있도록 천장에 조명을 설치하고 이동 시 발의 움직임을 볼 수 있도록 무릎 아래쪽에 보조등을 단다.

③ 배설물 등을 치울 때는 간접 조명보다 배설물 확인이 쉬운 직접 조명을 사용한다.

④ 야간에는 화장실, 계단, 복도 등 넘어질 위험이 있는 곳에 조명을 켜둔다.

3. 청결한 주거환경 조성

⑴ 청소하기

① **침실** : 진공청소기나 젖은 걸레로 먼지를 제거하고 침구는 아침에 정리하며 자주 환기를 시킨다.

② **화장실** : 바닥과 배수구는 일주일에 한 번 이상 소독제와 솔로 닦아내고 양변기는 솔에 식초를 묻혀 변기 안쪽을 닦는다.

③ **쓰레기 관리** : 쓰레기는 분리배출하고 음식물 쓰레기는 발생 당일에 치운다.

④ **주방** : 개수대와 수납장, 배수구, 식기선반, 냉장고, 용기는 정리 후 깨끗이 닦고 말린다.

⑵ 물품 및 주변 정돈

① 물건의 위치를 옮기거나 주변을 정돈할 때는 반드시 대상자나 가족의 동의를 얻는다.

② 귀중품은 대상자나 가족의 책임하에 정리 정돈한다.

③ 불필요한 물품을 버리거나 정리할 때도 대상자나 가족의 의사를 분명하게 파악한다.

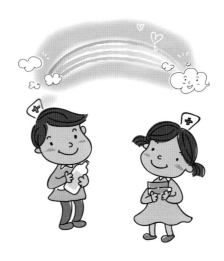

Chapter 02 적중문제

• 일상생활 및 개인활동 지원

01

대상자를 위한 식사준비의 목적 및 주의사항에 해당하지 않는 것은?

① 대상자의 질환 및 저작능력(씹는 능력)을 감안하여 식재료와 조리방법을 준비한다.

② 건강한 식습관이 형성되도록 한다.

③ 식사준비 시 품목별로 구매 장소를 결정한다.

④ 질병의 악화 및 합병증 예방에 목적을 둔다.

⑤ 대상자의 의견보다는 영양사의 의견대로 준비한다.

02

기름이나 물을 사용하지 않고 높은 열로 빠른 시간 내에 조리하여 수용성 영양소의 손실이 적은 조리법은?

① 삶기   ② 튀기기

③ 무침   ④ 찜

⑤ 굽기

03

다음 중 식품별 조리방법이 옳지 않은 것은?

① 야채를 볶을 때는 기름을 적게 사용하여 살짝 데친다.

② 생선은 살짝 삶아낸다.

③ 육류는 오래 삶지 않는다.

④ 튀김음식은 좋지 않으므로 기름기가 적은 조리법을 선택한다.

⑤ 입맛이 없을 때 식초나 소스로 무침을 하여 입맛을 돋우어 준다.

▶01
대상자의 의견을 충분히 청취하여 준비한다.

▶02
굽기에 대한 설명이다. 다만 오래 구우면 수분이 모두 빠져나가 딱딱해지므로 주의해야 한다.

▶03
육류는 오래 삶으면 부드러워지고 먹기에 좋다.

① 야채를 볶을 때 기름을 적게 사용하고 살짝 데쳐서 볶으면 부드럽게 볶아진다.

② 생선은 오래 삶으면 먹기에 딱딱하고 질겨지므로 살짝 삶아내는 것이 좋다.

④ 튀김음식과 같은 기름기 있는 음식은 노인에게 좋지 않은 경우가 많으므로 가급적 기름기가 적은 조리법을 선택하는 것이 바람직하다.

⑤ 식초나 소스로 무침을 하게 되면 식욕이 증가되고 미각이 떨어진 노인의 미각을 변화시켜 입맛을 돋울 수 있다.

답   01 ⑤   02 ⑤   03 ③

04

다음 중 식품별 조리방법으로 옳지 못한 설명은?

① 야채는 되도록 날로 먹는 것이 좋다.

② 야채는 기름을 적게 해야 야채 본래의 색을 유지하여 시각적으로도 보기 좋다.

③ 노인에게는 가급적 기름기가 적은 조리방법을 선택하는 것이 바람직하다.

④ 찜은 센 불로 가열한 후 약한 불로 오래 가열해야 담백하고 부드러운 맛을 낼 수 있어 환자식으로 적당해진다.

⑤ 찜은 재료가 부드러워 환자식으로 적당하다.

▶04
야채를 삶으면 부드러워져 저작능력 등이 약한 대상자가 먹기 쉬워진다.

05

다음 중 음식 조리방법에 대한 설명으로 잘못된 설명은?

① 구울 경우에는 알맞게 구워야 부드러워져 먹기가 좋다.

② 음식이 소화가 잘되게 하기 위해서는 데치거나 찌는 것이 좋다.

③ 소화가 안 되는 음식으로는 면 종류의 음식, 된밥, 계란프라이 등이 있다.

④ 고른 섭취를 위해 튀김류를 식단에 올리는 것이 좋다.

⑤ 음식은 가능한 한 짜지 않게 해야 한다.

▶05
튀김류는 위에 좋지 않으므로 가급적 식단에 올리지 않는 것이 좋다.

06

다음 중 조리방법이 잘못된 것은?

① 음식은 싱겁게 조리하고 대신 다양한 향신료를 사용하여 입맛을 잃지 않게 한다.
② 튀김류는 콜레스테롤 수치를 높이고 위에도 부담을 주므로 식단에서 되도록 배제한다.
③ 음식을 삶거나 끓여서 부드럽게 하면 소화에 도움이 된다.
④ 자장면, 라면 등과 같은 면 종류 음식은 소화시키는 데 부담을 준다.
⑤ 음식은 오래 굽는 것이 딱딱하지 않아 먹기에 좋다.

▶06
음식은 오래 굽는 것보다는 적당히 굽는 것이 딱딱하지 않아 먹기에 좋다.

07

식단준비 및 조리 시 유의사항으로 틀린 설명은?

① 영양사의 식단표대로 식단을 구성한다.
② 비타민과 수분이 풍부한 과일과 채소를 준비한다.
③ 가능한 한 열량이 적은 음식을 준비한다.
④ 재료에 지나친 양념을 피한다.
⑤ 식단준비를 위하여 물건을 사용하거나 이동시킬 때는 대상자의 동의를 얻도록 한다.

▶07
대상자의 건강상태를 고려하여 식단을 작성하되, 대상자의 의견을 충분히 반영해야 한다.

08

당뇨병 대상자의 식사관리로 잘못된 설명은?

① 개인에 따라 약물관리 및 운동관리와 함께 식사관리가 이루어져야 한다.
② 포만감을 충분히 느낄 정도로 과식하는 것이 좋다.
③ 단순당질보다는 복합당질을 선택한다.
④ 혈당지수를 고려하여 식품을 선택한다.
⑤ 지방 섭취를 줄인다.

▶08
당뇨병 노인에게 있어서 식사는 무조건 어떤 음식을 줄이거나 제한해서는 안 되고, 지나치게 과식하지 말고 적정체중을 유지해야 한다.

답 04 ①   05 ④   06 ⑤   07 ①   08 ②

09

당뇨병 대상자의 식단으로 옳지 못한 것은?

① 잡곡밥보다는 흰밥이 좋다.
② 과일주스보다 생과일이나 생채소가 좋다.
③ 삼겹살, 갈비, 햄 등은 최대한 먹지 않는다.
④ 푸른 채소를 충분히 섭취한다.
⑤ 조리 시, 기름에 튀기거나 볶는 것보다 구이나 찜이 더 좋다.

▶09
탄수화물 식품을 선택할 때는 천천히 소화, 흡수되어 혈당 조절이 잘될 수 있는 복합당질이 많은 식품을 섭취해야 하므로 흰밥보다는 잡곡밥이 좋다.

10

연하능력(삼키는 힘)이 없는 대상자의 식재료 준비방법으로 알맞지 않은 것은?

① 음식을 뜨겁지 않게 한다.
② 살짝만 끓인다.
③ 재료를 먹기 쉽게 작은 크기로 자른다.
④ 부드러운 재료를 선택한다.
⑤ 재료를 다지거나 갈아서 준비한다.

▶10
연하능력이 없는 대상자의 식재료를 준비할 때는 부드러운 재료를 선택하고 충분히 끓여서 삼키기 쉽도록 한다.

11

식사준비 시 안전한 조리의 원칙이 아닌 것은?

① 안전하게 가공된 식품을 선택하고 적절한 방법으로 가열 조리한다.
② 조리한 식품은 신속히 섭취하고 남은 음식은 실온에 보관한다.
③ 저장했던 조리 식품을 섭취할 때는 재가열한다.
④ 조리한 식품과 날 식품이 섞이지 않도록 한다.
⑤ 손을 잘 씻고, 조리대는 항상 청결을 유지한다.

▶11
조리한 식품은 신속히 섭취하고, 남은 음식은 냉장보관한다.

12

요양보호사가 지켜야 할 기본원칙 및 주의사항에 대한 설명으로 옳지 못한 것은?

① 대상자의 능력을 파악하여 최대한 스스로 자립할 수 있도록 지원함이 원칙이다.

② 요양보호사의 계획에 근거하여 서비스를 진행한다.

③ 요양보호사가 중요한 서비스를 제공할 때에만 서비스 내용에 대해 대상자에게 설명한다.

④ 대상자의 잔존능력을 격려하고 칭찬한다.

⑤ 대상자의 물품 사용 시에는 물품의 보관 장소를 이동하지 않는다.

▶12
중요한 서비스 내용뿐만 아니라 모든 서비스 내용에 대하여 사전에 대상자에게 설명하고 동의를 구하고 대상자의 욕구에 근거하여 서비스를 진행한다.

13

식품의 위생관리에 대한 내용 중 옳지 않은 설명은?

① 두부, 어묵, 달걀, 우유 등은 냉장 보관한다.

② 냉동식품을 해동시킨 경우 남은 식품은 다시 냉동시키지 않는다.

③ 유통기한이 지난 음식은 대상자에게 설명하고 즉시 폐기한다.

④ 부패나 변질되기 쉬운 음식의 경우 한 번에 섭취할 수 있는 양만큼 나누어 보관한다.

⑤ 뚜껑 또는 포장을 개봉한 식품이 남았을 경우 그대로 보관한다.

▶13
뚜껑 또는 포장을 개봉한 식품이 남았을 경우 다른 용기에 담아 냉장 또는 냉동 보관한다.

14

대상자의 의복관리 기본원칙 및 주의사항으로 옳지 않은 것은?

① 의류는 잘 건조하여 입는다.

② 새로 구입한 옷은 한 번 입고 세탁한다.

③ 잠옷은 땀을 잘 흡수하는 것이 좋다.

④ 얼룩이나 더러움이 심한 의류는 즉시 세탁한다.

⑤ 평소에 자주 입는 옷은 서랍 앞쪽에 정리해 둔다.

▶14
새로 구입한 옷은 한 번 세탁한 후 입는다.

답   09 ①   10 ②   11 ②   12 ③   13 ⑤   14 ②

Part 1 요양보호와 인권

Part 2 노화와 건강증진

Part 3 요양보호와 생활 지원

Part 4 상황별 요양 보호 기술

15

대상자의 침상관리에 대한 설명으로 잘못된 설명은?

① 대상자의 침상 등은 반드시 대상자의 동의를 얻은 뒤 정돈한다.
② 요양보호에 필요한 물건은 손이 닿는 높이로 정리한다.
③ 대상자가 필요로 하는 물품 등은 손이 닿을 수 있는 위치에 정돈한다.
④ 침상 주변을 잘 정리 정돈하여 활기가 넘칠 수 있도록 해야 한다.
⑤ 방은 햇볕이 잘 들 수 있는 북향이나 북동향이 좋다.

▶15
방은 햇볕이 잘 들 수 있는 남향이나 남동향이 좋다.

16

대상자의 의류 등을 세탁할 때 가장 옳지 못한 방법은?

① 샴푸를 사용할 경우에는 칫솔로 살짝 문지른 후에 세탁한다.
② 클렌저를 사용할 경우에는 꼼꼼히 바른 후에 세탁한다.
③ 얼룩이 있으면 얼룩을 먼저 제거하고 세탁을 해야 한다.
④ 얼룩을 제거하는 데 약품을 최우선으로 쓴다.
⑤ 땀 얼룩은 땀이 묻은 부위를 2장의 수건 사이에 끼우고 두드려 땀이 수건에 옮겨가게 한 다음 세제로 세탁한다.

▶16
간단한 방법으로 얼룩을 빼보고 안 되면 마지막 수단으로 약품을 사용한다.

17

내상사와 외출 동행 시 내봉으로 옳지 못한 설명은?

① 대상자가 이용하고자 하는 편의시설 및 이용서비스를 신속하게 지원한다.
② 외출계획에 변동이 있을 때는 대상자와 상의하여 상황에 맞게 지원한다.
③ 도보 시 보폭은 가능한 작게 하고 계단을 오를 때는 몇 걸음에 한 번씩 두 다리를 한곳에 모아 쉰다.
④ 차량 이용 시에는 대상자의 몸을 밀어 승차를 지원한다.
⑤ 대상자의 몸을 요양보호사와 밀착시켜 안전하게 탑승하도록 지원한다.

▶17
차량 이용 시에는 대상지의 몸을 굽혀 승차를 지원하여 무릎과 허리가 손상되지 않게 한다.

18
다음 중 요양보호사의 업무대행 방법으로 옳지 않은 것은?

① 대상자의 업무대행 의도를 확인한다.
② 대상자의 업무대행이 원활히 이루어지고 있음을 확인시켜야 한다.
③ 대상자가 확인을 요구할 때에는 대상자와 담당자를 연계한다.
④ 업무대행 완료를 증빙하는 자료를 정확하게 확인시켜 준다.
⑤ 대상자가 업무대행 결과에 대하여 불만족을 표시해도 계획대로 진행한다.

▶18
대상자가 업무대행 결과에 대하여 불만족을 표시하면 대상자와 충분히 상의하고 업무대행을 진행한다.

19
쾌적한 거주환경을 유지하기 위한 기본원칙 및 주의사항으로 옳지 못한 것은?

① 대상자의 주체성과 자립성을 높일 수 있는 환경을 구성한다.
② 고독감이나 소외감을 느끼지 않도록 환경을 구성한다.
③ 타 기관과 연계하여 주택개조를 한 경우에는 주체를 확실하게 한다.
④ 모든 정보교환과 타 기관 연계는 대상자의 동의만 얻으면 된다.
⑤ 태풍, 화재 등의 사태에 대비한 환경을 구성한다.

▶19
모든 정보교환과 타 기관 연계는 대상자 및 보호자의 동의를 얻은 후 기관과 논의하여 행한다.

20
안전한 거주환경을 구성하는 방법으로 옳지 않은 것은?

① 현관 밖은 급격한 경사로를 설치한다.
② 현관문의 손잡이는 막대형으로 하여 개폐가 용이하도록 한다.
③ 현관에는 대상자가 스스로 안전하게 신발을 벗을 수 있도록 의자를 놓아두는 것이 좋다.
④ 거실의 출입구는 문턱을 없앤다.
⑤ 현관 입구는 휠체어나 보조기구가 이동할 수 있도록 넓게 확보한다.

▶20
현관 밖은 완만한 경사로를 설치한다.

21

대상자의 방의 환경을 꾸밀 때 방법으로 올바르지 않은 것은?

① 습기가 잘 차지 않고 햇볕이 잘 드는 남향이나 남동향이 좋다.

② 화장실이나 거실은 가깝게 위치하도록 한다.

③ 대상자가 좋아하는 화분, 물건 등을 놓는 것이 대상자에게 정서적으로 좋다.

④ 창가에 물건을 두어 보기 좋게 꾸민다.

⑤ 커튼은 얇은 것과 두꺼운 것을 같이 설치하여 온도, 채광, 소음 등을 조절할 수 있도록 한다.

▶21
벽에는 대상자가 좋아하는 그림이나 사진 등을 설치하고, 방 안에 대상자가 좋아하는 화분, 물건 등을 놓는 것이 대상자에게 정서적으로 좋다. 단, 그림이나 사진이 떨어지거나 화분이나 물건 등이 걸려 넘어지지 않도록 주의해야 한다. 창가에 물건을 두는 것은 햇빛을 차단하므로 주의한다.

22

대상자에게 가사 및 일상생활을 지원하는 목적으로 바른 것은?

① 보호자의 가사노동과 일상생활을 편리하게 돕는 데 있다.

② 생활의 불편을 최소화하여 대상자 스스로 자립생활을 할 수 있도록 돕는 데 있다.

③ 대상자 스스로 자립생활하지 않아도 되도록 도움을 준다.

④ 생활의 불편을 최소회히여 대상자를 편인하게 해주는 데 목직이 있다.

⑤ 대상자의 여가를 증진하는 데 목적이 있다.

▶22
대상자에게 가사 및 일상생활 지원하는 목적은 생활의 불편을 최소화하여 대상자 스스로 자립생활을 할 수 있도록 돕는 데 있다.

23

화장실 청소의 방법으로 옳지 않은 방법은?

① 습기가 많은 장소이므로 화장실 문을 꼭 닫아 놓는다.

② 바닥은 물때나 미생물의 발생이 쉽고 미끄러우므로 일주일에 한 번 정도는 소독 락스와 솔을 이용하여 문질러서 닦아준다.

③ 양변기에 물때가 끼었을 때는 솔에 식초를 묻혀 변기 안쪽을 닦는다.

④ 양변기나 세면대의 실리콘 띠에 생긴 검은 반점은, 그 띠를 따라 화장실 휴지를 꼬아 얹고 그 위에 염소계 표백제(락스류)를 뿌리고 1~2시간 후에 물로 씻어 없앤다.

⑤ 배수구는 뚜껑을 들어내 오물을 걷어내고 뚜껑을 솔로 씻은 다음, 배수구 속까지 문질러 물때를 씻어낸 뒤 락스를 희석한 물을 부어준다.

▶23

화장실은 습기가 많은 장소이므로 사용하지 않는 낮 시간 동안에는 문을 열어 충분히 환기시킨다.

24

가사 및 일상생활 지원의 기본원칙 및 주의사항으로 잘못 설명된 것은?

① 대상자의 질환 및 특성에 대한 이해와 욕구를 파악하여 서비스를 제공한다.

② 대상자의 잠재능력을 파악하여 스스로 할 수 있도록 격려하고 유도한다.

③ 대상자가 스스로 할 수 없는 영역도 스스로 할 수 있도록 유도한다.

④ 서비스 제공 시 대상자의 생활습관 및 방법을 존중하며 진행하도록 한다.

⑤ 서비스에 사용되는 생활용품은 대상자의 동의를 구하여 사용한다.

▶24

대상자의 잔존 능력을 파악하여 스스로 할 수 있는 것은 최대한 하도록 격려하고 스스로 할 수 없는 것은 요양보호사가 지원한다. 대상자의 생활용품은 반드시 대상자의 동의를 얻어 사용하고, 대상자의 의견을 존중하여 사용한다. 대상자의 생활용품은 아무리 작은 것이라도 함부로 옮기거나 버리지 않는다. 부득이 자리를 옮기거나 버려야 할 경우 대상자의 동의를 구한다.

Part 1 요양보호와 인권

Part 2 노화와 건강증진

Part 3 요양보호와 생활 지원

Part 4 상황별 요양 보호 기술

25

가사 및 일상생활 지원 시 요양보호사의 자세로 잘못된 것은?

① 대상자는 서비스를 받는 고객임을 항상 명심해야 한다.

② 밝고 상냥한 태도는 요양보호사와 대상자 모두를 기분 좋게 한다.

③ 요양보호사는 유니폼을 단정하게 착용한다.

④ 모든 자원은 항상 넉넉하게 구비하고 사용하도록 한다.

⑤ 환경오염을 최소화하기 위해 일회용품, 세제 등은 적당량만 사용하도록 한다.

▶25
모든 자원은 절약 차원에서 계획성 있게 꼭 필요한 만큼만 사용하도록 한다.

26

당뇨병 대상자의 식사준비 시 목적으로 삼아야 하는 것은 무엇인가?

① 합병증 예방 및 지연　　② 대상자의 식사기호

③ 대상자가 선호하는 음식준비　　④ 다양한 영양섭취

⑤ 이상적인 체중 유지

▶26
당뇨병 식사관리의 기본 목표는 합병증을 예방하거나 최대한 지연시키고, 정상에 가까운 혈당을 유지하고 적절한 혈중 지질농도·영양상태·적정체중을 유지하는 것이다.

27

식재료 구매 시 장보기의 수칙으로 맞지 않는 것은?

① 식단을 작성한다.

② 냉장고 안의 품목을 확인한다.

③ 되도록 한 장소에서 다 구매한다.

④ 식재료는 필요한 양만 준비한다.

⑤ 식품 구매 시 반드시 유통기한을 확인한다.

▶27
품목별로 구매 장소를 결정한다.

28

저작능력(씹는 힘)이 약한 대상자를 위해 식재료를 어떻게 준비하는 것이 좋은가?

① 대상자가 좋아하는 음식만 준비한다.
② 단백질 섭취가 부족하므로 육류는 빠뜨리지 않고 준비한다.
③ 재료를 푹 끓이고, 다지거나 또는 믹서에 갈아서 준비한다.
④ 시금치를 잘게 썰면 영양소가 파괴되므로 뿌리째 준비한다.
⑤ 저작능력이 약하므로 미음으로만 준비한다.

▶28
부드럽게 섭취할 수 있도록 재료를 푹 끓이고, 다지거나 믹서에 갈아서 준비한다.

29

삼키는 힘을 무엇이라 하는가?

① 저작능력
② 연하능력
③ 연동작용
④ 소화력
⑤ 조리작용

▶29
연하능력은 음식을 삼키는 힘을 말한다. 연하장애란 씹고 삼키는 능력의 손실 또는 손상으로 먹는 능력이 저하되어 어려움이 있는 경우를 말한다. 연하장애의 증상 및 징후에는 구강, 인두, 후두, 식도 등의 기관이 포함된다.

30

다음 조리 방법 중 요양보호 대상자들에게 해가 될 수 있는 것은?

① 볶음 음식
② 삶은 음식
③ 무친 음식
④ 튀긴 음식
⑤ 찜요리

▶30
일반적으로 노인의 경우 기름이 많은 음식을 좋아하지 않거나 피해야 하는 경우가 많다.

31

다음 중 요양보호 대상자들이 가장 소화하기 어려운 음식은?

① 짜장면
② 계란찜
③ 호박죽
④ 비빔밥
⑤ 알밥

▶31
짜장면을 비롯하여 냉면, 쫄면 등 면류는 소화가 잘되지 않는다.

답 25 ④   26 ①   27 ③   28 ③   29 ②   30 ④   31 ①

32

다음 식품군 중 채소군에 속하지 않는 것은?

① 가지　　　　　　② 다시마
③ 버섯　　　　　　④ 시금치
⑤ 콩나물

▶32
다시마는 해조류에 속한다.

33

다음 중 가루로 내서 쓰는 천연조미료가 아닌 것은?

① 멸치가루　　　　② 홍합가루
③ 다시다　　　　　④ 다시마가루
⑤ 들깨가루

▶33
다시다는 인스턴트 조미료다. 천연조미료는 이외에도 북어가루, 가다랭이 국물, 조개국물 등이 있다.

34

12월에 제공해 주기에 좋은 계절음식은?

① 미역냉국　　　　② 냉이 된장국
③ 동태찌개　　　　④ 열무김치
⑤ 미나리 회무침

▶34
12월 계절음식은 꽃게탕, 굴파강회, 꼬막무침, 가자미식해, 미역초무침, 동태찌개, 김무침 등이 있다.

35

변비환자의 식사요법으로 잘못된 설명은?

① 섬유소가 충분한 음식을 섭취하고 수분을 자주 섭취한다.
② 지방과 설탕의 과다한 섭취를 줄인다.
③ 자극성 있는 조미료는 장에 무리를 주므로 제한한다.
④ 녹차, 홍차 등은 변비에 좋으므로 많이 마신다.
⑤ 콜라, 커피 등은 제한한다.

▶35
아침에 식사를 거르게 되면 배변에 중요한 역할을 하는 자극이 결여되므로 규칙적이고 균형 잡힌 식사를 해야 한다. 잔류물이 많은 야채, 과일, 곡류 등을 충분히 섭취하는데 특히 섬유소는 소화관 운동을 활발하게 하고 변의 양을 늘려서 장내 통과 시간을 단축시켜 주므로 배변을 용이하게 한다. 그러나 자극성 있는 조미료나 녹차, 홍차 등은 제한한다.

36

다음 중 6가지 식품군에 속하지 않는 것은?

① 곡류   ② 유제품류

③ 채소류   ④ 어패류

⑤ 고기 · 생선 · 달걀 · 콩류

▶36
여섯 가지 식품군에는 곡류, 고기 · 생선 · 달걀 · 콩류, 채소류, 과일류, 우유 · 유제품류, 유지 · 당류가 있다.

37

당뇨병 대상자가 피해야 하는 음식은 무엇인가?

① 기름기를 걷어낸 맑은 육수   ② 푸른잎 채소류

③ 해조류   ④ 약과

⑤ 완두콩

▶37
당뇨병 환자가 주의할 음식
• 설탕이 많이 들어 있는 식품(사탕, 꿀, 잼, 케이크, 젤리, 껌, 단쿠키, 초콜릿, 엿, 조청, 파이류, 시럽, 양갱, 약과, 가당요구르트, 과일 통조림, 설탕 등), 술, 커피, 탄산음료수 등
• 육류는 기름기가 적은 붉은 살코기라도 자주 먹거나 많이 먹는 것은 해롭다(개소주, 염소 육골즙, 뱀탕, 햄, 소시지, 베이컨, 소갈비, 소꼬리, 고등어통조림, 뱀장어, 유부, 치즈 등 가공육).

38

고혈압이 있는 대상자의 식사 원칙이 아닌 것은?

① 정상체중을 유지한다.

② 술은 약간씩 먹는 것이 좋다.

③ 과일과 채소는 충분히 먹는다.

④ 싱겁게 먹는다.

⑤ 동물성 지방은 가능하면 피한다.

▶38
고혈압 환자가 주의할 음식
• 짠 음식(젓갈류, 장아찌류), 간장, 고추장 등의 장류, 소금, 김치 등
• 지방이나 당분(육가공품, 조미료, 버터, 마요네즈 등), 술
• 콜레스테롤이 많은 곱창 등의 내장류와 달걀노른자, 새우, 꽁치, 오징어, 굴과 같은 식품과 동물성 기름, 팜유(라면기름, 분말 커피크림)
• 카페인 함유 음료, 알코올

39
고혈압 대상자의 식사관리로 잘못된 설명은?

① 소금섭취를 줄인다.
② 칼륨을 충분히 섭취한다.
③ 동물성지방 섭취를 줄인다.
④ 가능한 한 복합당질을 섭취한다.
⑤ 채소, 과일 섭취를 줄인다.

▶39
피토케미컬이 함유된 채소나 과일의 섭취를 증가시켜야 한다.

40
고혈압 대상자의 식단으로 옳지 못한 것은?

① 보리밥, 현미밥, 잡곡밥
② 생선, 콩류, 두부, 저지방우유, 두유
③ 조개류, 새우, 오징어, 정어리
④ 사과, 감자, 호박, 무
⑤ 녹황색채소, 해조류, 버섯류, 과일류

▶40
고혈압 대상자는 조개류, 새우, 오징어, 정어리, 젓갈류, 장아찌류, 된장, 간장류, 기름이 많은 쇠고기, 돼지고기, 동물내장, 가공식품(햄, 베이컨), 카페인 음료, 술을 가급적 먹지 않는 것이 좋다.

41
씹기장애와 삼킴장애가 있는 대상자의 식사 시 주의사항으로 잘못된 설명은?

① 국수류는 적당한 크기로 잘라서 먹는다.
② 과일류는 과육을 잘게 잘라 먹거나 숟가락으로 긁어 먹는다.
③ 유제품류는 마시는 형태보다 떠먹는 형태를 선택한다.
④ 작은 숟가락을 사용하여 천천히 식사한다.
⑤ 밥을 국이나 물에 말아 먹는다.

▶41
밥을 국이나 물에 말아 먹게 되면 소화불량을 부추긴다.

42
당뇨병 대상자의 식사관리로 잘못된 설명은?

① 식이섬유를 충분히 섭취한다.
② 생과일 대신 과일 통조림이나 주스를 먹는다.
③ 충분한 물을 마신다.
④ 매일 적절한 운동을 한다.
⑤ 유제품을 먹는다.

▶42
과일 통조림이나 주스 대신 생과일 섭취를 권장한다.

43
식사 준비 및 관리에서 유의할 점이 아닌 것은?

① 대상자의 질환에 따른 식사 원칙과 주의 사항을 파악한다.
② 대상자의 질환 및 음식섭취 능력에 따라 조리방법을 선택한다.
③ 서비스 제공 내용과 특이 사항을 기록한다.
④ 대상자에게 특별한 변화가 발생하면 스스로 즉시 처리한다.
⑤ 사용한 주방용품은 위생적으로 씻어 보관한다.

▶43
대상자에게 특별한 변화가 발생하면 시설장에게 보고한다.

44
당뇨병에 따른 음식 섭취 방법으로 옳은 것은?

① 육류는 기름기가 적은 붉은 살코기라도 자주 먹거나 많이 먹지 않도록 한다.
② 평소보다 식사량을 많이 늘린다.
③ 단 음식을 많이 섭취한다.
④ 기름기가 많은 음식을 먹는다.
⑤ 열량이 높은 음식을 먹는다.

▶44
설탕이나 기름이 많이 들어간 음식은 피하고 식사량을 조절한다.

답   39 ⑤   40 ③   41 ⑤   42 ②   43 ④   44 ①

45

고혈압인 대상자에게 적합한 식사 원칙과 거리가 먼 것은?

① 과일과 채소는 충분히 먹는다.
② 술은 가급적 피한다.
③ 동물성 지방은 가급적 적게 먹는다.
④ 체중을 줄인다.
⑤ 싱겁게 먹어야 한다.

▶45
고혈압인 대상자는 싱겁게 먹어야 하며, 술은 가급적 피하고 신선한 과일과 채소, 잡곡, 콩류, 해조류 등에 많은 섬유소를 섭취하여야 한다. 지방이나 당분은 피해야 하며, 콜레스테롤이 많은 음식의 섭취를 피해야 한다. 무조건 체중을 줄이는 것이 아니라 정상체중을 유지해야 한다.

46

골다공증 대상자의 관리로 잘못된 설명은?

① 칼슘을 충분히 섭취한다.
② 골다공증 예방을 위해서는 등산을 줄여야 한다.
③ 콩이나 두부요리, 우유 및 유제품을 섭취한다.
④ 색이 진한 녹색채소와 해조류를 충분히 섭취한다.
⑤ 커피나 탄산음료의 섭취를 줄인다.

▶46
골다공증 예방을 위해서는 걷기, 산책, 등산 등의 체중이 실리는 운동 등 적절한 신체활동이 도움이 된다.

47

올바른 위생관리에 해당되지 않는 것은?

① 부패하거나 변질되기 쉬운 식품은 즉시 버린다.
② 해동한 냉동식품이 남으면 다시 냉동하지 않는다.
③ 조리한 음식이 남았을 경우 냉장 보관한다.
④ 포장을 개봉한 식품이 남았을 경우 냉장 · 냉동 보관한다.
⑤ 요양보호사는 손 씻기 등 위생관리를 철저히 한다.

▶47
부패하거나 변질되기 쉬운 식품은 냉장 및 냉동 보관한다.

48

침상 청결 관리에 관한 내용으로 맞지 않는 것은?

① 정리 후 물건을 제자리에 넣어둔다.
② 전기코드 등 발에 걸리는 물건은 잘 치운다.
③ 대상자에게 필요한 물품은 손이 닿는 위치에 둔다.
④ 방은 북향보다 남향이 좋다.
⑤ 겨울에는 가습기를 사용하지 않는다.

49

침구의 정리방법으로 옳은 것은?

① 시트는 풀을 먹인 것이나 재봉선이 있는 것이 좋다.
② 양모, 오리털 등의 이불은 햇볕에 말린다.
③ 베개의 폭은 어깨 폭과 동일한 것이 좋다.
④ 베개 높이는 척추보다 높은 것이 좋다.
⑤ 담요나 이불 등은 한 달에 한 번씩은 교환한다.

50

세탁 방법으로 맞지 않는 것은?

① 오염이 심한 경우 불림세탁을 하는 것이 효과적이다.
② 부분적으로 오염이 심한 경우에도 다 삶아야 한다.
③ 면직물이나 행주 등은 삶는다.
④ 지나치게 탈수하면 주름이나 손상의 원인이 된다.
⑤ 헹굼은 비눗기를 빼고 하는 것이 좋다.

▶48
겨울에는 가습기 등으로 습도를 조절한다.

▶49
시트는 재질이 두꺼운 것, 풀을 빳빳하게 먹인 것, 재봉선이 있는 것은 피부를 자극하여 욕창의 원인이 되므로 주의한다. 양모, 오리털 등의 이불은 그늘에서 말린다. 베개의 폭은 어깨 폭에 20~30cm 더한 것이 좋다. 베개는 머리와 척추가 수평이 되는 것이 좋으며, 동절기에는 요 2장을 깔아 보온이 되도록 한다.

▶50
면직물 속옷이나 행주, 걸레 등을 삶게 되면 때도 잘 빠지고 살균효과도 있다. 부분적으로 오염이 심한 경우에는 부분 세탁을 한다.

51
외출 동행 및 일상 업무지원의 방법으로 옳은 것은?

① 대상자와 보호자가 계획을 하고 요양보호사는 따라 준다.
② 업무 대행 경비는 요양보호사가 부담한다.
③ 대상자의 업무 대행 중 가급적 자신의 업무를 병행하도록 한다.
④ 대상자의 건강, 외부상황 등의 상태에 맞추어 계획을 세워야 한다.
⑤ 대상자가 원하면 무조건 외출 동행하도록 한다.

▶51
대상자의 건강상태, 외부상황, 가변 요인 등을 충분히 고려하여 계획을 세워 지원한다.

52
요양보호사가 대상자를 대신하여 물품 구매를 할 때 옳은 방법은?

① 요양보호사는 자신의 일을 우선적으로 처리한다.
② 요양보호사가 마음에 드는 물품은 먼저 구매하고 나중에 동의를 구한다.
③ 대상자를 대신하여 해당 업무를 진행하고 확인한다.
④ 대상자로부터 개인적인 팁을 받는다.
⑤ 물품 구매 내역은 구매할 때마다 기록한다.

▶52
물품 구매나 업무 대행 시 요양보호사가 대신 할 수 있는지 파악하고 업무를 진행하고 대상자에게 진행과정 및 처리결과를 알기 쉽게 전달한다.

53
화장실 및 욕실의 안전을 위한 조치로 옳지 않은 것은?

① 습기가 많은 장소이므로 낮 시간 동안에는 환기를 한다.
② 화장실과 욕실에는 손잡이를 설치해야 한다.
③ 변기는 사용이 편리한 양변기를 설치한다.
④ 바닥은 미끄러지지 않는 소재를 사용한다.
⑤ 출입문은 문턱으로 구분할 수 있게 한다.

▶53
화장실의 양변기 옆, 세면대 옆 등에 낙상 예방을 위한 손잡이를 설치한다. 출입문의 문턱을 없앤다.

54

환경 관리의 기본 원칙으로 옳지 않은 것은?

① 청소나 정돈 시 요양보호사의 기준대로 한다.
② 청소는 청결하고 효율적인 방법으로 한다.
③ 오래된 물건은 대상자의 허락을 받고 처분한다.
④ 업무 시작 전에 일의 순서를 정하고 진행한다.
⑤ 세제 등은 아껴 쓴다.

▶54
오래된 물건이라도 요양보호사가 알지 못하는 대상자의 특별한 사정이 있을 수 있으므로 반드시 처분 전에 대상자의 허락을 받아야 한다.

55

소화가 잘되는 음식의 조리법에 대한 설명으로 맞는 것은?

① 매운 음식을 제공한다.
② 된밥, 자장면 등의 음식이 소화가 잘된다.
③ 튀김요리를 식단에 포함한다.
④ 끓이거나 삶아서 음식을 부드럽게 조리한다.
⑤ 젓갈류를 준비한다.

▶55
씹거나 삼키는 힘이 약한 노인은 소화가 잘 되도록 끓이거나 삶아서 조리하는 것이 필요하다.

56

노인을 위한 식사의 조리 방법으로 옳은 것은?

① 생선은 오래 삶는다.
② 육류는 오래 삶는다.
③ 튀김 요리를 많이 준비한다.
④ 야채는 삶지 않는다.
⑤ 구이 요리는 오래 굽는다.

▶56
야채를 삶으면 부드러워져 먹기 쉬워진다. 육류는 오래 삶으면 부드러워지고 먹기에 좋으나, 생선의 경우는 너무 오래 삶으면 질기고 딱딱해진다.

Part 1 요양보호의 이해
Part 2 노화와 건강증진
Part 3 요양보호와 생활 지원
Part 4 상황별 요양 보호 기술

57
다음 중 안전한 조리의 원칙과 거리가 먼 것은?

① 적절한 방법으로 가열하고 조리한다.
② 조리한 식품과 날 식품은 섞지 않는다.
③ 깨끗한 물로 조리한다.
④ 쥐나 곤충 등이 접근하지 못하도록 음식보관에 유의한다.
⑤ 저장했던 조리 식품을 섭취할 때는 가열하지 않는다.

▶57
저장했던 조리 식품을 섭취할 때는 재가열한다.

58
당뇨병 환자에게 적합한 식사 원칙이 아닌 것은?

① 하루 매끼 식사량을 비슷한 수준으로 한다.
② 매일의 식사 시간을 늘 비슷한 시간대로 한다.
③ 홍차나 녹차 등은 피한다.
④ 해조류나 채소류는 자유롭게 먹는다.
⑤ 허용되는 식품을 다양하게 선택한다.

▶58
해조류나 채소류, 잡곡류 등은 비교적 자유롭게 먹을 수 있는 식품이다. 홍차, 녹차, 토닉워터 등은 마셔도 된다.

59
가사 및 일상생활 지원 시의 올바른 위생 관리 방법은?

① 유통기한이 지난 식품은 요양보호사가 섭취한다.
② 냉장고는 월 1회 정도 정리 및 청소한다.
③ 유통기한이 지난 식품은 무조건 폐기한다.
④ 두부, 달걀 등은 냉동 보관한다.
⑤ 한 번 해동한 냉동식품은 다시 냉동 보관하지 않는다.

▶59
유통기한을 정확히 확인하고, 지났을 경우 대상자의 양해를 구한 후 폐기한다. 냉장고는 주 1회 이상 청소한다.

60

수세미와 행주의 올바른 관리법이 아닌 것은?

① 수세미는 스펀지형으로 된 것이 그물형보다 위생적이다.
② 행주는 자주 삶는 것이 가장 위생적이다.
③ 스펀지 등은 표백제를 희석한 물에 담가 두었다가 사용한다.
④ 수세미와 행주는 사용하지 않을 때에는 말려서 보관한다.
⑤ 젖은 행주와 마른 행주는 구분해서 사용한다.

▶60
수세미는 그물형으로 된 것이 스펀지형보다 위생적이다.

61

식기 및 주방의 위생 관리 방법으로 맞지 않는 것은?

① 냉장고는 주 1회 이상 청소한다.
② 행주를 보관할 때는 바짝 말린다.
③ 싱크대는 락스 원액으로 닦아 준다.
④ 행주는 자주 삶는다.
⑤ 개수대 거름망은 주방용 세정제로 닦은 후 따뜻한 물로 씻어 낸다.

▶61
싱크대는 희석한 알코올로 닦아준다.

62

노인 대상자의 의복을 선택하는 가장 좋은 기준은?

① 현대적 디자인의 화려한 의복
② 신축성이 없는 꽉 끼는 의복
③ 입고 벗기 쉬운 의복
④ 앞여밈이거나 단추가 없는 폴리에스테르 섬유로 된 의복
⑤ 나일론으로 된 상의와 하의가 분리되지 않은 통으로 된 의복

▶62
노인의 의복은 입고 벗기 쉬우며 가볍고 보온성이 좋아야 한다.

Part 1 요양보호와 인권
Part 2 노화와 건강증진
Part 3 요양보호의 생활 지원
Part 4 상황별 요양 보호 기술

답   57 ⑤   58 ③   59 ⑤   60 ①   61 ③   62 ③

63

의복관리의 기본 원칙에 해당하지 않는 것은?

① 새로 구입한 의류는 세탁 후 입는 것이 좋다.
② 잠옷은 땀을 잘 흡수하는 것이 좋다.
③ 의류는 항상 여벌을 준비해 둔다.
④ 오래된 의류는 요양보호사가 판단하여 버린다.
⑤ 모직물에는 방충제를 넣는 것이 좋다.

▶63
의류를 버릴 때에는 대상자에게 미리 양해를 구한다.

64

안전한 주거 환경을 위한 조치로 옳은 것은?

① 화장실은 방에서 멀리 위치하도록 한다.
② 문턱을 구분한다.
③ 햇빛이 잘 들어올 수 있게 창가에는 물건을 두지 않는다.
④ 바닥은 미끄러워도 관계없다.
⑤ 실내에는 손잡이를 설치할 필요가 없다.

▶64
대상자가 다니는 출입문의 문턱은 걸려 넘어지지 않도록 없앤다. 화장실은 방에서 가까운 것이 좋고, 바닥은 미끄럽지 않아야 한다.

65

계단과 복도의 안전을 위한 조치로 옳지 않은 것은?

① 계단의 가장자리는 미끄러지지 않게 고무 등으로 댄다.
② 손잡이를 계단과 복도에 설치하고 사이에 의복이 끼지 않도록 한다.
③ 손잡이의 굵기는 직경 70~80mm 정도로 촉감이 좋은 소재로 한다.
④ 조명등을 설치하여 발을 잘못 딛는 일이 없도록 한다.
⑤ 계단 중간에 한 번 쉬는 장소가 있는 것이 좋다.

▶65
손잡이의 굵기는 직경 35~40mm 정도로 촉감이 좋은 소재로 한다.

66

청소하기 방법으로 옳은 것은?

① 창문을 닫고 청소한다.

② 높은 곳에서 낮은 곳의 순서로 한다.

③ 쓰레기가 많은 경우에는 빗자루에 물을 묻히지 않고 쓸어낸다.

④ 청소기 배기구는 대상자를 향하도록 한다.

⑤ 거동이 가능한 대상자라도 청소를 함께 하도록 유도하지 않는다.

67

다음 세탁 표시의 세탁 방법에 대한 설명으로 맞는 것은?

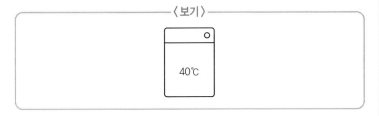

〈보기〉

40℃

① 삶을 수 없음

② 세탁기 사용하면 안 됨

③ 물의 온도가 40℃ 기준까지 됨

④ 물의 온도 40℃를 표준으로 약하게 세탁기 또는 손세탁 가능

⑤ 물의 온도 40℃를 표준으로 약하게 손세탁만 가능

▶66

노인들은 호흡기의 면역 기능이 저하되었기 때문에 실내 청소를 할 때는 진공청소기나 젖은 걸레로 먼지를 제거해야 한다. 쓰레기가 많을 경우 빗자루에 물을 묻혀 조심스럽게 쓸어낸다.

▶67

물의 온도 40℃를 표준으로 약하게 세탁기 또는 손세탁 가능하고 세제의 종류에 제한을 받지 않는다는 표시이다.

Part 1 요양보호와 인권

Part 2 노화와 건강증진

Part 3 요양보호와 생활 지원

Part 4 상황별 요양 보호 기술

68

다음 세탁표시의 세탁 방법에 대한 설명으로 올바른 것은?

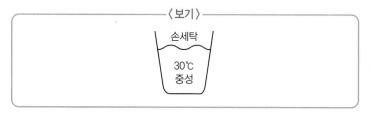

〈 보기 〉

손세탁
30℃
중성

① 산소계 표백제 사용 가능
② 손세탁 가능하며 중성세제 사용
③ 손세탁할 수 없음
④ 물의 온도 40℃를 표준으로 세탁기 또는 손세탁 가능
⑤ 삶을 수 있음

▶68
물 온도 30℃를 표준으로 약한 손세탁은 가능하고(세탁기 사용 불가), 중성세제를 사용할 수 있다.

69

다음 세탁 표시의 세탁 방법에 대한 설명으로 올바른 것은?

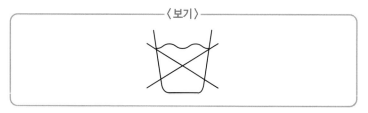

〈 보기 〉

① 중성세제만 사용 가능
② 세탁기를 사용할 수 있음
③ 물세탁 할 수 없음
④ 세제의 종류에 제한을 받지 않음
⑤ 삶을 수 있음

▶69
물세탁을 할 수 없다는 표시이다.

70

다음 다림질 표시 기호의 설명으로 올바른 것은?

〈보기〉

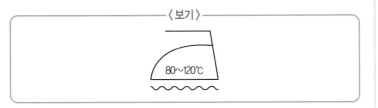

① 다리미 온도를 80~120℃로 할 수 없음
② 헝겊을 덮고 다리미 온도를 80~120℃로 할 수 있음
③ 다림질 할 수 없음
④ 헝겊을 덮지 않고 다리미 온도는 80~120℃로 할 수 있음
⑤ 다리미 온도를 80℃ 이상으로 해야 함

▶70
헝겊을 덮고 다리미 온도를 80~120℃로 할 수 있다는 표시이다.

71

다음 세탁 표시에 대한 설명으로 올바른 것은?

〈보기〉

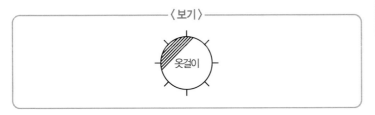

① 옷걸이에 걸어서 햇볕에 건조시킬 것
② 햇볕에 건조시킬 것
③ 그늘에만 건조시킬 것
④ 다리미로 건조시킬 것
⑤ 옷걸이에 걸어서 그늘에 건조시킬 것

▶71
옷걸이에 걸어서 그늘에 건조시켜야 한다는 것을 표시한 것이다.

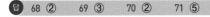

답 68 ② 69 ③ 70 ② 71 ⑤

72

다음 세탁 표시에 대한 설명으로 올바른 것은?

─〈보기〉─

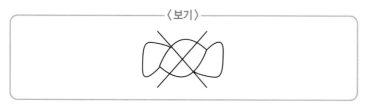

① 손으로 약하게 짜기　　② 짜면 안 됨
③ 물을 꼭 짤 것　　④ 세탁기에서 꼭 짤 것
⑤ 살짝 짜는 것 됨

▶72
짜면 안 됨을 표시한 것이다.

73

제품별 건조방법에 대한 설명 중 틀린 것은?

① 색상·무늬가 있는 의류 – 햇볕에서 말리면 색깔이 선명해진다.
② 합성섬유 의류 – 그늘에서 건조한다.
③ 흰색 면직물 – 햇볕에서 건조하는 것이 살균효과가 있다.
④ 니트류 – 통기성이 좋은 곳에서 채반 등에 펴서 말린다.
⑤ 청바지류 – 주머니 부분을 빨리 마르게 하며 색이 바래지 않게 뒤집
　어서 말려야 한다.

▶73
색상·무늬가 있는 의류는 그늘에서
건조시켜야 한다. 햇볕에서 말리면
색이 변할 수 있다.

답 72 ②　　73 ①

Chapter 03 의사소통과 정서 지원

❶ 효과적인 의사소통과 정서 지원

1. 의사소통의 목적 및 유형

⑴ **의사소통의 목적**

① 대상자를 잘 이해하기

② 대상자의 반응에 효과적으로 반응하기

③ 대상자에게 요양보호사로서의 역할을 수행하기

④ 효과적으로 서비스를 제공하기

⑤ 대상자와의 긍정적인 인간관계를 형성하기

⑥ 요양보호사로서의 자신의 생각과 감정을 표현하기

⑵ **의사소통의 필요성**

① 대상자 및 가족과의 신뢰관계 형성에 도움을 준다.

② 요양보호서비스에 필요한 정보를 원활하게 수집할 수 있다.

③ 대상자를 깊이 이해하고 서비스의 질을 향상할 수 있다.

④ 자신의 생각과 감정을 효과적으로 표현하여 좋은 관계를 형성할 수 있다.

⑤ 타 전문직과의 원활한 업무 협조에 도움이 된다.

⑶ **의사소통의 유형**

① 언어적 의사소통

ㄱ 생각이나 감정을 효과적으로 전달할 수 있는 가장 간편하고 만족스러운 의사소통 방법

ㄴ 개인의 내면적 상태와 의도를 전달하는 방법

ㄷ 개인 차이로 인한 편차가 큼

ㄹ 요양보호사는 대상자 및 가족과 의사소통할 때 명확하고 이해하기 쉬운 용어 사용

ㅁ 비언어적 표현을 적절히 병행하여 사용

② 비언어적 의사소통

㉠ 용모, 자세, 침묵, 말투, 얼굴표정, 손짓, 눈짓, 몸짓, 목소리 크기, 씰룩거림, 으쓱거림, 웃음소리 크기, 눈물 등

㉡ 때로는 언어적 의사소통보다 더 중요하게 활용

㉢ 모든 의사소통에는 비언어적 의사소통이 존재

㉣ 감정적, 정서적 부분이 크게 작용

TIP

메라비언의 법칙

상대방과의 의사소통에 영향을 미치는 요소 중 가장 중요한 것은 비언어적 요소(시각적 요소), 음성(청각적 요소), 언어적 요소(말의 내용)이다.

- **비언어적 요소(55%)** : 표정, 용모, 복장, 자세, 동작 등
- **음성(38%)** : 크기, 억양, 속도 등
- **언어적 요소(7%)** : 말의 내용, 표현력 등

2. 요양보호사의 의사소통 태도

	바람직한 태도	바람직하지 않은 태도
얼굴표정	• 따뜻하고 배려하는 표정 • 다양하며 생기있고 적절한 표정 • 자연스럽고 여유있는 입 모양 • 간간이 적절하게 짓는 미소	• 눈썹 치켜세우기 • 하품 • 입술을 깨물거나 꼭 다문 입 • 부적절하고 희미한 미소 • 지나친 머리 끄덕임
자세	• 팔과 손을 자연스럽게 놓고 상황에 따라 적절한 자세 • 대상자를 향해 약간 기울인 자세 • 관심을 보이며 편안한 자세	• 팔짱끼기 • 대상자로부터 비껴 앉는 자세 • 계속해서 손을 움직이는 태두 • 의자에서 몸을 흔드는 태도 • 몸을 앞으로 구부리는 태도 • 입에 손이나 손가락을 대는 것 • 손가락으로 지적하는 행위
눈맞춤	• 눈맞춤 • 대상자와 같은 눈높이 • 적절한 시선의 움직임	• 눈을 마주하기를 피하는 것 • 대상자보다 높거나 낮은 눈높이 • 시선을 한 곳에 고정하는 것
어조	• 크지 않은 목소리 • 분명한 발음 • 온화한 목소리 • 대상자의 느낌과 정서에 반응하는 어조 • 적절한 말속도	• 우물대거나 너무 작은 목소리 • 주저하는 어조 • 너무 잦은 문법적 실수 • 너무 긴 침묵 • 들뜬 듯한 너무 높은 목소리

> - 너무 빠르거나 느린 목소리
> - 신경질적인 웃음
> - 잦은 헛기침
> - 큰 소리로 말하기

3. 효과적인 의사소통 방법

(1) 라포 형성

① 라포(rapport)란 '마음의 유대'라는 뜻으로 서로의 마음이 연결된 상태

② 두 사람 사이의 상호 신뢰관계를 나타내며 의사소통의 기본

③ 라포가 형성되면 인간관계에서 호감과 상호 신뢰가 생기고 비로소 유대감이 깊은 인간관계 형성

(2) 듣기(경청)

① 경청의 방법

ㄱ 혼자서 대화를 독점하지 않고 말하는 순서를 지킨다.

ㄴ 상대방의 말을 가로채거나 이야기를 가로막지 않는다.

ㄷ 의견이 다르더라도 일단 수용한다.

ㄹ 논쟁에서는 먼저 상대방의 주장을 들어준다.

ㅁ 시선을 맞추며, 귀로만 듣지 말고 오감을 동원해 적극적으로 듣는다.

ㅂ 흥분하지 않고 비판적 태도를 버린다.

ㅅ 상대방이 말하는 의미를 이해한다.

ㅇ 단어 이외의 보이는 표현에도 신경을 쓴다.

ㅈ 상대방이 말하는 동안 경청하고 있다는 것을 표현한다.

② 경청을 방해하는 것

ㄱ 대충 미루어 짐작한다.

ㄴ 끊임없이 비교한다.

ㄷ 미리 대답을 준비한다.

ㄹ 듣고 싶지 않은 말을 걸러낸다.

ㅁ 충분히 듣지 않은 상태에서 조언한다.

ㅂ 상대방의 말을 반박하고 논쟁하기 위해서 듣는다.

ㅅ 상대방의 말을 나 자신의 경험에 맞춘다.

◎ 마음에 들지 않을 경우 슬쩍 넘어가며 대화의 본질을 회피한다.

⑶ **공감**

① 상대방이 하는 말을 상대방의 관점에서 이해하고, 감정을 함께 느끼며, 자신이 느낀 바를 전달하는 것

② 공감능력은 다른 사람의 상황이나 기분을 같이 느낄 수 있는 능력

③ 바람직한 공감은 상대방의 말에 충분히 귀를 기울이고 그 말을 자신의 말로 요약해서 다시 반복해주는 것

> **TIP**
>
> **공감적 반응 예시**
> **예시1)** 대상자 : "요양보호사님은 나를 어린애 취급하는 것 같은데, 나를 성인으로 대해주세요. 양치질 하라, 속옷 갈아입어라, 머리 빗어라 명령하고, 하지 않으면 신경질 내잖아요."
> 　　　요양보호사 : "제가 할머니의 개인위생에 대해 일일이 간섭하는 듯해서 성가시고 화나셨군요."
> **예시2)** 대상자 : "지난번 요양보호사가 더 잘했는데…."
> 　　　요양보호사 : "지난번 요양보호사님이 일을 참 잘하셨나 봐요. 마음에 안 드시는 게 있으시면 말씀해 주세요."
> **예시3)** 대상자 : "아이고, 여기저기 너무 아파. 갈수록 더 아픈 것 같아."
> 　　　요양보호사 : "건강하게 사시고 싶은데 아프시니까 많이 힘드시죠."

⑷ **말하기**

① 효과적인 말하기

　㉠ 자신의 감정에 솔직해진다.

　㉡ 상대방의 말을 수용하고 자신의 생각을 정리한다.

　㉢ 의사전달을 분명하게 한다.

　㉣ 비판적인 단어를 사용하지 않는다.

　㉤ 특정 상대를 지칭하거나 비판하지 않는다.

　㉥ 부정적인 비교를 하지 않는다.

　㉦ 나쁜 내용을 회고하거나 상기시키지 않는다.

　㉧ 상대방을 위협하는 말을 하지 않는다.

　㉨ 상대방을 감정적으로 공격하지 않는다.

　㉩ 편안하고 이완된 자세를 취한다.

② 효과적인 말하기를 방해하는 내용

　㉠ 나는 모든 일에 전문가임을 강하게 주장한다.

ⓛ 나에게는 잘못이 없고 항상 옳다고 설명한다.

ⓒ 나는 부족하고 상대는 강하다고 생각하여 자신감이 없는 태도를 보인다.

ⓓ 나는 약하고 피해자이므로 보호 받아야 한다고 생각한다.

ⓜ 나는 완벽한 사람이므로 칭찬만 듣고 비난을 받지 않아야 한다고 생각한다.

③ I - Message 전달법(나 - 전달법)

ⓐ 나의 생각이나 감정을 전달할 때는 나를 주어로 말한다.

ⓑ 상대방의 행동과 상황을 있는 그대로 비난없이 구체적으로 말한다.

ⓒ 상대방의 행동이 나에게 미치는 영향을 구체적으로 말한다.

ⓓ 그 상황에 대해 내가 느끼는 바를 진솔하게 말한다.

ⓜ 원하는 바를 구체적으로 말한다.

ⓗ 전달할 말을 건넨 후 상대방의 말을 잘 듣는다.

TIP

나-전달법 예시

예시1) 함께 홍보물을 배포하기 위해 만나기로 한 동료가 약속시간에 늦을 때
- 행동, 상황을 있는 그대로 비난 없이 → "약속시간이 지켜지지 않으면"
- 그 행동이 나에게 미친 영향 → "함께 일하는데 지장이 있고"
- 그 상황에서 내가 느끼는 바를 진솔하게 → "기다리는 동안 걱정하고 조바심이 났어요."
- 원하는 바를 구체적으로 → "앞으로 약속시간을 잘 지켜주기 바랍니다."

예시2) 중요한 전화를 기다리고 있는데 동료 요양보호사가 통화를 길게 한다.
- 행동 : "당신의 통화가 길어지면"
- 영향 : "나에게 걸려올 중요한 전화를 받지 못하게 될까봐"
- 느낌 : 조바심도 나고 걱정이 돼요."
- 바람 : "통화를 짧게 해줬으면 좋겠어요."

예시3) 재가 어르신의 집에 가보니 식탁 위에 밥 먹은 그릇을 그대로 두어 밥풀이 말라 붙어 있을 때
- 행동 : "식탁 위에 다 드신 그릇을 그대로 두니
- 영향 : 밥풀이 말라붙어
- 느낌 : 설거지하기가 힘들어요.
- 바람 : 다 잡수신 그릇은 싱크대에 담가 두셨으면 해요."

예시4) 대화를 나누는데 나의 말에 반응이 없는 동료 요양보호사에게
- 행동 : "내가 말할 때 당신이 다른 곳을 보고 있으면
- 영향 : 당신이 내 이야기를 어디까지 들었는지 알 수도 없고
- 느낌 : 답답해요.
- 바람 : 당신과 더 친밀하게 이야기 나누고 싶어요."

(5) 침묵

① 긍정적이고 수용적인 침묵은 가치 있는 치료적 도구로 작용하여 대상자로 하여금 말할 수 있는 용기를 준다.

② 요양보호사와 대상자 모두에게 생각을 정리할 시간을 준다.

(6) 수용

① 수용이란 상대방의 표현을 비판 없이 그대로 받아들이는 것

② 단순한 동의나 칭찬과는 다름

③ 대상자를 있는 그대로의 한 인간으로 받아들여 그의 특성 모두를 인정하고 존중하는 태도

④ 수용으로 대상자는 긴장이 감소되고 안도감을 느끼며 자신감이 증진

⑤ 요양보호사는 대상자에게 충고하거나 답을 주려지 말고 감정, 태도를 수용하면서 지지

4. 말벗하기

① 대상자의 신체적, 심리적, 사회적 특성 이해

② 대상자의 삶에 대하여 이해와 존중하는 마음의 태도

③ 과도한 의존관계를 형성하지 않기

④ 아이처럼 취급하거나 반말조나 명령조의 언어를 사용하지 않기

⑤ 대상자의 기분이나 감정에 주의를 기울이고 공감하기

❷ 상황별 의사소통

1. 의사소통장애가 없는 경우

(1) 대상자와의 의사소통

① 대상자를 존중하는 태도와 관심을 가진다.

② 대상자의 말하는 속도에 맞춘다.

③ 명확하고 이해하기 쉬운 언어를 사용한다.

④ 너무 작거나 크게 말하지 않는다.

⑤ 본인을 소개할 때는 이름, 소속, 역할 등을 전달한다.

⑥ 대상자는 이름으로 호칭하는 것이 원칙이나 대상자의 동의하에 어르신 등으로 부른다.

(2) 가족과의 의사소통

① 가족을 존중하는 태도를 가진다.

② 대상자에 대한 정보는 수시로 주고받는다.

③ 가족과 의견이 상충될 때는 시설장에게 보고한다.

④ 대상자의 부정적인 행동이나 그에 대한 느낌을 전달할 때는 직설적으로 하지 않는다.

(3) 관련 전문직 및 시설장과의 의사소통

① 타 전문직 및 시설장의 업무를 이해하고 존중하는 태도를 갖는다.

② 대상자의 상황에 따라 관련 전문직, 시설장과 의사소통을 원활히 한다.

③ 대상자의 이상 상태는 시설장 혹은 관리책임자에게 즉시 정확하게 보고한다.

2. 의사소통장애가 있는 경우

(1) 노인성 난청

 노인성 난청이란 퇴행성 변화로 인하여 생기는 청각기능의 저하이며, 의학적으로 치료가 되지 않기 때문에 난청으로 인하여 사회생활에 지장이 있을 때는 보청기를 사용한다.

① 어깨를 두드리거나 눈짓으로 신호를 주면서 이야기를 시작한다.

② 입 모양으로 이야기를 알 수 있도록 입을 크게 벌리며 정확하게 말한다.

③ 몸짓, 얼굴 표정 등으로 이야기 전달을 돕는다.

④ 말의 의미를 이해할 때까지 되풀이하고 이해했는지 확인한다.

⑤ 눈을 보며 정면에서 이야기하고 천천히 차분하게 말을 한다.

⑥ 보청기를 착용할 때는 입력은 크게, 출력은 낮게 조절한다.

⑦ 보청기를 사용할 때는 건전지와 전원 스위치가 작동하는지 확인한다.

⑧ 밝은 방에서 입모양을 볼 수 있도록 시선을 맞추며 말한다.

⑨ 의사소통을 위한 정보제공에 더 많은 시간을 할애한다.

⑩ 청각상실의 경험 연습을 통하여 대상자를 더 많이 이해할 수 있도록 준비한다.

(2) 시각 장애

 시각 장애란 색깔 구별과 시각에 이상이 있는 경우이다.

① 대상자의 정면에서 이야기한다.

② 지시대명사를 사용하지 않고 사물의 위치를 시계방향으로 설명한다.

③ 대상자를 중심으로 오른쪽, 왼쪽을 설명하여 원칙을 정하여 두는 것이 좋다.

④ 대상자를 만나면 먼저 말을 건네고 악수를 청하고 헤어질 때도 먼저 말을 건넨다.

⑤ 이미지가 잘 떠오르지 않는 형태나 의류 종류 등은 촉각으로 이해시킨다.

⑥ 대상자와 보행 시에는 요양보호사가 반 보 앞으로 나와 대상자의 팔을 끄는 듯한 자세가 좋다.

⑦ 대필을 하게 되는 경우에는 정확하게 받아쓰고 잘 알아듣지 못한 때는 다시 확인한다.

⑧ 대상자의 생활환경을 파악하고 늘 같은 위치에 물건을 두고, 환경의 변화에 대하여 알린다.

(3) 언어 장애

① 알아듣기는 하나 말을 할 수 없는 경우와 말을 잊어버린 경우가 있다.

② 대화에 주의를 기울여야 하며 소음이 있는 곳을 피한다.

③ 면담을 할 때는 앉아서 하고, 질문에 대한 답변이 끝나기 전에는 다음 질문을 하지 않는다.

④ 대상자의 말이 확실히 끝날 때까지 기다리면서 고개를 끄덕여 듣고 있음을 알린다.

⑤ 알아듣고 이해가 된 경우에는 '예, 아니요'라고 짧게 대답한다.

⑥ 눈을 깜빡이거나 손짓, 손에 힘을 주거나 고개를 끄덕이는 등으로 표현하게 한다.

⑦ 실물, 그림판, 문자판 등을 이용한다.

⑧ 잘 표현하였을 때는 칭찬과 더불어 비언어적 긍정적 공감을 표현해 준다.

(4) 판단력 · 이해력 장애

① 어려운 표현을 사용하지 않고 짧은 문장으로 천천히 이야기한다.

② 몸짓, 손짓을 이용해 상대의 말하는 속도에 맞추어 천천히 이야기한다.

③ 실물, 그림판, 문자판 등을 이용하여 이해를 돕는다.

④ 불쾌감을 주는 언어를 쓰거나 아이처럼 취급하여 반말을 하지 않는다.

(5) 주의력 결핍 장애

① 대상자와 눈을 맞춘다.

② 명확하고 간단하게 단계적으로 제시한다.

③ 구체적이고 익숙한 사물에 대하여 대화한다.

④ 목표를 인식하고 단순한 활동을 먼저 제시한다.

⑤ 주의력에 영향을 주는 환경적 자극을 최대한 줄인다.

⑥ 주변 사람들에게 주의력 결핍 장애에 대한 이해를 구한다.

⑦ 메시지를 천천히, 조용히 반복한다.

(6) 지남력 장애

① 대상자의 주체성 강화 훈련을 위하여 이름과 존칭을 함께 사용한다.

② 낮 동안에 기본적인 정보를 자주 반복한다.

③ 대상자를 대하는 데 일관성을 갖도록 최대한 노력한다.

④ 시간, 장소, 사람, 날짜, 달력, 시계 등을 자주 인식시킨다.

⑤ 모든 물품에 이름표를 붙이고 주의사항을 문서화시킨다.

❸ 여가활동 돕기

1. 여가활동의 필요성 및 유형

(1) 여가활동의 필요성

① 신체적 기능 감소 예방

② 노후 적응, 심리적 안정감, 생활만족도 향상

③ 시간을 효율적으로 활용하여 자기 효능감 향상 및 긍정적 영향

④ 자기 발전에 도움이 되며 정신 건강에 유익

(2) 여가활동의 유형

유형	내용
자기계발 활동	책읽기, 독서교실, 그림 그리기, 서예교실, 시낭송, 악기연주, 백일장, 민요교실, 창작활동
가족중심 활동	가족 소풍, 가족과의 대화, 외식 나들이
종교참여 활동	교회, 사찰, 성당 가기
사교오락 활동	영화, 연극, 음악회, 전시회
운동 활동	체조, 가벼운 산책
소일 활동	텃밭 야채 가꾸기, 식물 가꾸기, 신문 보기, 텔레비전 시청, 종이접기, 퍼즐놀이

2. 노인의 여가활동 돕기

① 여가활동 프로그램은 어렵지 않고 흥미를 느낄 수 있는 것이어야 한다.

② 대상자 스스로가 적극적으로 여가활동에 참여할 수 있도록 동기를 부여한다.

③ 대상자의 욕구에 맞는 여가활동을 지원한다.

④ 주야간보호센터 및 요양시설에서도 가능한 한 단체보다는 개인의 욕구에 맞게 프로그램을 선택할 수 있도록 배려한다.

⑤ 대상자의 신체적 기능이나 상태에 맞는 개별적인 프로그램을 지원한다.

⑥ 대상자의 성격, 선호 등에 따라 개인적 차이를 고려하여 지원한다.

⑦ 대상자에게 여가활동에 대해 충분히 설명하고 동의를 얻어야 한다.

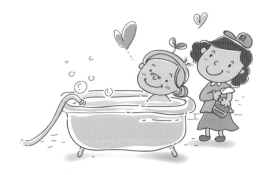

Chapter 03 적중문제

• 의사소통과 정서 지원

01

의사소통에 관한 다음 설명 중 옳지 못한 것은?

① 의사소통은 언어적 의사소통과 비언어적 의사소통으로 구분된다.

② 생의 주기별 발달단계에 따라 언어가 내포하는 의미가 다르다.

③ 비언어적 의사소통은 모든 언어소통의 2/3를 차지한다.

④ 비언어적 의사소통에는 감정적, 정서적 부분이 크게 차지한다.

⑤ 말과 얼굴표정이 일치하지 않는 경우에는 말을 더 신뢰한다.

▶01
모든 언어소통 중 언어적 의사소통이 1/3, 비언어적 의사소통이 2/3를 차지하고, 말과 얼굴표정이 일치하지 않는 경우에는 얼굴표정을 더 신뢰한다.

02

의사소통을 할 때에 잘 말하기 위한 방법으로 옳지 못한 것은?

① 대상자의 정면을 향하여 천천히 말한다.

② 이해하지 못한 경우에도 반복하여 이야기하지 않는다.

③ 짧은 문장으로 이야기하며 외래어나 유행어는 사용하지 않는다.

④ 접촉이나 몸동작 등 비언어적인 의사소통 방법을 이용한다.

⑤ 동시에 여러 사람이 말하지 않는다.

▶02
이해하지 못한 경우에는 반복하여 이야기한다.

03

대상자나 가족과의 의사소통 시 유의점으로 잘못된 것은?

① 대상자와 의사소통 시 가능하면 적당한 목소리로 대화한다.

② 되도록이면 대상자의 이름을 부르지 않는다.

③ 본인을 소개할 때는 이름, 연락처, 소속단체와 역할을 알린다.

④ 가족과 대상자를 함께 보조한다는 마음가짐이 필요하다.

⑤ 대상자와 정보를 수시로 주고받는다.

▶03
대상자의 이름을 호칭하는 것이 원칙이다. 가족에게 대상자의 부정적인 행동이나 느낌을 말할 때는 직설적으로 하지 않는다.

답. 01 ⑤   02 ②   03 ②

04

대상자가 노인성 난청인 경우의 대화 방법으로 옳지 않은 것은?

① 대상자의 눈에 맞추어 시선을 둔다.

② 어깨를 가볍게 두드리거나 눈짓으로 신호를 주면서 이야기한다.

③ 말의 의미를 이해하지 못했으면 그냥 넘어간다.

④ 차분하게 차근차근 말을 알아듣도록 한다.

⑤ 보청기를 착용할 때는 입력은 크게, 출력은 작게 조절한다.

05

언어 장애가 있는 대상자와 대화하는 방법으로 옳지 않은 것은?

① 대상자와 이야기할 때는 얼굴과 눈을 응시하며 천천히 말한다.

② 질문에 대한 답변이 끝나기 전에는 다음 질문을 하지 않는다.

③ 실물, 그림판, 문자판 등을 이용한다.

④ 알아듣고 이해가 된 경우에는 '예, 아니요'라고 짧게 대답한다.

⑤ 잘 표현하였을 때는 칭찬하고 비언어적 표현은 사용하지 않는다.

06

주의력 장애가 있는 대상자와의 대화 방법으로 옳지 않은 것은?

① 명확하고 간단하게 단계적으로 제시한다.

② 구체적이고 익숙한 사물에 대하여 직접 대화한다.

③ 주의력에 영향을 주는 환경적 자극을 최대한 늘린다.

④ 대상자의 특성에 대하여 주위 사람들을 이해시킨다.

⑤ 메시지를 천천히 조용하게 반복한다.

▶04
말의 의미를 이해할 때까지 되풀이하고 이해했는지 확인한다.

난청이 있는 대상자와의 의사소통 시 유의점

• 말의 의미를 이해할 때까지 되풀이하고 이해했는지 확인한다.

• 천천히 차분하게 말을 알아듣도록 한다.

• 보청기를 착용할 때는 입력은 크게, 출력은 작게 조절한다.

• 어깨를 두드리거나 눈짓으로 신호를 주면서 이야기를 시작한다.

• 밝은 방에서 입모양을 볼 수 있도록 시선을 맞추며 말한다.

• 의사소통을 위한 정보제공에 더 많은 시간을 할애한다.

• 청각상실의 경험 연습을 통하여 대상자를 더 많이 이해할 수 있도록 준비한다.

• 중요한 생각을 기록하였다 전달하도록 한다.

• 대상자의 의사소통 유형을 미리 숙지한다.

▶05
잘 표현하였을 때는 칭찬과 더불어 비언어적·긍정적 공감을 표현해 준다.

▶06
주의력에 영향을 주는 환경적 자극을 최대한 줄인다.

07

여가활동에 대한 설명 중 옳지 못한 것은?

① 여가시간은 행복과 성취감을 느끼는 활동이다.
② 노인의 여가생활은 매일매일이 지루한 생활이다.
③ 70대 노인의 여가활동 참여도는 20대의 여가활동 참여도보다 낮다.
④ 노인들의 건전한 여가활동은 자기 효능감을 높인다.
⑤ 노인의 여가활동은 개인의 성격, 교육 정도, 경제적 수준 등에 따라 많은 영향을 받게 된다.

▶07
여가는 남아도는 시간이나 쉬는 시간이 아니라, 어떤 의무로부터 해방된 자유시간에 자신이 즐기거나 하고 싶은 일을 함으로써 행복과 성취감을 느끼는 활동이다.

08

지남력 장애가 있는 대상자와의 의사소통 시 유의점으로 옳지 않은 것은?

① 시간과 규칙을 정한다.
② 이름과 존칭을 사용하는 것이 좋다.
③ 대상자를 포괄적으로 대한다.
④ 시간, 장소, 사람, 날짜, 시계 등을 자주 인식시킨다.
⑤ 낮 동안에 기본적인 정보를 자주 반복한다.

▶08
지남력 장애가 있는 대상자와의 의사소통 시 유의점
• 대상자가 따라 할 수 있도록 정해진 시간에 규칙을 정한다.
• 대상자의 주체성 강화 훈련을 위하여 이름과 존칭을 함께 사용한다.
• 낮 동안에 기본적인 정보를 자주 반복한다.
• 대상자를 대하는 데 일관성을 갖도록 최대한 노력한다.
• 모든 물품에 이름표를 붙이고 주의사항을 문서화한다.

09

대상자의 말을 잘 듣는 바람직한 행동에 속하는 것은?

① 대충 짐작한다.
② 끊임없이 비교한다.
③ 미리 대답을 준비한다.
④ 듣고 싶지 않은 말을 걸러낸다.
⑤ 시선을 적절하게 맞춘다.

▶09
①~④는 대상자의 말을 잘 듣는 것을 방해하는 행동이다. 시선을 적절하게 맞추는 것은 잘 듣기 위한 바람직한 행동이다.

10
효과적인 의사소통을 위한 필수적인 요소가 아닌 것은?

① 공감하기   ② 친밀감
③ 유머감각   ④ 정직성
⑤ 주의 산만

▶10
의사소통을 위한 필수적인 요소로는 공감하기, 친밀감, 수용하기, 주의집중력, 유머감각, 정직성 등이 있다.

11
노인의 여가활동 중 가족중심 활동이 아닌 것은?

① 정원손질   ② 책읽기
③ 손자녀 돌보기   ④ 손자녀의 간식 요리
⑤ 가족소풍

▶11
책읽기는 자기계발 활동유형이다.

12
비언어적 의사소통에 관한 설명 중 틀린 것은?

① 연구에 의하면 의사소통에서 얼굴 표정은 55%를 차지한다.
② 비언어적 의사소통에는 몸짓, 목소리 크기, 강약, 침묵, 자세, 얼굴 표정 등이 있다.
③ 모든 의사소통에는 감정적, 정서적 부분이 크게 작용한다.
④ 요양보호사는 대상자의 비언어적 표현은 관심을 갖지만 민감하게 받아들이지는 않는다.
⑤ 요양보호사 자신은 물론 대상자의 비언어적 의사소통 표현에도 주의를 기울여야 한다.

▶12
요양보호사는 대상자의 비언어적 표현을 주의깊게 관찰함으로써 대상자의 기분이나 감정 등을 잘 알아차려 대상자의 요구에 적절한 해결 방안을 찾는 데 참고해야 한다.

13

효과적인 말하기를 방해하는 내용이 아닌 것은?

① 나는 모든 일에 전문가임을 강하게 주장한다.
② 나의 잘못을 인정하고 상대방을 존중한다.
③ 나는 부족하고 상대는 강하다고 생각하여 자신감이 없는 태도를 보인다.
④ 비판하는 단어를 사용한다.
⑤ 나는 완벽한 사람이므로 칭찬만 듣고 비난을 받지 않아야 한다고 생각한다.

▶13
나의 잘못을 인정하고 상대방을 존중하는 것은 효과적인 말하기 방법이다.

14

시각장애 대상자와의 의사소통 시 유의점이 잘못된 것은?

① 대상자의 정면에서 이야기한다.
② 대상자를 중심으로 오른쪽, 왼쪽을 설명할 때 원칙을 정하여 두는 것이 좋다.
③ 대상자가 이해할 수 있는 언어를 사용하고, 천천히 정확하게 말한다.
④ 이미지가 잘 떠오르지 않는 형태나 의류 종류 등은 촉각으로 이해시킨다.
⑤ 대상자와 보행 시에는 요양보호사가 반 보 뒤에서 대상자를 따라가는 듯 하는 자세가 좋다.

▶14
대상자와 보행 시에는 요양보호사가 반 보 앞으로 나와 대상자의 팔을 끄는 듯 하는 자세가 좋다.

15

I-Message(나 – 전달법) 전달법의 내용이 아닌 것은?

① 나의 생각이나 감정을 전달할 때 '나'를 주어로 말한다.
② 상대방의 행동과 상황을 구체적으로 말한다.
③ 상대방의 행동이 나에게 미치는 영향은 말하지 않아도 된다.
④ 상대방을 비난하지 않는다.
⑤ 나의 마음을 전달한 말을 건넨 후 상대방의 말을 잘 듣는다.

▶15
상대방의 행동이 나에게 미치는 영향을 구체적으로 말한다.

답　 10 ⑤　　11 ②　　12 ④　　13 ②　　14 ⑤　　15 ③

Part 1 요양보호와 인권

Part 2 노화와 건강증진

Part 3 요양보호와 생활 지원

Part 4 상황별 요양 보호 기술

16

치매 대상자와 의사소통하는 기본 원칙에 해당하지 않는 것은?

① 대상자의 상태를 파악한다.
② 항상 존중감과 관심을 갖는다.
③ 대상자가 납득할 수 있도록 대화한다.
④ 대상자를 인격적으로 대한다.
⑤ 어린아이처럼 대한다.

▶16
대상자를 인격적으로 대해야지, 어린아이 대하듯 하면 안 된다.

17

의사소통의 장애가 없는 경우에 잘 듣기 위한 방법이 아닌 것은?

① 대화에 자신감을 갖고 대상자가 잘 말했다는 느낌을 갖도록 해준다.
② 대상자의 말의 의미를 잘 몰라도 이해한 척한다.
③ 대상자의 이야기 속도에 맞추어 인내심을 갖고 듣는다.
④ 다른 일을 하며 듣거나 귀찮아하는 모습을 보이지 않는다.
⑤ 대상자의 표정이나 상황을 잘 관찰하여 이해한다.

▶17
의사소통의 장애가 없는 경우 잘 듣기 위한 방법
• 대화에 자신감을 갖고 대상자가 잘 말했다는 느낌을 갖도록 한다.
• 대상자의 말의 의미를 잘 모르면서 이해한 척하지 않는다.
• 대상자의 이야기 속도에 맞추어 인내심을 갖고 듣는다.
• 다른 일을 하며 듣거나 귀찮아하는 모습을 보이지 않는다.
• 대상자의 표정이나 상황을 잘 관찰하여 이해한다.
• 몇 번씩 물어서 대상자가 반복해서 말하게 하지 않는다.
• 대상지의 말의 의미를 확인하기 위해 들은 내용을 확인하며 듣는다.

18

노인의 여가활동에 대한 설명과 거리가 먼 것은?

① 개인의 성격, 교육 정도, 경제적 수준 등이 많은 영향을 받는다.
② 여가는 노인층에게만 중요한 의미를 지닌다.
③ 여가활동은 신체적 기능의 감소를 예방해 준다.
④ 여가활동을 통해 행복과 성취감을 느낄 수 있다.
⑤ 사회적 지위가 높을수록 여가활동 참여도가 높다.

▶18
노인들의 여가활동은 개인의 성격, 교육 정도, 경제적 수준, 과거의 습관에 많은 영향을 받는다. 다른 연령층에게도 여가는 중요한 의미를 지닌다.

답 16 ⑤　　17 ②　　18 ②

Chapter 04 요양보호 기록 및 업무보고

❶ 요양보호 기록

1. 목적 및 종류

⑴ **요양보호 기록의 목적**

① 질 높은 서비스를 제공하는 데 도움이 된다.

② 요양보호사의 활동을 입증할 수 있다.

③ 요양보호서비스의 연속성을 유지할 수 있다.

④ 시설장 및 관련 전문가에게 중요한 정보를 제공한다.

⑤ 요양보호서비스의 내용과 방법에 대한 지도 및 관리에 도움이 된다.

⑥ 가족과 정보공유를 통해 의사소통을 원활하게 한다.

⑦ 요양보호서비스의 표준화와 요양보호사의 책임성을 높인다.

⑵ **요양보호 기록의 종류**

① **장기요양급여 제공기록지** : 대상자에게 제공한 서비스의 내용과 시간, 특이사항을 기입한 것
이다. 장기요양급여 제공기록지는 수기로 작성하는 방법과 무선주파수 인식 기술(RFID)을
이용한 재가급여전자관리시스템을 이용하는 방법이 있다.

> **용어해설**
>
> **재가급여전자관리시스템**
> 장기요양요원이 수급자의 가정을 방문하여 제공하는 방문요양, 방문목욕, 방문간호의 급여제공내용을 RFID를 이
> 용하여 국민건강보험공단에 실시간으로 전송하고 이를 급여제공 내용으로 인정하여 급여비용 청구와 자동으로 연
> 계하는 관리체계

TIP **재가급여전자관리시스템 업무절차**
태그신청 및 부착 → 사용자 등록 → 스마트장기요양앱(APP)설치 → 급여내용 전송 → 청구 및 심사

TIP 스마트 장기요양 사용법

구분	절차	내용
서비스 시작 전송 (방문요양, 목욕, 간호 공통)	로그인 → 태그 인식 → 급여종류 선택 → 서비스 시작 확인 → 서비스 시작 전송	• 태그인식은 1~3cm이내 범위 • 태그접촉 시 스마트폰 뒷면을 2~3초간 접촉(NFC 위치에 따라 상 · 중 · 하단 접촉) • 급여종류를 잘못 선택한 경우에는 '태그취소' 선택 후 재선택

서비스
종료 전송
(방문요양)
	로그인 → 태그 인식
	→ 시간 입력 → 상태
	변화 등 입력 → 전송
	요청 → 요양요원 서
	명 → 수급자(보호자)
	서명 → 확인 선택
		• 시간입력 : 남은 시간 배분하여 입력
		• 상태변화 등 입력
		  – 신체기능 변화상태 선택
		  – 대소변 실수 횟수 입력
		• 전송 요청 : 정서지원 항목 60분 이하 입력
		• 24시간 방문요양 한 경우 : 1,440분을 각 분배하여 입력
		[24시간 방문요양 하는 경우]
		• 종료전송 시 2가지 주의사항
		  – 시작전송으로부터 24시간 경과 후부터 30분 이내에는 종료전송
		  – 종료전송 시 1,440분을 분배해서 입력해야 함
		• 2회 이상 연속해서 24시간 방문요양 서비스를 제공할 경우 : 서비스 시작전송 이후부터 24시간마다 장기요양 앱 실행 후 로그인 후 메시지 창 "예" 누름
		• 남은 시간이 "0분"이 되어야만 서비스전송 가능
		• 1분 단위 이상 서비스전송 가능
		• 태그 인식 후에는 5분 이내에 종료전송을 하여야 함
		(※ 2019.12. 개정에 따라 10분 이내로 변경됨)

서비스
종료 전송
(인지활동형
방문요양)
	로그인 → 태그 인식
	→ 시간확인 → 시간
	입력 → 프로그램 제
	공내용 입력 → 기능
	변화상태 등 입력 →
	요양요원 서명 → 수
	급자(보호자) 서명 →
	확인선택
		• 시간확인 : 태그인식 후 120분 이상 제공 확인
		• 시간입력
		  – 인지자극 활동에 60분 이상 입력
		  – 일상생활 함께하기에 나머지 시간 입력
		• 프로그램 제공 내역 입력
		  – '특이사항' 란에 입력(최대 60자 까지 입력 가능)
		  – 미입력 시 급여제공기록지 '특이사항' 란에 작성
		• 기능 변화상태 등 입력
		  – 기능 변화상태 선택
		  – 대소변실수 횟수 입력

서비스 종료 전송 (방문목욕)	로그인 → 태그 인식 → 목욕유형 선택 → 차량번호 입력 → 차	• 목욕유형 선택 : 목욕유형(차량 미이용/차량이용) 선택 • 차량번호 입력 : 차량이용목욕 제공 시 차량번호 입력 • 확인선택 : 전송요청 선택 취소 시 이전화면

량번호 선택 또는 직접 입력 → 제공 방법, 상태 확인 입력 → 전송요청 → 요양요원 서명 → 수급자(보호자) 서명 → 확인선택	• 목욕은 40분 이상 제공 시 전송 가능 • 2인의 요양요원이 10분 이내 태그를 인식해야 함

② **상태기록지** : 배설, 목욕, 식사섭취, 수분섭취, 체위변경, 외출 등의 상태 및 제공 내용을 기록하는 것이다. 장기요양기관에 따라 양식과 명칭, 내용은 조금씩 다르다.

③ **사고보고서** : 관리책임자가 작성하는 경우도 있지만 요양보호사가 작성할 수도 있다. 사고보고서는 사고가 발생한 시점에서 시간의 흐름에 따라 사고의 내용, 경과, 결과에 대해 정확하게 기록하여야 한다.

④ **인수인계서** : 요양보호사가 퇴직, 휴직 등으로 인하여 업무를 그만둘 때는 직원 간의 업무인수인계가 이루어진다. 이때 인수인계서를 작성하는데 관리책임자가 작성하는 경우도 있고, 요양보호사가 작성하는 경우도 있다. 인수인계서는 수급자명, 급여제공내용, 유의 사항 등이 포함된다.

TIP 요양보호 기록의 종류

구분	주요기록	관련직종	
		요양보호사	타 전문직
상담일지	상담내용 및 결과		○
욕구사정	대상자의 욕구사정		○
급여제공계획서	서비스의 목표, 내용, 횟수 등		○
장기요양급여 제공기록지	서비스 제공내용 및 시간	○	○
상태기록지	섭취, 배설, 목욕 등 상태	○	○
사고보고서	사고내용과 대응 결과	○	○
방문일지	대상자 방문시 각종 상담내용		○
사례회의록	사례회의 검토내용 및 결과		○
인수인계서	인수인계업무 내용	○	○
간호일지	대상자 상태평가 및 간호처치		○

2. 원칙과 주의사항

(1) 요양보호 기록의 원칙

① 사실을 있는 그대로 기록한다.

② 육하원칙을 바탕으로 기록한다.

③ 서비스의 과정과 결과를 정확하게 기록한다.

④ 기록을 미루지 않고, 그때그때 신속하게 작성한다.

⑤ 공식화된 용어를 사용한다.

⑥ 간단명료하게 기록한다.

⑦ 기록자를 명확하게 한다.

⑧ 애매한 표현은 피하고 구체적으로 기록한다.

(2) 요양보호 기록 시 주의사항

① **개인정보 보호** : 요양보호 기록은 제3자에게 노출되어서는 안 되며, 반드시 잠금장치가 되어 있는 장소에 보관한다.

② **비밀 유지** : 대상자의 기록을 아무나 열람하지 못하도록 철저하게 보관한다.

③ **사생활 존중** : 대상자에 관한 정보를 수집할 때는 반드시 대상자의 동의를 얻어야 하며, 대상자나 가족이 승인하지 않은 정보는 기록해서는 안 된다.

(3) 각종 기록지 양식

① 장기요양급여 제공기록지에 포함되는 사항

ⓐ 장기요양기관 기호

ⓑ 장기요양기관명

ⓒ 장기요양등급

ⓓ 수급자 성명

ⓔ 생년월일

ⓕ 장기요양 인정번호

ⓖ 서비스 제공일자

ⓗ 세부 서비스별 제공시간

ⓘ 총 제공시간

ⓙ 서비스를 시작한 시간과 종료한 시간

ⓚ 장기요양요원 성명

ⓛ 수급자 본인 또는 보호자 성명

② 장기요양급여 제공기록지 양식
  ㉠ 방문요양서비스 제공기록지
  ㉡ 방문목욕서비스 제공기록지
  ㉢ 주ㆍ야간보호서비스 제공기록지
  ㉣ 시설급여 및 단기보호서비스 제공기록지
  ㉤ 복지용구서비스 제공기록지

❷ 업무보고

1. 중요성 및 종류

(1) 업무보고의 중요성
  ① 요양보호서비스의 질을 높일 수 있다.
  ② 타 전문직과의 업무협조 및 의사소통을 원활하게 할 수 있다.
  ③ 사고에 신속하게 대응할 수 있으며, 피해를 최소화할 수 있다.

(2) 업무보고의 종류
  ① 정기보고 : 시기에 따라 정기적으로 행함
  ② 수시보고 : 정기보고 외의 보고

용어해설

보고
일반적으로 의사표현을 하거나 자료를 전달하는 수직적 과정을 말한다.

2. 업무보고 방법

(1) 업무보고의 원칙
  ① 객관적인 사실을 보고한다.
  ② 육하원칙에 따라 보고한다.
  ③ 신속하게 보고한다.
  ④ 보고내용이 중복되지 않게 한다.

(2) 업무보고 시기
  ① 대상자의 상태에 변화가 있을 때

② 서비스를 추가하거나 변경할 필요가 있을 때

③ 새로운 정보를 파악했을 때

④ 새로운 업무방법을 찾았을 때

⑤ 업무를 잘못 수행했을 때

⑥ 사고가 발생했을 때

(3) **업무보고 형식**

① **구두보고** : 대면이나 전화

  ㉠ 상황이 급하거나 사안이 가벼울 때 많이 이용

  ㉡ 결론부터 보고하고 경과와 상태, 원인 등을 보고

  ㉢ 신속하게 보고할 수 있으나 정확한 기록을 남길 수 없음

  ㉣ 상황이 급할 때는 구두보고를 먼저 하고 나중에 서면보고로 보완

② **서면보고** : 보고서 등의 서면

  ㉠ 보고 내용이 복잡하거나 숫자나 지표가 필요한 경우

  ㉡ 정확히 보고할 필요가 있거나 자료를 보존할 필요가 있는 경우

  ㉢ **대표적인 서면보고** : 정기 업무보고, 사건보고

  ㉣ 정확한 기록을 남길 수 있으나 신속하게 보고할 수 없음

③ **전산망 보고** : 전자문서 결재 시스템

  ㉠ 능숙하게 사용할 수 있으면 시간을 절약할 수 있고 편리함

  ㉡ 구두보고와 같이 실시간으로 확인할 수 있음

  ㉢ 서면보고와 같이 기록으로 남길 수 있음

❸ 업무회의

1. 사례회의

(1) **사례회의 의미**

① 대상자의 상황과 제공되는 서비스를 점검하고 평가하여 대상자의 욕구에 맞는 서비스를 제공하기 위한 회의이다.

② 일반적으로 사례회의는 대상자와 관계된 보건, 의료, 사회복지 등 관련 전문직들이 참여하지만, 재가장기요양기관에서의 사례회의는 기관장, 사회복지사, 요양보호사 간 회의가 일반적

이다.

⑵ 사례회의 목적

① 대상자에게 제공되는 서비스의 질을 지속적으로 관리한다.

② 대상자에 대한 정보를 교환하고 요양보호의 목표를 공유하여 서비스의 질을 높인다.

③ 대상자에 대한 서비스제공 계획의 타당성을 검토하여 서비스 내용을 조정한다.

④ 대상자와 관계된 직종들의 역할 분담을 명확히 한다.

⑶ 사례회의 절차

장기요양기관에서 기관장과 요양보호사를 중심으로 개최되는 사례회의의 일반적인 절차이다.

① 사전에 사례회의의 일자, 장소, 주제에 대해 공지한다.

② 당일 사례회의 참가자를 소개한다(사회 : 관리책임자).

③ 사례회의 목적을 밝히고, 소요시간을 정한다.

④ 발표자(관리책임자, 요양보호사)가 해결해야 할 문제에 초점을 맞추어 사례개요를 설명한다.

⑤ 해결해야 할 문제에 대해 참가자의 의견을 듣는다.

⑥ 회의 결과 및 향후 계획을 논의한다.

⑦ 회의록을 작성하고 참가자들로부터 서명을 받는다.

2. 월례회의

⑴ 월례회의 의미

① 요양보호사들이 정보와 경험을 서로 공유하고, 장기요양기관이 요양보호사들에게 업무에 관련된 정보를 전달하거나 요양보호사들로부터 애로사항을 듣기 위해 개최하는 회의이다.

② 주로 월 단위로 이루어지며 간담회라는 명칭으로 불리기도 한다.

⑵ 월례회의 특징

① 관리자가 요양보호사의 업무와 관련된 정보와 업무 준수사항 등을 전달한다. 예를 들어, 출퇴근 시간 엄수, 급여제공기록지 사용에 대한 설명, 사고 등 응급상황에 대한 대처, 가족요양을 하고 있는 요양보호사의 입원 및 해외출국에 대한 철저한 보고 필요성 등을 전달한다.

② 요양보호사가 대상자에 대한 요양보호와 관련된 정보, 예를 들어 대상자의 건강, 사고 등에 대한 정보를 전달한다.

③ 관리자가 요양보호사로부터 기관운영, 인사, 복리후생에 대해 의견 및 애로사항을 듣고, 월례회의에서 제안된 의견이나 애로사항에 대해 어떻게 조치하였는지 다음 월례회의 때 보고한다.

01
기록과 보고의 목적에 해당하지 않는 것은?

① 서비스 내용에 대한 문서화
② 효과적인 서비스를 위한 모니터
③ 서비스의 중복적인 제공 가능
④ 전문가 간 협조체제 및 의사소통 활성화
⑤ 감독기능의 활성화

▶01
담당 요양보호사의 교체 등으로 다른 요양보호사에게 업무를 인수인계하는 경우, 지금까지의 업무 내용을 기록해 놓은 문서를 인수인계함으로써 지속적으로 서비스를 연계하여 제공할 수 있고, 중복적인 서비스 제공을 방지함으로써 시간을 절약할 수 있다.

02
요양보호사가 보고서를 작성할 때 유의해야 할 사항으로 옳지 않은 것은?

① 보고 내용은 사실과 일치하여야 한다.
② 필요한 사항은 빠뜨리지 않고 명확하게 작성하되 육하원칙에 맞출 필요는 없다.
③ 문장은 공식화된 언어를 사용한다.
④ 보고는 될 수 있는 한 빠른 시간 내에 할 수 있도록 한다.
⑤ 보고 내용은 중복되지 않도록 한다.

▶02
보고는 될 수 있는 한 빠른 시간 내에 할 수 있도록 한다. 특히 보고를 통해 대상자와 관련된 사항을 수정·보완해야 하는 경우라면 더욱 유의하도록 한다. 필요한 사항은 육하원칙에 맞춰 빠뜨리지 않고 명확하게 작성한다.

03
기록을 함으로써 이로운 점은 무엇인가?

① 시간을 내기 어려워 좋은 서비스 제공에 방해가 된다.
② 더 나은 서비스가 제공될 수 있다.
③ 업무에 대한 과중한 부담이 생긴다.
④ 기록에 대한 기법의 부족으로 어려움을 겪을 수 있다.
⑤ 글을 쓰는 것 자체에 대한 부담이 있다.

▶03
효과적인 기록을 통해서 더 나은 서비스가 제공될 수 있으며, 기록은 요양보호사에게 성장의 도구가 될 수 있다.

04

기록과 보고의 목적으로 맞는 것은?

① 대상자에게 부담을 주는 데 목적이 있다.
② 대상자로부터 피드백을 받는 데 그 목적이 있다.
③ 직원들에게 근거를 보여주기 위함이다.
④ 대상자에게 원활하게 서비스를 제공하고 업무의 책임을 높인다.
⑤ 자료를 보관하기 위함이다.

▶04
기록 및 보고의 목적은 대상자에게
원활하게 서비스를 제공하고 업무
의 책임을 높이는 두 가지의 목적이
있다.

05

서비스에 대한 내용을 문서화할 때 기록되지 않아도 되는 것은?

① 업무의 시작과 종결 시간　② 대상자의 이름
③ 대상자 가족의 인적사항　④ 제공한 서비스 내용과 과정
⑤ 목표달성과 성과기록

▶05
대상자 가족의 인적사항은 기록하지
않아도 된다.

06

일지작성 시 고려할 사항이 아닌 것은?

① 경제성　　　　　　② 책무성
③ 시간성　　　　　　④ 효율성
⑤ 객관적 사실

▶06
일지 작성 시 고려할 사항은 객관적
사실, 책무성, 시간성, 효율성이다.

답　01 ③　　02 ②　　03 ②　　04 ④　　05 ③　　06 ①

07

방문요양 서비스 제공기록지의 서식에 포함해야 할 내용이 아닌 것은?

① 장기요양기관 기호, 장기요양기관명, 장기요양등급, 수급자 성명, 생년월일, 장기요양인정번호를 기재한다.
② 특이사항란에는 급여제공 시 확인한 사항 및 조치사항을 기록한다.
③ 요양보호사의 인적사항을 기입해야 한다.
④ 서비스를 시작한 시간과 종료한 시간을 각각 기재한다.
⑤ 서비스 제공일자별로 구분하여 기재하되, 세부 서비스별 제공시간을 '분' 단위로 기재한다.

▶07
요양보호사의 인적사항은 기입하지 않아도 된다.

08

방문목욕 제공기록지에 포함되는 것 중 알맞지 않은 것은?

① 장기요양 기관기호, 장기요양 기관명
② 차량 이용 여부 및 차량번호
③ 장기요양요원 3명의 서명
④ 대상자 또는 보호자의 성명
⑤ 목욕제공자 관련하여 발생된 특이사항

▶08
장기요양요원 2명의 서명이 있어야 한다.

09

문서화의 중요성에 대한 설명으로 맞지 않는 것은?

① 요양보호사 활동의 입증 자료
② 서비스 질 저하
③ 프로그램의 실행 증거
④ 요양보호사의 증언을 증명
⑤ 사회복지 프로그램에 대한 재정 지원을 정당화

▶09
문서화하면 서비스에 대한 평가를 통해 서비스 질을 제고할 수 있다.

10

일지작성 시 고려할 사항으로 옳은 것은?

① 주관적인 생각과 추리를 기록한다.
② 일지는 모아서 1주일에 한 번씩 기록한다.
③ 대상자가 요청해도 보여주지 않는다.
④ 가능한 한 길고 자세하게 기록한다.
⑤ 서비스 내용을 중심으로 기록한다.

▶10
요양보호사의 활동과 효과를 입증할 수 있도록 서비스 내용을 중심으로 기록해야 한다.

11

업무보고 방법에 대한 설명으로 옳은 것은?

① 대면이나 전화로 하는 것을 서면 보고라 한다.
② 보고서 등으로 하는 것을 구두 보고라 한다.
③ 정기적으로 하는 보고를 수시 보고라 한다.
④ 전자문서 결재 시스템에 의한 보고를 전산망 보고라 한다.
⑤ 상황이 급한 경우라도 서면 보고를 먼저 해야 한다.

▶11
보고는 형식에 따라 대면이나 전화에 의한 구두 보고, 서면에 의한 서면 보고, 전자문서 결재 시스템에 의한 전산망 보고가 있다. 정기적으로 하는 것은 정기 보고, 수시로 하는 것은 수시 보고이다.

12

요양보호사의 업무보고 방법으로 옳은 것은?

① 사투리를 써도 된다.
② 맞춤법이 맞지 않아도 된다.
③ 보고는 중복해서 한다.
④ 보고는 빠르게 해야 한다.
⑤ 보고 내용은 사실과 다를 수도 있다.

▶12
신속한 보고는 신속한 대응으로 이어지기 때문에 가능한 한 신속하게 보고한다. 보고를 미루다보면 기억이 희미해져 사실이 왜곡될 수 있다.

답　07 ③　　08 ③　　09 ②　　10 ⑤　　11 ④　　12 ④

13

기록과 보고의 중요성이 아닌 것은?

① 감독 기능의 활성화 ② 효과적인 서비스를 위한 모니터

③ 서비스의 일회성 ④ 대상자와 정보 공유

⑤ 서비스 표준화 및 책임성 제고

▶13
기록과 보고가 중요한 이유는 서비스 내용에 대한 문서화, 효과적인 서비스를 위한 모니터, 서비스의 연속성 및 지속성 유지, 전문가 간의 협조 체계 및 의사소통 활성화, 감독 기능의 활성화, 대상자와의 정보 공유, 행정적 자료, 서비스의 표준화 및 책임성 제고 때문이다.

14

요양보호사가 보고 시 지켜야 할 원칙과 거리가 먼 것은?

① 주관적 판단으로 보고 ② 명확하게 보고

③ 공식화된 용어를 사용 ④ 빠른 시간 내에 보고

⑤ 중복되지 않도록 보고

▶14
보고 내용은 사실과 다름이 없어야 하므로 요양보호사의 주관적 판단이 아닌 객관적 사항을 바탕으로 정확하게 보고해야 한다.

15

사례회의에 대한 설명으로 옳지 않은 것은?

① 주로 월 단위로 이루어지며 간담회라는 명칭으로 불리기도 한다.

② 대상자에 대한 서비스제공 계획의 타당성을 검토하여 서비스 내용을 조정한다.

③ 대상자에 대한 정보를 교환하고 요양보호의 목표를 공유하여 서비스의 질을 높인다.

④ 일반적으로 사례회의는 대상자와 관계된 보건, 의료, 사회복지 등 관련 전문직들이 참여한다.

⑤ 대상자의 상황과 제공되는 서비스를 점검하고 평가하여 대상자의 욕구에 맞는 서비스를 제공하기 위한 회의이다.

▶15
주로 월 단위로 이루어지며 간담회라는 명칭으로 불리기도 하는 것은 월례회의와 관련된 설명이다.

16

월례회의의 특징으로 옳은 것은?

① 사고 등 응급상황에 대한 대처는 전달하지 않는다.

② 급여제공기록지 사용에 대한 설명은 전달하지 않는다.

③ 요양보호사가 대상자에게 행한 요양보호와 관련된 정보는 전달하지 않는다.

④ 관리자가 요양보호사의 업무와 관련된 정보와 업무 준수사항 등을 전달한다.

⑤ 월례회의에서 제안된 의견이나 애로사항에 대해 어떻게 조치하였는지 월례회의 다음날 보고 한다.

▶16
월례회의는 요양보호사들이 정보와 경험을 서로 공유하고, 장기요양기관이 요양보호사들에게 업무에 관련된 정보를 전달하거나 요양보호사들로부터 애로사항을 듣기 위해 개최하는 회의이다. 관리자가 요양보호사의 업무와 관련된 정보와 업무 준수사항 등을 전달한다.

17

스마트장기요양앱 사용법으로 옳지 않은 것은?

① 태그인식은 1~3cm이내 범위로 한다.

② 급여종류를 잘못 선택한 경우에는 '태그취소'를 선택한 후 재선택한다.

③ 인지자극 활동에 60분 미만을 입력한다.

④ 목욕은 40분 이상 제공 시 전송 가능하다.

⑤ 2인의 요양요원이 10분 이내 태그를 인식해야 한다.

▶17
인지자극 활동에 60분 이상을 입력해야 한다.

18

24시간 방문요양을 한 경우의 스마트장기요양앱 사용법으로 옳지 않은 것은?

① 정서지원 항목은 60분 이하를 입력한다.

② 1분 단위 이상 서비스전송이 가능하다.

③ 1,440분을 각 분배하여 입력해야 한다.

④ 남은 시간이 0분이 되어야만 서비스전송이 가능하다.

⑤ 시작전송으로부터 24시간 경과 후부터 60분 이내에 종료전송해야 한다.

▶18
시작전송으로부터 24시간 경과 후부터 30분 이내에 종료전송을 해야 한다.

답 13 ③　　14 ①　　15 ①　　16 ④　　17 ③　　18 ⑤

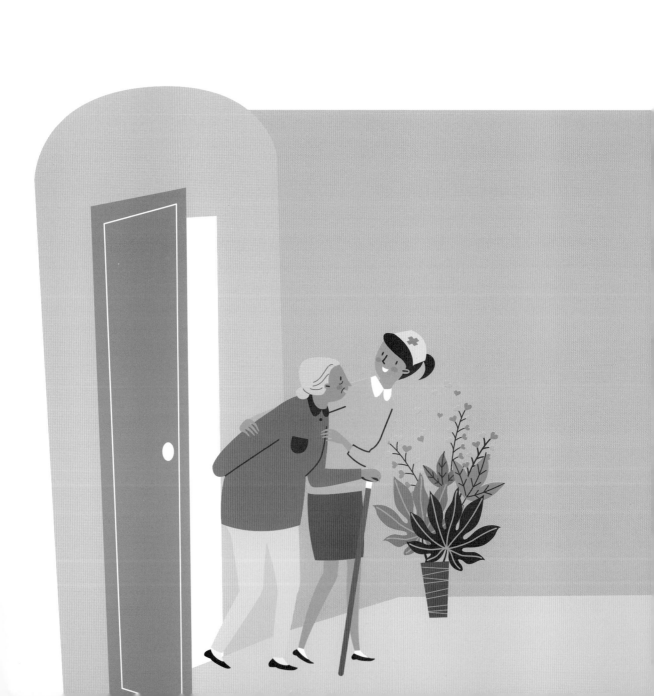

Part 4

상황별 요양 보호 기술

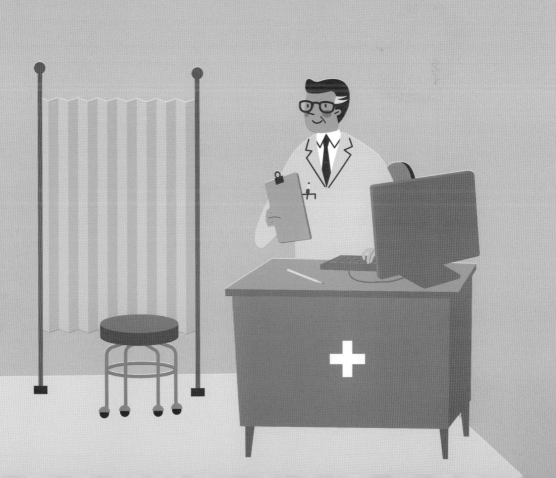

Chapter 01 치매 요양보호

❶ 치매 대상자의 일상생활 지원

1. 약물요법

(1) 약물복용의 중요성
① 약물을 복용하여 증상을 늦추면 살아있는 동안 치매증상으로 고생하는 기간이 줄어든다.
② 약물을 바꾸거나 용량을 늘렸을 때 진정, 어지럼증, 손 떨림, 초조, 불안 등 부작용이 나타나는지 면밀히 관찰하고 메모하여, 병원에 갈 때 가져가야 한다.

(2) 투여 약물의 종류
① 인지기능개선제 : 인지증상을 개선할 목적으로 투여하며, 병의 완치라기보다는 악화를 지연하기 위해 투여한다.
② 정신행동증상 개선제 : 망상, 환각, 우울, 공격성 등 다양한 정신행동 증상을 개선하기 위해 처방된 약물을 투여한다.

 TIP 정신행동증상 개선제 종류
- 항정신병 약물 : 망상, 환각, 공격성, 초조, 수면각성 주기 장애가 있을 때
- 항우울제 : 수면–각성주기 장애, 초조, 공격성, 불안, 우울증상이 있을 때
- 항경련제 : 초조, 공격성, 조증 유사증상, 수면장애가 있을 때

2. 기본 원칙 및 목적

(1) 기본 원칙
① 치매대상자의 생활 존중
② 규칙적인 생활을 하게 함
③ 잔존 기능을 살림
④ 상황에 따른 요양보호
⑤ 안전에 주의

⑵ **일상생활 지원 목적**

① 대상자 상태를 정확히 파악한다.

② 남아 있는 정신기능을 최대한 활용한다.

③ 정상적인 신체기능으로 최대한 복귀한다.

④ 대상자에게 의미 있는 환경을 조성한다.

3. 일상생활 지원 사항

⑴ **식사 돕기**

① **기본 원칙**

㉠ 의치가 잘 고정되어 있는지 확인하고 느슨한 경우에는 끼지 못하게 한다.

㉡ 당뇨병이나 고혈압으로 음식을 가려 먹어야 하는 경우 해당 음식을 치매 대상자가 접근할 수 없는 장소에 둔다.

㉢ 접시보다는 사발을 사용하여 덜 흘리게 한다.

㉣ 투명한 유리제품보다는 색깔이 있는 플라스틱 제품을 사용한다.

㉤ 소금이나 간장과 같은 양념은 식탁 위에 두지 않는다.

㉥ 질식의 위험이 있는 사탕, 땅콩, 팝콘 등은 삼가고 잘 저민 고기, 반숙된 계란, 과일 통조림 등은 갈아서 제공한다.

㉦ 묽은 음식에 사레가 자주 걸리면 좀 더 걸쭉한 액체음식을 제공한다.

㉧ 졸려하거나 초조해하는 경우 식사를 제공하지 않는다.

② **돕는 방법**

㉠ **식사 전**

• 뜨거운 음식에 판단력이 부족하므로 음식의 온도를 미리 확인한다.

• 비닐 식탁보다 식탁용 매트를 깔아준다.

• 턱받이보다는 앞치마를 입힌다.

• 먹기 쉽도록 음식을 잘게 잘라서 부드럽게 조리한다.

㉡ **식사 중**

• 요양보호사가 적당히 물을 따라 준다.

• 물을 마실 때 빨대와 플라스틱 덮개가 부착된 컵을 사용한다.

• 손잡이가 크거나 고무를 붙인 약간 무거운 숟가락을 사용한다.

• 한 가지 음식을 먹고 난 후 다른 음식을 내어 놓는다.

• 숟가락으로 떠먹일 때 한 번에 조금씩 먹인다.

ⓒ 식사 후

- 섭취한 음식의 종류와 양을 정확히 기록한다.
- 식사를 하지 않아 체중이 감소하면 의료진에게 알린다.
- 체중감소 이유를 알 수 없는 경우 대상자가 좋아하는 음식이나 고열량 액체음식을 제공한다.
- 필요시 처방된 비타민과 단백질을 포함한 약을 주기도 한다.

> **TIP** **치매대상자의 식사 시 고려할 점**
> - 대상자의 식사습관과 음식에 대한 기호를 최대한 반영한다.
> - 안정된 식사 분위기를 조성한다.
> - 규칙적인 일과에 따라 식사한다.
> - 식탁에 앉으면 바로 식사하도록 준비한다.

⑵ 배설 돕기

① 기본 원칙

ㄱ 배설기록지를 기록하여 배설시간과 양 등의 습관을 파악한다.

ㄴ 대상자의 방을 화장실에서 가까운 곳에 배정한다.

ㄷ 화장실 위치를 알기 쉽게 표시해 둔다.

ㄹ 벨트나 단추 대신 조이지 않는 고무줄 바지를 착용한다.

ㅁ 낮에는 가능하면 기저귀를 사용하지 않는다.

ㅂ 야간에 화장실 이용이 위험할 때는 이동변기를 사용한다.

ㅅ 대소변을 잘 가렸을 때는 칭찬하고 실금한 경우에도 괜찮다고 말한다.

② 돕는 방법

ㄱ 적절한 시기에 화장실 이용을 유도하며 강요하지 않는다.

ㄴ 하루 식사량과 수분 섭취량은 적당량을 유지한다.

ㄷ 배뇨곤란이 있는 경우 야간에 수분섭취를 제한한다.

ㄹ 뒤처리 방법을 시범 보여 대상자 자신이 행동에 옮기게 한다.

ㅁ 뒤처리 후에는 아무 일도 없었던 것처럼 행동한다.

③ 실금한 경우

ㄱ 민감하게 반응하거나, 비난하거나 화를 내지 않는다.

ㄴ 가능한 한 빨리 더러워진 옷을 갈아입힌다.

ㄷ 씻기고 말려 피부를 깨끗이 유지한다.

ⓔ 환기를 자주 시키고 요와 이불을 잘 말린다.

ⓜ 배설상황을 기록하여 배설리듬을 확인한다.

ⓑ 소변을 볼 때 방광을 확실히 비우도록 몸을 앞으로 구부리거나 치골상부를 눌러준다.

⓼ 배뇨 스케줄에 따라 계획된 배뇨 훈련을 시행한다.

ⓞ 위장질환이나 기타 요인에 의한 경우 의료인과 상의하고, 대변이 무르지 않도록 섬유질 섭취를 조절한다.

 초기에는 매 2시간마다 배뇨하게 하고 점차 시간을 늘려 낮에는 2시간, 밤에는 4시간 간격으로 배뇨하게 한다.

④ 변비인 경우

ⓐ 섬유질이 많은 음식과 하루 1,500~2,000cc 정도의 충분한 수분을 섭취한다.

ⓒ 일정한 시간 간격으로 변기에 앉혀 배변을 유도한다.

ⓓ 손바닥을 이용하여 배를 가볍게 마사지하여 불편감을 덜어준다.

ⓔ 필요하면 변비약을 먹이거나 간호사가 관장할 수도 있다.

 변비에 좋은 음식
- 섬유질이 많은 식품 : 사과, 빨간 무, 옥수수, 콩, 자두, 딸기, 곡류, 빵, 감자 껍질
- 발효 식품 : 식초에 담근 양배추, 이스트가 많이 든 빵, 토마토주스, 요구르트, 푸른 잎 채소

⑶ 목욕 돕기

① 기본 원칙

ⓐ 목욕을 도와줄 때는 조용히 부드럽게 대한다.

ⓒ 목욕을 강요하지 말고 목욕 과정을 단순화한다.

ⓓ 일정한 시간에 정해진 방법에 따라 목욕을 하여 거부감을 줄인다.

ⓔ 요양보호사가 미리 목욕물의 온도를 확인한다.

ⓜ 욕조바닥과 욕실바닥에는 미끄럼방지 매트를 깔아준다.

ⓑ 대상자를 욕실 내에 혼자 머무르게 하지 않는다.

⓼ 대상자가 욕조에 들어갈 때는 반드시 옆에서 부축한다.

② 돕는 방법

ⓐ 대상자가 해야 할 일을 한 가지씩 제시하고 정중하게 대한다.

ⓒ 물에 거부반응을 보이면 작은 그릇에 물을 떠서 장난을 하게 할 수 있다.

ⓒ 욕조에서 미끄러져 다치지 않도록 발목 정도로 물을 미리 받은 후 대상자가 들어가면 조금씩 채운다.

② 운동실조증이 있는 대상자는 넘어져 다칠 수 있으므로 샤워보다는 욕조에서 목욕하는 것이 안전하다.

◎ 피부가 접혀지는 부위가 잘 씻겼는지 확인한다.

ⓗ 목욕을 한 후에는 물기를 잘 닦아주고 말린다.

ⓢ 목욕 후 피부상태를 관찰한다.

(4) 구강위생 돕기

① 기본 원칙

㉠ 부드러운 칫솔을 사용하여 잇몸 출혈을 방지한다.

㉡ 치약은 삼켜도 상관없는 어린이용을 사용한다.

㉢ 의치는 하루에 6~7시간 정도 제거하여 잇몸에 무리를 주지 않게 한다.

㉣ 의치가 잘 맞지 않으면 치과의사에게 교정을 의뢰하고 치주에 염증이 있는지 자주 확인한다.

㉤ 편마비 대상자는 음식물이 한쪽에 모여 있지 않도록 신경을 쓴다.

② 돕는 방법

㉠ 구강위생 도구를 세면대 위에 순서대로 놓는다.

㉡ 거울을 보고 칫솔질을 하게 하거나 옆에서 한 동작씩 시범을 보인다.

㉢ 양치한 물을 뱉지 않는 경우 입안에 칫솔이나 숟가락을 넣고 말을 건네어 뱉게 한다.

㉣ 양치질을 거부할 경우 물치약이나 2% 생리식염수로 적신 거즈를 감은 설압자 또는 일회용 스펀지 브러쉬에 묻혀 치아와 입안을 닦아 치석을 예방한다.

㉤ 의치는 매일 대상자가 가장 협조를 잘 할 수 있는 시간을 선택해 닦아준다.

㉥ 의치는 변형이 되지 않도록 의치 보관용기에 물을 넣어 담가둔다.

㉦ 치아가 없는 대상자는 식후 물이나 차를 마시게 하여 입안을 깨끗이 한다.

(5) 옷 입기 돕기

① 기본 원칙

㉠ 깨끗하고 계절에 맞는 옷을 제공한다.

㉡ 몸에 꼭 끼지 않고 빨래하기 쉬운 옷을 제공한다.

㉢ 색깔이 요란하지 않고 장식이 없는 옷을 선택한다.

㉣ 시간이 걸려도 혼자 입도록 격려한다.

　　　　ⓜ 안전을 위해 옆에서 지켜보고 앉아서 입게 한다.

　② 돕는 방법

　　　　㉠ 속옷부터 입는 순서대로 옷을 정리해 놓아준다.

　　　　㉡ 대상자도 옷 갈아입는 데 참여하고 있음을 인식시킨다.

　　　　㉢ 옷 입는 것을 거부하면 다투지 말고 잠시 뒤에 다시 시도하거나 목욕시간을 이용한다.

　　　　㉣ 단추 대신 부착용 접착천으로 여미는 옷을 이용한다.

　　　　㉤ 앞뒤 구분을 못하는 경우 뒤바꿔 입어도 무방한 옷을 입게 한다.

　　　　㉥ 자신의 옷이 아니라고 하면 옷 라벨에 이름을 써 둔다.

⑹ 운동 돕기

　① 기본 원칙

　　　　㉠ 현재의 운동기능을 평가한다.

　　　　㉡ 대상자와 친숙해진 뒤 운동을 시킨다.

　　　　㉢ 혈압이 높거나 심장병이 있는 경우 의사에게 사전검진을 받는다.

　　　　㉣ 운동은 심장에서 멀고 큰 근육인 팔다리에서 시작하여 천천히 진행한다.

　　　　㉤ 운동량은 점차 늘린다.

　　　　㉥ 운동 중에 문제가 발생하면 시설장이나 간호사 등에게 알린다.

　　　　㉦ 손발관절을 가능한 범위에서 천천히 움직여 관절이 굳는 것을 예방한다.

　② 돕는 방법

　　　　㉠ 일반적으로 산책이 가장 간편하고 효과적인 운동이다.

　　　　㉡ 굽이 낮고 편안한 신발과 부드럽고 흡수성이 좋은 양말을 신고 서서히 걷는 시간을 늘린다.

　　　　㉢ 매일 같은 시간대에 같은 길을 걸으면서 일정한 순서대로 운동한다.

　　　　㉣ 균형을 잡을 수 있으면 앉은 자세보다 선 자세에서 운동한다.

　　　　㉤ 가능하면 대상자 스스로 운동하도록 유도한다.

⑺ 안전과 사고예방

　① 기본 원칙

　　　　㉠ 감각 및 기능적인 손상을 고려하여 대상자의 환경을 바꾼다.

　　　　㉡ 시계, 달력, 신문 등과 같은 단순한 단서를 이용한다.

　　　　㉢ 글로 쓰인 단서보다 그림을 사용한다.

　　　　㉣ 어두워지기 전에 희미한 불을 켜둔다.

　　　　㉤ 지나친 자극을 받지 않도록 환경을 단순화한다.

② 돕는 방법

　㉠ 방과 주변

- 위생과 안전성을 우선적으로 고려하여 배치하되 2층보다는 1층이 좋다.
- 가족이나 요양보호사가 잘 관찰할 수 있는 곳에 위치하는 것이 좋다.
- 난간, 출입구 및 난로 주변에는 밝은색 야광테이프를 붙인다.
- 위험한 물건은 대상자가 발견할 수 없는 곳에 보관한다.
- 유리문이나 창에는 눈높이에 맞춰 그림을 붙여 유리라는 것을 알게 한다.
- 난방기구를 켜 놓은 방 안에 대상자를 혼자 두지 않는다.
- 난간은 대상자의 체중을 감당할 수 있도록 벽에 고정시킨다.
- 문은 방 안에서 잠그지 못하는 문으로 설치한다.
- 대상자가 시간을 잘 인식하도록 낮에는 밝게 하고 밤에는 밝지 않게 한다.
- 대상자가 침대에서 떨어지지 않도록 침대를 벽에 붙이고 두꺼운 요 등을 침대 밑에 깐다.

　㉡ 화장실

- 대상자의 방을 화장실 가까운 곳으로 정한다.
- 화장실 전등은 밤에도 켜둔다.
- 대상자의 눈높이에 맞추어 '화장실' 표시를 한다.
- 화장실 문은 밖에서도 열 수 있는 것으로 설치한다.

　㉢ 욕실

- 욕실 문턱을 없앤다.
- 목욕탕에 난간이나 손잡이를 설치한다.
- 미끄럼방지 매트를 욕조와 샤워실 바닥에 설치한다.
- 온수기의 온도를 낮춘다.
- 온수가 나오는 수도꼭지는 빨간색으로 표시한다.
- 화상예방을 위해 노출된 온수파이프는 절연체로 감싼다.
- 욕실 세제는 대상자의 눈에 띄지 않게 보관한다.
- 거울이나 비치는 물건은 없애거나 덮개를 씌운다.

　㉣ 부엌

- 깨지기 쉽거나 위험한 물건은 보관장에 넣고 자물쇠로 채운다.
- 가스선은 밖에서 잠가둔다.
- 과일 · 채소 모양 자석은 대상자가 먹을 수 있으므로 사용하지 않는다.
- 음식물 쓰레기는 대상자가 먹을 수 있으므로 부엌 안에 두지 않는다.

ⓜ **차 안**

- 반드시 안전띠를 착용하게 한다.
- 차가 달리는 도중 안에서 문을 열지 못하도록 잠금장치를 한다.

> **TIP** **치매 대상자의 사고발생 원인**
> - 자신의 안전을 고려하지 않는다.
> - 과거에 했던 일이라도 이제 할 수 없다는 사실을 모른다.
> - 새로운 일을 배우는 능력이 부족하다.
> - 금방 잊는다.
> - 상황을 분석하고 평가할 수 없다.

❷ 치매 대상자의 문제행동 대처

1. 반복적 질문이나 행동

(1) **기본 원칙**

① 대상자의 주의를 환기한다.
② 반복적인 행동이 해가 되지 않으면 무리하게 중단시키지 말고 그냥 놔둔다.
③ 대상자가 심리적인 안정과 자신감을 갖게 도와준다.
④ 질문에 대한 답보다 대상자를 다독거리며 안심시켜 주는 것이 중요하다.
⑤ 반복되는 행동을 억지로 고치려 하지 않는다.

(2) **돕는 방법**

① 크게 손뼉을 치는 등 관심을 바꾸는 소음을 낸다.
② 대상자가 좋아하는 음식을 준다.
③ 좋아하는 노래를 함께 부른다.
④ 과거의 경험 또는 고향과 관련된 이야기를 나눈다.
⑤ 콩 고르기, 나물 다듬기, 빨래개기 등 단순하게 할 수 있는 일거리를 제공한다.

2. 음식섭취 관련 문제행동

(1) **기본 원칙**

① 대상자의 식사시간과 식사량을 점검한다.

② 체중을 측정하여 평상시 체중과 비교한다.

③ 대상자의 영양실조와 비만을 예방한다.

④ 화를 내거나 대립하지 않는다.

⑤ 서두르지 않고 천천히 먹게 한다.

⑥ 장기적인 식사거부는 시설장이나 간호사에게 보고한다.

(2) 돕는 방법

① 그릇의 크기를 조정하여 식사량을 조정한다.

② 대상자가 좋아하는 대체식품을 이용한다.

③ 식사하는 방법을 자세히 가르쳐 준다.

④ 식사 도구를 사용하지 못할 경우 손으로 먹을 수 있는 음식을 만들어 준다.

⑤ 치매 말기에는 음식을 으깨거나 갈아서 걸쭉하게 만들어 준다.

⑥ 위험한 물건을 먹지 못하도록 치운다.

⑦ 위험한 물건을 뺏기지 않으려고 하는 경우 대상자가 좋아하는 다른 간식과 교환한다.

⑧ 금방 식사한 것을 알 수 있도록 먹고 난 식기를 그대로 두거나 식사 후 달력에 표시하게 한다.

> **TIP**
>
> **음식섭취 관련 문제행동이 나타나는 이유**
> - 과식하거나 배고픔을 호소한다.
>   → 시간 개념의 상실로 인하여 식사한 것을 잊었거나 심리적인 불안감 때문일 수 있다.
> - 손에 만져지는 것은 무엇이든 먹으려고 하는 이식증상을 보인다.
>   → 음식물인지 아닌지 구별하지 못하기 때문에 입에 넣을 수 있다.

3. 수면장애

(1) 기본 원칙

① 대상자의 수면상태를 관찰한다.

② 알맞은 하루 일정을 만들어 규칙적으로 생활한다.

③ 하루 일과 안에 휴식시간과 가능하면 집 밖에서의 운동을 포함시킨다.

④ 수면에 좋은 환경을 만든다.

(2) 돕는 방법

① 낮에 산책과 같은 야외활동을 통해 신선한 공기를 접하며 운동하도록 돕는다.

② 밤낮이 바뀌어 낮에 꾸벅꾸벅 조는 경우 말을 걸어 자극을 준다.

③ 소음을 최대한 없애고 적정 실내온도를 유지한다.

④ 오후와 저녁에는 커피나 술과 같은 음료를 주지 않는다.

⑤ 잠에서 깨어 외출하려고 하면 요양보호사가 함께 동행한다.

4. 배회

(1) 기본 원칙

① 치매대상자가 초조한 표정으로 집 안을 이리저리 돌아다니는 경우, 곧 밖으로 나가려고 하는 것임을 염두에 둔다.

② 신체적 손상을 방지하기 위해 안전한 환경을 제공한다.

③ 규칙적으로 시간과 장소를 알려주어 현실감을 유지하게 한다.

④ 대상자가 활기차게 활동하며 바쁘게 생활하게 한다.

⑤ 안전한 환경을 조성하며 소음을 차단한다.

⑥ 배회 가능성이 있는 치매 대상자는 관련 기관에 미리 협조를 구한다.

(2) 돕는 방법

① 낙상 방지를 위해 안전한 주변 환경을 조성한다.

② 대상자의 신체적 욕구를 우선적으로 해결한다.

③ 단순한 일거리를 주어 야간 배회 증상을 줄인다.

④ 집 안에서 배회하는 경우 배회코스를 만들어 둔다.

⑤ 대상자가 신분증을 소지하도록 한다.

⑥ 배회 예방을 위해 현관이나 출입문에 벨을 달아 대상자가 출입하는 것을 관찰한다.

⑦ 텔레비전이나 라디오를 크게 틀어 놓지 않으며, 집 안을 어둡게 하지 않는다.

⑧ 낮에 단순한 일거리를 주어 에너지를 소모하게 하여 야간 배회 증상을 줄인다.

⑨ 밖에 나가거나 쇼핑을 하는 것은 활력제가 되며 수면의 질도 향상시킨다.

⑩ 정서 불안에 의한 배회는 고향이나 가족에 대한 대화를 나누어 관심을 다른 곳으로 돌린다.

⑪ 상실감이나 욕구와 관련된 배회는 대상자 주변을 친숙한 것으로 채운다.

5. 의심, 망상, 환각

(1) 기본 원칙

① 대상자의 감정을 이해하고 수용한다.

② 대상자가 보고 들은 것에 대해 아니라고 부정하거나 다투지 않는다.

③ 조롱하는 말투나 귓속말을 하지 않도록 주의한다.

④ 잃어버렸다거나 훔쳐갔다고 주장하는 물건을 찾은 경우 대상자를 비난하거나 훈계하지 않는다.

⑤ 규칙적으로 시간과 장소를 알려주어 현실감을 유지하게 한다.

⑥ 대상자가 다른 것에 신경을 쓰도록 계속 관심을 돌린다.

⑦ 대상자에게 하는 모든 행위에 대해 간단히 설명해 준다.

⑧ 대상자에게 도움을 주려고 한다는 확신을 갖게 한다.

(2) 돕는 방법

① 잃어버린 물건에 대한 의심을 부정하거나 설득하지 말고 함께 찾아본다.

② 미리 동일한 물건을 준비해 두었다가 대상자가 물건을 잃어버렸다고 할 때 물건을 찾도록 도와준다.

③ 대상자가 물건을 두는 장소를 파악해 놓는다.

④ 도둑망상으로 대상자가 방을 지키기를 고집하면 위험하지 않은 한 허용한다.

⑤ 대상자가 좋아하는 노래를 함께 부르거나 틀어놓는다.

⑥ 망상이 심한 경우 시설장이나 간호사에게 알린다.

6. 파괴적 행동

(1) 기본 원칙

① 파괴적 행동반응을 유발하는 사건을 사전에 예방한다.

② 규칙적인 일상생활을 유도하여 대상자가 자신의 활동을 예측할 수 있게 한다.

③ 대상자의 수준에 맞는 의사결정권을 준다.

④ 대상자가 혼돈하지 않도록 한 번에 한 가지씩 제시하거나 단순한 말로 설명한다.

⑤ 이해하지 못한 말은 다른 형태로 설명하지 말고 같은 말로 반복한다.

⑥ 천천히 대상자의 관심 변화를 유도한다.

⑦ 행동이 진정된 후에는 왜 그랬는지 질문하거나 이상행동에 대해 상기시키지 않는다.

⑧ 대상자가 활동에 참여 중이면 활동을 중지시키고 가능한 한 다른 자극을 주지 않는다.

⑨ 모든 신체 언어는 위협적으로 느끼지 않게 한다.

⑩ 불필요한 신체적 구속은 피한다.

⑪ 파괴적 행동은 고집스러움이나 심술을 부리려는 의도가 아니라 치매에 의한 증상임을 이해한다.

(2) 돕는 방법

① 자극을 주지 말고 조용한 장소에서 쉬게 한다.

② 온화하게 이야기하고, 대상자가 당황하고 흥분되어 있음을 이해한다는 표현을 한다.

③ 갑자기 움직여 대상자가 놀라지 않도록 천천히 안정된 태도로 움직인다.

④ 자상하게 반복하여 설명하고 신체적인 요양보호기술을 적용할 때마다 도와주는 행동을 말로 표현한다.

> **POINT** 대상자가 끊임없이 난폭한 발작을 하지 않는 한 신체적 구속은 하지 않으며, 구속이 불가피한 경우 신체의 일부만 구속한 후 공격적인 행동이 사라질 때까지 접촉을 줄인다.

> **TIP** **치매 대상자의 파괴적 행동의 특징**
> • 난폭한 행동이 자주 일어나지 않는다.
> • 난폭한 행동이 오래 지속되지 않는다.
> • 일반적으로 초기에 분노로 시작하며 에너지가 소모되면 지쳐서 파괴적 행동을 중지한다.
> • 치매 대상자의 난폭한 행동은 질병 초기에 나타나서 수개월 내에 사라진다.

7. 석양증후군

(1) 기본 원칙

① 해 질 녘에는 요양보호사가 충분한 시간을 갖고 대상자와 함께 있는다.

② 대상자가 좋아하는 소일거리를 주거나 애완동물과 함께 즐거운 시간을 갖게 한다.

③ 낮 시간 동안 움직이거나 활동하게 한다.

④ 신체적 제한은 대상자가 소리를 지르거나, 몸부림치거나, 화내고, 고집부리는 행동을 더욱 악화시키므로 하지 않는다.

(2) 돕는 방법

① 인형, 애완동물, 익숙한 소리를 듣거나 좋아하는 일을 하는 것에서 위안을 받을 수 있으므로 이를 돕는다.

② 대상자를 관찰할 수 있는 곳에서 활동하게 하고 친구가 되어 준다.

③ 대상자를 밖으로 데려가 산책을 한다.

④ 따뜻한 음료수, 등 마사지, 음악듣기 등이 잠드는 데 도움이 된다.

⑤ 텔레비전을 켜놓거나 조명을 밝게 한다.

> **석양증후군의 특성**
> • 치매 대상자가 해 질 녘이 되면 더욱 혼란해지고 불안정하게 의심 및 우울 증상을 보이는 것이다.
> • 대상자의 생활에 변화가 생긴 후 더 자주 발생한다.
> • 주의집중 기간이 더욱 짧아진다.
> • 현실이 자신을 고통 속에 처하게 만든다고 생각하여 더욱 충동적으로 행동한다.

8. 부적절한 성적 행동

(1) 기본 원칙

① 보통 성 자체에는 관심이 없다는 것을 인식한다.

② 부적절한 성적 행동 관련 요인을 관찰한다.

③ 때때로 행동교정이 도움이 된다.

④ 노출증을 감소시키기 위해 벌과 보상을 적절히 사용한다.

⑤ 이상한 성행위가 복용 중인 약물 때문에 유발될 수 있다.

(2) 돕는 방법

① 의복으로 인한 불편감이나 대소변을 보고 싶은 욕구가 있는지 확인한다.

② 옷을 벗거나 성기를 노출한 경우 당황하지 말고 옷을 입혀준다.

③ 성적으로 부적절한 행동을 할 때 즉각 멈추지 않으면 대상자가 좋아하는 것을 가져간다고 경고한다.

④ 대상자가 성적으로 관심을 보이면 공공장소에 가는 것을 삼가고 방문객을 제한하여 사고를 예방한다.

⑤ 심한 경우 시설장이나 간호사에게 알리고 상의한다.

❸ 치매 대상자와의 의사소통

1. 기본 원칙

(1) 언어적 의사소통

① 대상자의 신체적 상태를 파악한다.

② 항상 존중과 관심을 갖는다.

③ 대상자가 이해할 수 있도록 말한다.

④ 대상자의 속도에 맞춘다.

⑤ 반복 설명을 한다.

⑥ 어린아이 대하듯 하지 않는다.

⑦ 대상자를 인격적으로 대한다.

⑧ 간단한 단어 및 알아들을 수 있는 말을 사용하도록 한다.

⑨ 대상자에게는 한 번에 한 가지씩 일을 하도록 요구한다.

⑩ 가까운 곳에서 얼굴을 마주보고 말한다.

⑪ 항상 현실을 알려주도록 한다.

⑫ 일상적인 어휘를 사용한다.

⑬ 과거를 회상하게 유도한다.

(2) 비언어적 의사소통

① 손짓, 발짓이나 소리를 사용한다.

② 언어적인 의사소통을 사용하면서 적절한 비언어적인 방법을 같이 사용한다.

③ 신체적인 접촉을 사용한다.

④ 대상자의 비언어적인 표현방법을 관찰한다.

⑤ 필요하면 글을 써서 의사소통한다.

⑥ 언어 이외의 다른 신호를 말과 함께 사용한다.

⑦ 대상자의 행동을 복잡하게 해석하지 않는다.

TIP

치매 대상자별 의사소통 전략
- 대상자별로 인지능력 수준이나 욕구가 다르므로 의사소통 내용이나 방법도 달라야 한다.
- 의사소통을 시도하고 효과가 없으면 중단했다가 나중에 다른 방법으로 시도한다.
- 동일한 대상자라 해도 기분이나 상황에 따라 전에 효과적이었던 방법이 통하지 않을 수 있다.

2. 치매 단계별 의사소통 문제 및 방법

(1) 치매 단계별 의사소통 문제

① **치매 초기**

　㉠ 대상자는 일관성 및 연결성이 손상되어 자주 확인하고 설명을 요구한다.

　㉡ 대화의 주제가 자주 바뀐다.

　㉢ 사용하는 어휘의 수가 점차적으로 줄어든다.

ⓔ 물건이나 사람의 이름을 부르는 것이 어렵다.

ⓜ 과거, 현재, 미래 시제를 올바르게 사용하는 것을 어려워한다.

② 치매 중기

ⓐ 애매모호한 내용을 이야기한다.

ⓛ 일관성이 없어지고, 혼동이 증가한다.

ⓒ 대화의 주제가 제한된다.

ⓔ 불특정 다수를 지칭하는 용어(이것, 그들, 그것)의 사용이 증가한다.

ⓜ 사용하는 어휘의 수가 초기 치매 단계보다 줄어든다.

ⓗ 올바른 이름을 지칭하지 못하는 '명칭 실어증'을 보인다.

ⓢ 대화 중에 말이 끊기는 횟수가 증가한다.

ⓞ 적절한 어구를 사용하지 못하는 경우가 늘어난다.

ⓩ 부적절한 명사, 부정확한 시제를 사용하는 경우가 늘어난다.

③ 치매 말기

ⓐ 의사소통을 유지하는 데 어려움이 있다.

ⓛ 말이 없어진다(무언증).

ⓒ 대화할 때 시선을 맞추는 것을 어려워한다.

ⓔ 사용하는 어휘의 수가 현저하게 적다.

ⓜ 올바른 이름을 사용하는 것이 더욱 어려워진다.

ⓗ 자발적인 언어표현이 감소되어 말수가 크게 줄며 심하면 스스로는 말을 안 하고 앵무새처럼 상대방의 말을 그대로 따라한다.

ⓢ 발음이 부정확하여 치매 대상자의 말을 이해하기 어렵고, 치매 대상자는 다른 사람들이 이야기한 것을 제대로 이해하지 못한다.

(2) 치매 단계별 의사소통 방법

① **치매 초기**

ⓐ 간단하고 직접적인 언어로 요점을 설명하고 구체적으로 표현한다.

ⓛ 대상자가 집중력이 높은 시간대를 파악하여 대화한다.

ⓒ 유사한 의미의 다른 언어를 이야기해 준다.

ⓔ 대상자가 요청하기 전에 구체적인 방법과 정보를 제공한다.

ⓜ 대상자가 응답할 시간을 충분히 준다.

ⓗ 외래어나 약어로 된 단어는 사용하지 않는다.

ⓐ 대화 내용을 요약정리하고, 중요한 내용은 반복한다.

ⓞ 대상자가 과거의 긍정적인 기억이나 사건을 회상하도록 돕는다.

ⓩ 대상자가 감정 상태를 표현할 수 있도록 돕는다.

ⓒ 대상자를 돕고자 하는 마음을 표현한다.

② **치매 중기**

㉠ 대상자와 눈을 마주치며 이야기를 한다.

㉡ 길고 복잡한 문장은 피하고, 대화 주제를 갑자기 바꾸지 않는다.

㉢ 대상자에게 친숙한 물건을 활용한다.

㉣ 의사소통의 내용을 이해하고 있다는 것을 확인시켜 준다.

㉤ 대상자가 반응할 때까지 기다려 주고 반응하지 않으면 반복하여 질문한다.

㉥ 같은 표현을 반복하기보다 같은 의미의 다른 용어와 좀 더 단순한 표현을 사용한다.

㉦ '그' 혹은 '그 사람'과 같은 불특정 인칭대명사나 명사보다는 대상자의 이름을 사용한다.

㉧ 대상자가 자주 사용하는 단어와 문구를 활용한다.

㉨ 친숙한 활동을 통해 대화를 시도하며 격려하고 칭찬한다.

㉩ 대상자의 방에 있는 물건마다 이름표를 붙인다.

㉪ 대상자의 행동을 개인적인 의미로 받아들이지 않는다.

㉫ 대상자의 말을 경청하고 대상자의 말을 반복해서 이야기한다.

㉬ 이용 가능한 모든 단서를 활용한다.

③ **치매 말기**

㉠ 대상자를 마주보며 이야기한다.

㉡ 대상자의 이름을 부르면서 이야기를 시작하고 요양보호사 자신의 이름을 말한다.

㉢ 대상자가 좋아했던 음악을 함께 듣고 책을 읽는다.

㉣ 편안하고 부드러운 모습으로 이야기한다.

㉤ 낮은 톤으로 다정하고 차분하며 천천히 분명하게 말한다.

㉥ 대상자가 응답하지 않더라도 계속해서 이야기한다.

㉦ 대상자가 모든 것을 듣고 있다고 가정한다.

㉧ 방 안에 아무도 없는 것처럼 이야기하지 않는다.

㉨ 신체적 접촉을 적절히 활용하며, 대상자의 비언어적 메시지를 확인한다.

㉩ 대상자가 이야기하는 모든 것에 반응한다.

㉪ 대화가 끝난 뒤에는 항상 마무리 인사를 한다.

❹ 인지자극 훈련

1. 인지자극 훈련의 개요

(1) 목적

① 대상자의 전반적인 인지기능(기억력, 지남력, 판단력, 집중력, 억제력, 계산력, 시공간능력, 언어능력 등) 개선

② 우울감을 포함한 정신행동 증상 개선

③ 일상생활 능력 유지 및 향상

④ 삶의 질 향상

⑤ 가족의 수발 부담 경감

(2) 우리나라 인지훈련 프로그램

프로그램 대상	프로그램명	개발 및 배포처
경도인지장애 초기 치매대상자	반짝활짝 뇌운동	보건복지부, 중앙치매센터
중고도 치매대상자	나답게 하루하루 프로그램	보건복지부, 중앙치매센터
장기요양보험 수급자 (치매특별등급 포함)	인지활동형 프로그램	국민건강보험공단
장기요양보험 수급자 및 일반 노인	두근두근(頭筋頭筋) 뇌운동	보건복지부, 중앙치매센터

(3) 장기요양보험수급자를 대상으로 한 인지훈련도구

구분	활동 내용
미술활동	따라 그리기, 색칠하기 등
회상활동	사진, 소리, 물품을 통한 회상
손 운동	손 움직임, 도구를 통한 만들기
소리인지	소리 듣고 맞히기
신체활동	맨손 체조 등
음악활동	악기 연주, 노래부르기 등
일일점검표	날씨, 기분상태 점검, 하루 중 활동
일기장	하루 계획, 일상의 정리

인지카드	물건(그림자, 일부분 등)을 보고 이름 맞히기
인지훈련 워크북	어휘 공부, 한글 쓰기

⑷ 두근두근 뇌운동의 구성

구분	활동 내용
하루 열기	날짜 계산기
	날씨 따라 삼천리
세상 읽기	제목 외우기
	얼굴 삼행시
	바꿔 쓰기
	퍼즐 스크랩
쉬어가기	바꿔 부르기
	힘줘 읽기
	운세 풀어 읽기
	초성 이어가기
	오늘 뭘 볼까
추억담기	그때를 기억하시나요

2. 인지기능에 문제가 없는 대상자

⑴ 목적

① 인지기능이 약화되는 것을 예방하고, 인지기능을 유지 및 향상하도록 돕는다.

② 정서적으로도 성취감, 만족감을 느낄 수 있도록 돕는다.

③ 인지기능 훈련을 통해 신체장애도 일부 극복하거나 유지할 수 있다.

④ 대상자의 인지기능 등 건강 변화를 잘 평가할 수 있다.

⑵ 대상

① 치매는 없으나 침상에서 누워서만 생활하거나 혼자서 움직이기 힘든 대상자

② 일상적인 대화에 문제가 없이 인지기능이 거의 정상이고, 인지기능 훈련에 관심을 보이며 참여할 수 있는 모든 대상자

(3) 준비 사항

① 인지훈련을 위한 재료(그림, 사진, 동영상, 소리, 일기장, 인쇄물 등)

② 인지기능에 대한 기본적인 인식이 있는 숙련된 보호자 및 요양보호사

3. 경증 인지기능 장애 대상자

(1) 목적

① 경한 인지기능 장애로 인해 발생한 일상생활 수행능력 손상을 호전시키거나 유지하고, 문제
행동을 줄여준다.

② 대상자뿐 아니라 요양보호사, 보호자의 긴장을 줄이고 건강을 유지하는 데 도움이 되며 대상
자와 좋은 관계를 형성하는 데도 유익하다.

③ 위축되고 불안한 정서를 개선하여 적극적으로 활동할 수 있도록 격려한다.

(2) 대상

① 침상에서 누워서만 생활하거나 혼자서 움직이기 힘든 대상자로 경도의 인지장애를 가지고 있
거나, 경증 치매인 대상자

② 일상적인 대화에 문제가 없거나, 경도 인지기능 장애가 있으나 프로그램에 집중하고 이해하
는 데는 큰 지장은 없어 제시된 수준의 프로그램을 수행할 수 있는 대상자

(3) 준비 사항

① 다양한 인지 영역을 자극할 수 있는 교재(그림, 사진, 동영상, 소리, 일기장, 인쇄물 등)

② 치매에 의한 인지기능 장애에 대한 기본적인 인식이 있는 보호자 및 요양보호사

(4) 진행방법 및 주의 사항

① 언어의 유창성과 자발성을 높이기 위한 프로그램이다.

② 게임을 잘하는 사람의 어깨나 손을 주물러 주는 등의 간단한 규칙을 정할 수 있다.

③ 진행자가 질문을 할 수도 있고 대상자가 질문을 선택하게 할 수도 있다.

4. 중증 인지기능 장애 대상자

(1) 목적

① 중증 인지기능 장애로 인한 일상생활능력 장애를 개선하여 더 자립할 수 있게 돕는다.

② 불안, 우울, 초조, 소외감 등 문제행동이나 정서 등의 문제를 경감하고, 현실 인식 및 대화능
력을 보전하도록 한다.

③ 요양보호사에게 거부감이 있는 대상자와 관계를 좋게 하고, 대상자의 특성을 파악하는 데도 도움이 된다.

④ 규칙적인 프로그램은 문제행동을 줄이고 차분하게 안정시켜 요양보호에 도움이 될 수 있다.

⑵ 대상

① 상당한 신체적 장애로 혼자서 움직이기가 힘들며 인지장애가 심하다고 평가되는 대상자

② 의사소통에 어느 정도 장애가 있거나, 프로그램을 이해하지 못하고 주의 집중을 잘 못하는 대상자

⑶ 준비 사항

① 다양한 인지 영역을 훈련시킬 수 있는 교재

② 치매 대상자의 인지기능과 중증 치매 대상자의 특성을 잘 아는 보호자 및 요양보호사

③ 진행자는 대상자에 대해 잘 파악하고 있고, 훈련에 부정적이거나 인지장애로 진행이 어려워도 잘 유도하고 이끌어 갈 수 있을 정도로 숙달되어야 함

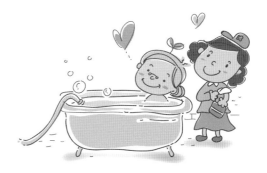

Part 1 요양보호와 인권

Part 2 노화와 건강증진

Part 3 요양보호와 생활 지원

Part 4 상황별 요양 보호 기술

01

치매환자의 간호에 관한 설명으로 옳지 않은 것은?

① 야광테이프를 벽을 따라서 화장실까지 붙여 놓는다.
② 체위변경 및 수동운동을 시킨다.
③ 평소 즐겨 듣던 음악을 틀어준다.
④ 시간과 장소에 대해 정확하게 한 번만 말해준다.
⑤ 밤의 배회는 빛을 향해 가는 경우가 많으므로 출구에 두꺼운 커튼을 쳐 어둡게 한다.

02

치매노인을 돌보는 가족들이 지켜야 할 기본원칙이 아닌 것은?

① 치매에 대한 지식을 충분히 갖추어야 한다.
② 노인의 자존심을 존중해 주어야 한다.
③ 규치저인 생활을 할 수 있도록 지도해아 한다.
④ 예상되는 사고를 미연에 방지할 수 있도록 한다.
⑤ 가족 중 한 사람이 책임지고 돌봐야 한다.

▶01
시간과 장소를 규칙적으로 말해줘야 한다. 어둠은 치매노인의 방향감각을 더 나빠지게 하고 혼란을 가중시킨다. 따라서 침실과 화장실에 불을 켜 놓도록 하며, 야광테이프를 벽을 따라서 화장실까지 붙여 놓아 치매노인이 길잡이로 삼도록 하는 방법도 좋다. 밤의 배회는 빛을 향해 가는 경우가 많으므로 출구에 두꺼운 커튼을 쳐 어둡게 한다.

▶02
가족 중 한 사람에게 모든 책임을 떠맡겨서는 안되고, 가족 모두가 책임을 분담해야 한다.
치매노인을 돌보는 가족들이 지켜야 할 기본원칙
• 치매에 대한 지식을 충분히 갖추어야 한다.
• 노인의 자존심을 존중해 주고 어린아이 취급을 해서는 안된다.
• 안전한 환경을 만들어 예상될 수 있는 사고를 미연에 방지하여야 한다.
• 의사소통이 어려운 노인을 대할 때에는 몸짓이나 표정을 충분히 활용하여 의사소통을 한다.
• 노인의 기억력 장애나 판단력 장애에 대한 대비책을 미리 세워두어야 한다.
• 노인이 할 수 있는 잔존 기능을 고려하여야 하고, 더 이상 할 수 없게 된 기능을 억지로 시켜서는 아니 된다.
• 규칙적인 생활을 할 수 있도록 지도하여야 한다.

03

치매노인을 위한 주거관리에 관한 설명으로 옳지 않은 것은?

① 충계에는 잡기 쉬운 손잡이나 난간을 만들어야 한다.
② 환경을 단순하게 하여 위험을 미리 예방한다.
③ 가능하면 뜰에 나가지 않도록 주의를 주어야 한다.
④ 가까운 병원이나 의원 등 긴급연락처, 전화번호를 미리 적어둔다.
⑤ 치매노인을 혼자 두고 외출할 때는 비상열쇠를 가지고 나간다.

▶03
치매노인이 안에서 문을 잠글 수 있으므로 비상열쇠를 가지고 나가야 하고, 바깥에서 자물쇠를 이용하여 잠그는 것은 감금행위에 해당한다. 가능하면 뜰에 앉을 자리나 걸을 수 있는 공간을 마련한다.

04

치매노인을 위한 식사관리에 대한 설명으로 옳지 않은 것은?

① 식사를 위한 그릇으로는 사발보다는 접시가 좋다.
② 사레가 자주 들리면 좀 더 걸쭉한 액체음식물을 제공하도록 한다.
③ 투명한 유리 제품보다 색깔 있는 플라스틱 제품을 사용한다.
④ 졸려하면 식사를 제공하지 않는다.
⑤ 금방 음식을 먹고도 안 먹었다고 다시 식사를 요구하면 깨지지 않는 그릇에 열량이 높지 않은 음식을 담아 주도록 한다.

▶04
식사를 위한 그릇으로는 접시보다는 사발이 좋다.

05

치매대상자 거주환경안전을 위해 신경 써야 할 부분이다. 바르지 못한 것은?

① 대상자 방으로는 1층이 적합하다.
② 모서리가 날카롭고 뾰족한 가구는 치운다.
③ 치매대상자의 눈높이에 맞추어 '화장실' 표시를 해둔다.
④ 치매대상자는 뜨거운 것을 잘 느끼지 못하므로 온수기의 온도를 높인다.
⑤ 방안에 난방 기구를 켜 놓았을 때 치매대상자를 혼자 있게 해서는 안 된다.

▶05
치매대상자는 뜨거운 것을 잘 느끼지 못하므로 온수기의 온도를 낮춘다.

답　01 ④　　02 ⑤　　03 ③　　04 ①　　05 ④

06

지남력의 저하로 식사한 것을 잊어버리고 과식을 하거나 이식증(못 먹을 것을 먹음)이 있는 경우 요양보호사의 대처방법으로 옳지 않은 것은?

① 화를 내거나 대립하지 않는다.

② 체중을 반드시 체크한다.

③ 치매대상자의 기호에 맞는 대체식품을 이용한다.

④ 서두르지 않고 천천히 먹도록 한다.

⑤ 숟가락을 꼭 사용토록 하고 손으로 집어 먹는 것은 자제시킨다.

07

중기단계 치매대상자의 의사소통의 문제에 대한 설명으로 옳은 설명은?

① 대화 시 시선을 맞추는 데 어려움이 있다.

② 언어 사용이 정확해진다.

③ 대화 중에 말이 끊기는 횟수가 증가한다.

④ 적절히 언어를 사용하는 것이 빈번해진다.

⑤ 대화의 주제가 무궁무진하다.

08

말기단계 치매대상자의 의사소통의 문제에 대한 설명으로 옳은 설명은?

① 적절한 시제를 사용한다.

② 사용하는 어휘의 수가 현저하게 제한된다.

③ 신체적 접촉을 피한다.

④ 대화 시 시선을 잘 맞춘다.

⑤ 사물을 명명하기가 매우 쉬워진다.

▶06
과식, 이식증이 있는 치매대상자의 식사
- 그릇의 크기를 조정하여 식사량을 조정한다.
- 치매대상자의 기호에 맞는 대체식품을 이용한다.
- 치매대상자에게 식사하는 방법을 알려준다.
- 손으로 집어 먹을 수 있는 식사를 만들어 준다.
- 위험한 물건을 먹지 못하도록 치운다.
- 금방 식사한 것을 알 수 있도록 먹고 난 식기를 그대로 두거나 매 식사 후 달력에 표시하도록 한다.

▶07
대화 시 시선을 맞추는 데 어려움이 있는 것은 말기단계 치매대상자의 의사소통의 문제이다.

▶08
말기단계 치매대상자와의 의사소통의 문제
- 의사소통을 유지하는 데 어려움이 있다.
- 말이 없어진다.
- 대화 시 시선을 맞추는 데 어려움이 있다.
- 사용하는 어휘의 수가 현저하게 제한된다.
- 명명하는 데 어려움이 더욱 심해진다.
- 자발적인 언어표현이 감소되어 말수가 크게 줄어들게 되는데 심하면 스스로는 말을 안 하면서 앵무새처럼 상대방의 말을 그대로 따라하게 된다.
- 단어에 대한 발음이 부정확하여 대상자가 설명한 것을 이해하기 어려워지는 반면 대상자는 다른 사람들이 이야기한 것을 제대로 이해하지 못한다.

09

치매대상자에게 흔한 배설 문제가 아닌 것은?

① 화장실 이외의 장소에서 배설을 하는 행위
② 화장실을 찾지 못하거나 화장실 가는 데 시간이 많이 걸리는 경우
③ 배설 방법을 잊은 경우
④ 행동이 빨라진 경우
⑤ 배변 후 물을 내리지 않거나, 대변과 소변을 구별하지 못하는 행위

10

치매 대상자 배설 시 주의사항으로 틀린 것은?

① 화장실 위치를 알기 쉽게 표시해 둔다.
② 야간에는 이동식 변기를 사용하는 것이 덜 위험하다.
③ 요의나 변의를 느끼지 못하면 배설 기록지를 기록하여 배설습관을 파악한다.
④ 낮에는 기저귀를 착용하는 것이 좋다.
⑤ 치매대상자의 방은 화장실에서 가까운 곳에 배정한다.

11

치매대상자의 구강 위생관리 방법으로 틀린 것은?

① 의치가 잘 맞지 않으면 치과의사에게 교정을 의뢰해야 한다.
② 거울을 보고 칫솔질을 하게 하거나, 옆에서 한 동작씩 보여준다.
③ 치약은 불소 성분이 강한 어른용을 사용한다.
④ 치아가 없는 치매대상자는 식후에 차를 마시도록 하여 입안을 깨끗이 해준다.
⑤ 구강위생 도구를 세면대 위에 순서대로 가지런히 놓아 준다.

▶09
행동이 느려진 경우에 배설 문제를 일으킨다.

치매대상자의 흔한 배설문제 행동
• 뇌의 기질적 장애로 배설을 할 수 없거나 느끼지 못하는 경우
• 화장실을 찾지 못하거나, 화장실을 가는 데 시간이 많이 걸리는 경우
• 배설 방법을 잊은 경우
• 옷을 벗고 입는 데 시간이 걸리는 경우
• 배변 후 휴지를 사용하지 않거나, 사용했던 휴지를 아무 곳에나 버리는 행위
• 화장실 이외의 장소에서 배설을 하는 행위
• 화장실에 이르지 못하고 배설하는 경우
• 화장실을 모르는 경우

▶10
치매 대상자 배설 시 주의사항
• 요의나 변의를 느끼지 못하면 배설 기록지를 기록하여 배설습관을 파악한다.
• 치매대상자의 방을 화장실에서 가까운 곳에 배정한다.
• 화장실 위치를 알기 쉽게 표시해 둔다.
• 화장실에서 고무줄 바지를 입도록 하고 세탁하기 편하고 빨리 마르는 옷감이 선호된다.
• 낮에는 될 수 있으면 기저귀를 사용하지 않는 것이 좋다.
• 야간에 화장실 이용이 위험할 때는 변기보다는 이동식 변기를 사용하도록 한다.

▶11
치약은 삼켜도 상관없는 어린이용을 사용한다.

Part 1 요양보호의 이해
Part 2 노화와 건강증진
Part 3 요양보호와 생활 지원
Part 4 상황별 요양 보호 기술

12
치매대상자 목욕 시 주의사항이다. 잘못된 것은?

① 목욕 시 조용히 부드럽게 대한다.
② 목욕 과정은 단순화시킨다.
③ 일정한 시간을 정해두지 않는다.
④ 치매대상자는 욕실에 혼자 두어서는 안 된다.
⑤ 미리 목욕물의 온도를 조사한다.

▶12
치매대상자 목욕 시 일정한 시간에 정해진 방법에 따라 목욕을 하여 치매대상자의 거부감을 줄인다.

13
치매대상자 옷 입히기 시 고려사항으로 틀린 것은?

① 몸에 꼭 끼지 않는 옷을 제공한다.
② 색상이 화려하고 장식이 많이 달린 것이 좋다.
③ 빨래하기 쉬운 것을 제공한다.
④ 치매대상자의 안전을 위해 옆에서 지켜보고, 앉아서 입도록 한다.
⑤ 시간이 지체되더라도 혼자 입도록 격려한다.

▶13
혼란을 예방하기 위해 색깔이 요란하지 않고 장식이 달리지 않은 옷을 선택한다.

14
치매대상자 운동 보조 시 주의사항으로 틀린 것은?

① 발병하기 전에 했던 운동과 현재의 운동기능을 평가한다.
② 치매대상자와 시간을 같이 하며 친숙해진 뒤 운동을 시켜야 한다.
③ 운동 도중에 신체적인 문제가 발생하면 요양보호사가 직접 응급처치한다.
④ 운동량을 점진적으로 늘린다.
⑤ 운동은 치매대상자가 마냥 따라하게만 하지 말고 스스로 기억하여 시행하도록 유도한다.

▶14
치매대상자 운동 보조 시 주의사항
• 치매대상자와 시간을 같이 하며 친숙해진 뒤 운동을 시켜야 한다.
• 집 주위를 산책하고 계단을 오르내릴 수 있는 정도라면 여러 종류의 운동이 가능하나, 혈압이 높거나 심장병이 있는 경우에는 의사에게 사전 검진을 받아야 한다.
• 운동량은 점진적으로 늘린다.
• 운동 도중에 신체적인 문제가 발생하면 의료진에게 알린다.
• 대상자가 즐길 수 있는 종류의 운동을 선택한다. 일반적으로 산책이 가장 간편하고 효과적인 운동이다.
• 마냥 따라하게만 하지 말고 스스로 기억하여 시행하도록 유도한다.

15

치매대상자의 반복적 행동, 반복적 질문에 대처하는 방법으로 적절치 못한 것은?

① 치매대상자의 주의를 환기시킨다.
② 반복적인 활동이 해가 되지 않으면 고치려고 시도하지 않아도 된다.
③ 치매대상자가 자신감을 갖도록 도와준다.
④ 똑같은 질문에 반복적으로 대답한다.
⑤ 단순한 일거리를 제공하여 반복질문이나 반복행동을 다른 것으로 돌리도록 한다.

▶15
똑같은 질문에 대답하는 것보다는 치매대상자를 다독거리며 안심할 수 있도록 도와준다.

16

치매대상자의 식사를 돕는 방법으로 잘못된 것은?

① 소금이나 간장과 같은 양념은 식탁 위에 두지 않는다.
② 식사를 위한 그릇으로는 되도록 사발을 이용한다.
③ 음식은 잘게 잘라 부드럽게 해서 대상자가 먹기 쉽게 한다.
④ 씹는 행위를 잊어버린 치매대상자에게는 작고 딱딱한 사탕이나 땅콩, 팝콘 등을 제공한다.
⑤ 투명한 유리제품보다는 색깔이 있는 플라스틱 제품을 사용하는 것이 좋다.

▶16
씹는 행위를 잊어버린 치매대상자에게는 질식의 위험성이 있는 작고 딱딱한 사탕이나 땅콩, 팝콘 대신 잘 저민 고기, 반숙된 계란, 과일 통조림 등을 갈아 제공한다.

17

수면장애가 있는 치매대상자 돕기 방법으로 틀린 것은?

① 되도록이면 옥외 운동을 피하게 한다.
② 치매대상자의 수면상태를 우선적으로 관찰한다.
③ 소음을 최대한 없앤다.
④ 수면환경을 조성해 준다.
⑤ 카페인이나 알코올이 든 음료는 주지 않는다.

▶17
하루 일과 안에 휴식시간을 포함하며, 가능하다면 옥외에서의 운동을 포함시킨다.

답　12 ③　　13 ②　　14 ③　　15 ④　　16 ④　　17 ①

Part 1 요양보호와 인권
Part 2 노화와 건강증진
Part 3 요양보호와 생활 지원
Part 4 상황별 요양 보호 기술

❶ 임종 전 단계

1. 사전연명의료의향서 작성

① **누가** : 말기환자 또는 19세 이상 성인 본인이 스스로

② **무엇을** : '임종과정에 있는 환자에게 하는 심폐소생술, 혈액 투석, 항암제 투여, 인공호흡기 착용 등 치료효과 없이 임종과정의 기간만을 연장하는 의학적 시술'에 대한 의향

③ **작성 후 등록** : 사전연명의료의향서 등록기관

④ **근거법** : 호스피스·완화의료 및 임종과정에 있는 환자의 연명의료결정에 관한 법률(약칭 연명의료결정법)

2. 사전연명의료의향서 주의사항

① 사전연명의료의향서에 연명의료를 중단한다는 의향을 명시해도 통증완화를 위한 의료행위와 영양분 공급, 물 공급, 산소의 단순 공급은 보류하거나 중단할 수 없다.

② 반드시 사전연명의료의향서 등록기관에 등록해야만 효력을 가지며, 언제든지 내용을 변경하거나 철회할 수 있다.

③ 사전연명의료의향서에 기록된 연명의료중단 등 결정에 대한 작성자의 의사는 향후 작성자를 진료하게 될 담당의사와 해당 분야의 전문의 1인이 동일하게 작성자를 임종과정에 있는 환자라고 판단한 경우에만 이행된다.

④ 호스피스전문기관에서는 호스피스를 이용하는 말기환자가 임종과정에 있는지 여부에 대한 판단은 담당의사의 판단으로 갈음할 수 있다.

⑤ 사전연명의료의향서를 등록했다고 해도 의료기관에 연동되는 것은 아니므로 가족들에게 이 사실을 알려 본인에게 이러한 상황이 발생했을 때 사전연명의료의향서에 따르라는 의향을 미리 전달해 두어야 한다.

⑥ 연명의료정보처리시스템을 확인하면 사전연명의료의향서 작성여부를 열람할 수 있다.

> **용어해설**
>
> **연명의료**
>
> 임종과정에 있는 환자에게 하는 심폐소생술, 혈액 투석, 항암제 투여, 인공호흡기 착용 등 치료효과 없이 임종과정의 기간만을 연장하는 의학적 시술

❷ 임종기 단계

1. 임종 징후

① 대부분 누워 있게 되며 음식 및 음료섭취에 무관심해진다.

② 의식이 점차 흐려지고 혼수상태에 빠진다.

③ 맥박이 약해지고 혈압이 떨어진다.

④ 숨을 가쁘고 깊게 몰아쉬며 가래가 끓다가 점차 숨을 깊고 천천히 쉬게 된다.

⑤ 손발이 차가워지고 식은땀을 흘리며, 점차 피부색이 파랗게 변한다.

⑥ 대소변을 의식하지 못하고 실금하게 되며 항문이 열린다.

2. 임종 적응 단계

① **부정** : 부정과 고립의 단계이다. 대상자는 충격적으로 반응하며 이를 사실로 받아들이려 하지 않는다.

② **분노** : 대상자는 자신의 감정을 반항과 분노로 표출한다. 목소리를 높여 불평을 하면서 주위로부터 관심을 끌려고 한다.

③ **타협** : 대상자는 타협을 시도한다. 제3의 길을 선택, 자신의 삶이 얼마간이라도 연장되기를 바란다.

④ **우울** : 자신이 더 이상 회복 가능성이 없다고 느끼면서 침울해진다. 이때에는 대상자가 자신의 감정을 표현하도록 그냥 두어야 한다.

⑤ **수용** : 죽는다는 사실을 체념하고 받아들인다. 대상자에게는 머나먼 여정을 떠나기 전에 갖는 마지막 정리의 시간이 된다.

❸ 임종 대상자 지원 및 가족에 대한 요양보호

1. 신체 · 정신적 변화에 대한 요양보호

(1) 호흡양상의 변화

① **증상** : 호흡수와 깊이가 불규칙하고 무호흡과 깊고 빠른 호흡이 교대로 나타난다.

② **돕는 방법** : 숨 쉬는 것을 돕기 위해 상체와 머리를 높여 주고 대상자의 손을 잡아주며, 부드럽게 이야기하여 대상자를 편하게 해준다. 연하게 가습기를 켜둔다.

(2) 체온의 변화

① **증상** : 대상자의 손, 발부터 시작해서 팔, 다리로 점차 싸늘해지면서 피부의 색깔도 하얗게 혹은 파랗게 변하게 된다. 혈액순환의 저하로 점차 몸의 중요 기관에도 같은 현상이 나타난다.

② **돕는 방법** : 대상자에게 담요를 덮어서 따뜻하게 해주는 것은 좋으나, 보온을 위해서 전기기구는 사용하지 않는다.

(3) 수면양상의 변화

① **증상** : 대상자는 점점 잠자는 시간이 길어지며, 의사소통이 어렵고 적절하게 반응하지 못한다.

② **돕는 방법** : 대상자 옆에서 손을 잡은 채 흔들거나 큰 소리로 말하지 말고 부드럽고 자연스럽게 이야기하는 것이 바람직하다. 대상자가 반응하지 못한다 하더라도 정상인에게 말하는 것과 같이 이야기한다.

(4) 정신기능의 변화(혼돈)

① **증상** : 대상자는 시간, 장소, 자기 수위에 있는 사람이 누구인가에 대해 혼돈을 일으키게 된다.

② **돕는 방법** : 대상자에게 말하기 전에 내가 누구냐고 묻기보다는 내가 누구라고 밝혀 주는 것이 좋다. 의사소통이 필요한 때는 부드러우면서도 분명한 어조로 말하는 것이 대상자를 편안하게 한다.

(5) 배설기능의 변화

① **증상** : 대상자의 근육이 무력해져서 대소변을 조절하지 못하고 실금 또는 실변하게 된다.

② **돕는 방법** : 대상자와 침상을 청결하게 유지하며, 침상에는 홑이불 밑에 방수포를 깔고, 대상자에게는 기저귀를 채워준다.

(6) 배액기능의 변화

① **증상** : 대상자의 가슴에서 돌 구르는 것 같은 가래 끓는 소리가 들린다. 수분 섭취가 적어지고

정상적인 분비물을 기침으로 내보내는 능력이 저하되어 나타나는 정상적인 변화이다.

② **돕는 방법** : 대상자의 고개를 옆으로 부드럽게 돌려주어 배액이 잘 되도록 해주고, 젖은 헝겊으로 입안을 닦아준다. 분비물 배출을 위해 옆에 가습기를 켜둔다.

(7) 정신기능의 변화(불안정)

① **증상** : 대상자는 불안정하기 때문에 같은 동작을 반복하게 된다. 이러한 증상은 뇌에 산소공급이 부족하고, 신진대사가 변화하여 생긴다.

② **돕는 방법** : 움직이지 못하게 억제하는 것은 좋지 않다. 대상자의 이마를 가볍게 문질러 주거나 책을 읽어 주며, 혹은 진정시킬 수 있는 음악을 들려주면 차분해지기도 한다.

(8) 소화기능의 변화

① **증상** : 대상자는 음식이나 수분을 잘 섭취하지 않으려고 한다. 대상자의 몸이 소화보다는 다른 기능을 하는 데에 에너지를 소모하려고 하기 때문이다.

② **돕는 방법** : 억지로 먹이려고 하지 말아야 한다. 그 대신에 작은 얼음 조각이나 주스 얼린 것 등을 입에 넣어 주어서 입안을 상쾌하게 해준다.

(9) 신장기능의 변화

① **증상** : 수분 섭취가 적어지고 신장을 통해 이루어지는 수분의 순환도 감소되므로 자연히 소변량이 줄어들게 된다.

② **돕는 방법** : 소변배출을 목적으로 소변줄 삽입 여부를 결정해야 하며, 필요시에는 의료팀과 연계한다.

2. 심리변화에 대한 요양보호

(1) 불안 및 두려움

① **증상** : 임종 대상자는 통증, 자신의 몸이나 배설물로 인한 악취, 주변인에게 신체적, 정신적, 경제적인 부담을 주는 것에 대한 걱정으로 불안해한다. 또한 사랑하는 사람과 소유물 모두를 잃는 것과 죽음이라는 미지의 세계에 대해 두려움을 느낀다.

② **돕는 방법** : 임종 대상자와 함께 있으면서 대상자의 곁을 떠나지 않을 것임을 이야기하고, 손을 잡아주는 등의 접촉을 통해 불안과 두려움을 덜어주어 편안한 마음으로 임종을 맞도록 돕는다.

(2) 정서적 고립

① **증상** : 대상자는 누구나 죽는 순간까지 자신이 누군가에게 필요한 사람이길 원하고 주변인에

게 짐이나 부담이 되고 싶어 하지 않으며, 정서적으로 고립되고 싶어 하지 않는다.

② **돕는 방법** : 대상자에게 항상 관심을 갖고, 대상자가 만나고 싶어하는 사람을 만날 수 있도록 하여 정서적으로 고립되지 않도록 돕는다.

(3) 의사결정 참여

① **증상** : 가족이나 주변인에게 도움을 받아야 하는 상황에서도 대상자는 의사 결정에 참여하고, 자신의 도움이 필요한 사람을 돕고 싶어 한다.

② **돕는 방법** : 대상자가 의사결정에 참여하고, 타인을 도울 수 있는 기회를 갖도록 하여 대상자의 자존감을 존중해 준다.

> **TIP**
>
> 요양보호사가 임종 대상자 요양보호시 고려할 점
> • 임종이 임박한 대상자의 곁에 머무르며, 계속 함께 있을 것임을 알림으로써 편한 마음을 가지도록 돕는다.
> • 고통이 없는 가운데 편안히 임종을 맞이할 수 있도록 돕는다.
> • 대상자에게 관심을 가진다.
> • 대상자가 만나고 싶은 사람을 만날 수 있도록 돕는다.
> • 임종 대상자를 존중한다.
> • 대상자가 임종하기를 원했던 장소나 희망하는 종교의식을 알아본다.

3. 임종 시기 별 요양보호

(1) 임종이 가까운 대상자의 요양보호

① 침상머리를 높이고 대상자의 머리를 옆으로 돌려 침 등의 분비물 배출을 용이하게 하여 질식을 예방한다.

② 대상자가 용변을 보는 즉시 따뜻한 물로 닦아주고 기저귀를 갈아주어 편안한 가운데 죽음을 맞을 수 있게 돕는다.

③ 대상자가 혼수상태인 경우에도 청각은 마지막까지 남아 있으므로, 평상시와 같이 보고 듣는 것이 가능하다고 생각하면서 대상자에게 요양보호를 제공한다.

(2) 임종 후 요양보호

① **준비물품** : 수의나 깨끗한 시트, 곡반, 비누와 물, 세면수건, 패드, 장갑 등

② **돕는 방법**

㉠ 사후 강직은 사망 2~4시간 후부터 시작되어 약 96시간 지속되므로 사후 강직이 시작되기 전에 바른 자세를 취하게 한다.

     ⓛ 튜브나 장치가 부착된 경우 간호사 등 의료인에게 제거해 줄 것을 의뢰한다.

     ⓒ 대상자를 바로 눕히고, 베개를 이용하여 어깨와 머리를 올려 혈액 정체로 인한 얼굴색의 변화를 방지하고 입이 벌어지는 것을 예방한다.

     ⓔ 대상자의 눈을 감기고, 눈이 감기지 않을 경우 솜이나 거즈를 적셔 양쪽 눈 위에 올려놓는다.

     ⓜ 대상자의 의치를 그대로 둘지, 빼내어 의치용기에 보관할 것인지를 대상자의 가족에게 확인한다.

     ⓗ 필요 시 대상자 몸에 묻은 분비물 등은 닦아준다. 대상자의 몸에서 분비물이 나오므로 엉덩이 밑에 패드를 대어 주고, 깨끗한 시트로 덮어두되 대상자의 시트가 얼굴을 덮지 않도록 어깨까지 덮는다.

     ⓢ 방이 깨끗하게 정리되어 있는지 확인하고 조명을 차분하게 조절한다.

     ⓞ 가족들이 사적으로 대상자를 만날 수 있게 시간을 준다.

     ⓩ 대상자의 소유물을 모아 두고 목록을 만든다.

4. 가족에 대한 요양보호

(1) 임종에 대한 가족의 일반적인 반응

① 목이 조이거나 가슴이 답답함을 느끼고, 속이 텅 빈 것처럼 느끼며 식욕을 잃는다.

② 때때로 죄의식을 느끼고 다른 사람에게 분노를 느낀다.

③ 안절부절못하고, 일에 몰두하지 못하고 건성으로 하게 된다. 아무런 이유 없이 이곳저곳을 배회하기도 하며, 일을 시작해 놓고는 끝내지 못하거나 아예 잊어버리기도 한다.

④ 사랑하는 사람이 바로 눈앞에 있는 것처럼 느낀다. 실내에서 걸어 다니는 것처럼 느끼며, 목소리가 들리고, 얼굴을 마주 대하고 있는 것처럼 느낀다. 어디엔가 있는 느낌이 든다.

⑤ 불면증에 시달리며, 임종 대상자의 꿈을 자주 꾼다.

⑥ 임종 대상자의 행동이나 버릇을 흉내 내고, 임종 대상자의 과거 삶에 집착한다.

⑦ 임종 대상자와의 관계에서 우연히 일어났던 일이나 좀 더 해주지 못한 일에 대해 죄책감이나 분노를 느낀다.

⑧ 임종 대상자가 유가족을 남겨두고 떠난 것에 대해 격분하고, 우울한 감정에 사로잡힌다.

⑨ 사랑하는 사람을 잃고 난 후에 느끼는 감정에 대해서 말하지 않는 것이 주변에 있는 사람들을 편안하게 하는 길이라고 생각한다.

⑩ 임종 대상자에 관계된 일이나 죽음에 관한 경험을 자꾸 기억하고 되풀이해서 말하려 한다.

⑪ 사소한 일에도 기분이 쉽게 변하고, 예상하지 못한 시기에 울음을 터뜨린다.

(2) 임종 대상자 가족에 대한 요양보호

① 돕는 자로서 도움을 제공한다.

② 가족들과 관계를 형성하면서 함께 있는다.

③ 여러 가지 방법으로 가족을 지지한다.

④ 가족이 자신의 감정을 표현할 수 있게 돕는다.

⑤ 가족의 태도와 행동을 판단하지 말고 중립적 자세를 유지한다.

> **TIP**
>
> **임종 대상자 가족에 대한 요양보호사의 태도**
> • 장례식이나 장지에 가는 일에는 참석하지 않음
> • 안아 주거나 손을 잡는 등 적절한 신체접촉, 감정에 초점을 맞춘 경청으로 정서적 지지
> • 상투적인 말 대신 공감하고 위로해 줌

(3) 가족을 위한 사별 준비

① **사별 전**

ㄱ 대상자 옆에서 끝까지 함께 하여 좋은 기억으로 간직된다.

ㄴ 가족이 교대로 대상자 곁에 함께한다.

ㄷ 가족 모두 대상자를 자랑스럽고 감사하게 기억한다는 것을 알린다.

ㄹ 친지나 지인의 병문안을 받을 수 있다.

ㅁ 결혼기념일, 생일 등 집안의 행사가 있으면 간단한 이벤트를 해도 된다.

ㅂ 대상자가 의사소통이 가능할 때 영상편지나 가족사진을 촬영한다.

② **사별 후**

ㄱ 사별 후 애도하고 슬퍼하는 과정은 정상이며, 마음을 치유하는 데 필수적이다.

ㄴ 사람마다 애도나 비탄의 특성이 다르다.

ㄷ 의료진이나 가까운 가족에게 화를 내거나 신을 원망할 수도 있다.

ㄹ 친구나 가족, 상담가를 만날 수 있다.

ㅁ 고인을 잊는 과정은 각자의 속도에 맞추어 진행한다.

ㅂ 슬픔, 분노, 죄책감을 견디기 힘들다면 정신건강의학과 의사나 상담가의 도움을 받을 수 있다.

Chapter
02 적중문제

· 임종 요양보호

Part 1 요양보호와 인권

Part 2 노화와 건강증진

Part 3 요양보호와 생활 지원

Part 4 상황별 요양 보호 기술

01

임종 요양보호에 대한 설명으로 틀린 것은?

① 임종은 생명이 끝나가는 것, 또는 죽음이 임박한 것을 말한다.

② 고통이 없는 가운데 편안히 임종을 맞을 수 있도록 지원한다.

③ 임종 요양보호는 죽음이 임박한 임종대상자는 물론 가족을 비롯한 주위사람들을 대상으로 한다.

④ 대상자는 임종 전 만나길 원하는 사람들을 만날 수 없다.

⑤ 임종이 가까워지면 죽음에 직면한 대상자는 불안과 두려움을 느끼게 된다.

▶01
임종 요양보호는 죽음이 임박한 임종대상자는 물론 가족을 비롯한 주위 사람들의 불안과 두려움을 덜어주고 편안한 임종을 맞이할 수 있도록 지원하는 것이다. 요양보호사는 대상자가 임종 전 만나길 원하는 사람들을 만날 수 있도록 한다.

02

죽음이 임박한 대상자에게서 나타나는 증상으로 잘못 설명된 것은?

① 음식 및 음료섭취에 집착한다.

② 맥박이 약해지고 혈압이 떨어진다.

③ 숨을 가쁘고 깊게 몰아쉬다가 점차 숨을 깊고 천천히 쉰다.

④ 손발이 차가워지고 식은땀을 흘린다.

⑤ 실금하게 되며 항문이 열린다.

▶02
임종이 가까워지면 대부분 누워 있게 되며 음식 및 음료섭취에 무관심해진다.

답 01 ④ 02 ①

03

임종대상자의 가족들과 관계를 형성하는 방법에 대한 설명이 잘못된 것은?

① 요양보호사는 가족의 태도에 대해서 함부로 판단하지 않는다.
② 요양보호사는 장례식이나 장지까지 가는 일에는 참석하지 않는다.
③ 가족을 이해하려는 태도로 가족을 대한다.
④ 임종대상자의 가족이 다른 사람들과 함께 있도록 한다.
⑤ 요양보호사는 가족과 신체 접촉을 하지 않는다.

▶03
적절한 신체 접촉을 통하여 가족을 지지한다.

04

임종 대상자의 심리적, 정서적 변화에 대한 요양보호로 틀린 것은?

① 만날 수 있는 사람을 만날 수 있도록 돕는다.
② 고통이 없는 가운데 편안한 임종을 맞이할 수 있도록 지원한다.
③ 대상자의 의사결정을 존중하고 타인에게 도움을 줄 수 있는 기회를 제공한다.
④ 임종이 임박한 대상자와 함께 있어 주면서 편안한 마음을 가지도록 돕는다.
⑤ 임종장소, 장례식, 유언 등에 대해서는 가족과만 의사소통해야 한다.

▶04
요양보호사는 대상자가 의사결정에 참여하고, 타인에게 도움을 줄 수 있는 기회를 제공하여 대상자의 자존심을 지키고 존중해주어야 한다. 대상자와의 대화를 통해 임종장소, 장례식, 유언 등에 대해 의사소통해야 한다.

05

가족의 임종에 대한 일반적인 반응으로 틀린 것은?

① 죽음에 대하여 어떠한 말도 하지 않는다.
② 목이 조이거나 가슴이 답답함을 느낀다.
③ 안절부절 못하고 일에 몰두하지 못하며 건성으로 하게 된다.
④ 임종 대상자의 행동이나 버릇을 흉내 낸다.
⑤ 임종 대상자가 유가족을 남겨두고 떠난 것에 대해 격분한다.

▶05
임종 대상자에 관계된 일이나 죽음에 관한 경험을 자꾸 기억하고 되풀이해서 말하려 하는 것이 일반적인 반응이다.

06

임종 대상자의 가족 요양보호를 위해 요양보호사가 지녀야 할 자세로 올바르지 않은 것은?

① 가족의 태도와 행동을 판단하지 말고 중립적 자세를 유지한다.
② 임종 대상자 및 가족 중심으로 생각한다.
③ 인격적인 관계를 형성하도록 노력한다.
④ 마음을 열고 개방적인 자세를 취한다.
⑤ 임종 대상자의 반응만을 주의 깊게 살핀다.

▶06
임종 대상자 및 가족의 반응을 주의 깊게 살피며 여러 가지 방법으로 가족을 지지한다.

07

임종 대상자의 가족 요양보호를 위한 요양보호사의 역할로 부적절한 것은?

① 돕는 자로서 도움을 제공한다.
② 가족들과 최대한 거리를 유지한다.
③ 여러 가지 방법으로 가족을 지지한다.
④ 가족이 자신의 감정을 표현할 수 있도록 돕는다.
⑤ 가족의 태도와 행동을 판단하지 말고 중립의 자세를 유지한다.

▶07
가족들과 관계를 형성하면서 함께 있어준다. 단지 요양보호사가 가족과 함께 있는 것만으로도 가족에게는 도움이 된다.

08

죽음이 임박했을 때의 징후가 아닌 것은?

① 가래가 끓다가 점차적으로 숨을 짧게 빨리 쉰다.
② 피부색이 점차 파랗게 변한다.
③ 의지와 상관없이 대소변을 보게 된다.
④ 혈압이 떨어진다.
⑤ 체온이 내려간다.

▶08
죽음이 임박했을 때의 징후
• 점차적으로 숨을 깊고 천천히 쉰다.
• 손발이 차가워지고 식은땀을 흘린다.
• 피부색이 점차 파랗게 변한다.
• 맥박이 약해지고 혈압이 떨어진다.
• 대소변을 의식하지 못한다.
• 실금하게 되며 항문이 열린다.
• 의식이 점차 흐려지고 혼수상태에 빠진다.

Part 1 요양보호와 인권
Part 2 노화와 건강증진
Part 3 요양보호와 생활 지원
Part 4 상황별 요양 보호 기술

답 03 ⑤   04 ⑤   05 ①   06 ⑤   07 ②   08 ①

09

임종 대상자들의 심리적 · 정신적 변화에 대처하는 방법으로 틀린 것은?

① 혼자 있는 시간을 많이 배려한다.
② 고통 없이 임종을 맞이할 수 있도록 지원한다.
③ 기념일에 관심을 가져준다.
④ 만나고 싶은 사람을 만날 수 있도록 돕는다.
⑤ 책임을 다한다.

10

임종이 가까워진 대상자가 가장 마지막까지 남아 있는 감각은?

① 시각　　　　　　② 후각
③ 미각　　　　　　④ 청각
⑤ 촉각

11

임종 요양보호의 방법으로 옳지 않은 것은?

① 모든 사후처리 과정은 경건하게 존중하는 태도로 조용히 일을 수행한다.
② 대상자의 의치는 대상자의 가족에게 확인하여 조치한다.
③ 대상자를 바로 눕히고 어깨와 머리를 올려서 얼굴색의 변화와 입이 벌어짐을 예방한다.
④ 눈이 감기지 않을 경우 손으로 눈을 감긴다.
⑤ 사후강직이 일어나는 2~4시간 후부터 96시간 이내에 임종 대상자를 바른 자세로 유지해 준다.

▶09
임종 대상자들의 심리적 · 정신적 변화에 대처하는 방법
• 임종이 임박한 대상자와 함께 있어 주면서 계속 있을 것임을 알림으로써 편안한 마음을 가지도록 한다.
• 고통이 없는 가운데 편안한 임종을 맞이할 수 있도록 지원한다.
• 관심을 가져준다.
• 만나고 싶은 사람을 만날 수 있도록 돕는다.
• 임종 대상자를 존중해 준다.
• 대상자가 평소 임종하기를 원했던 장소나 종교 의식이 있는지 알아본다.
• 책임을 다한다.
• 헌신적으로 자신을 내어준다.

▶10
대상자가 혼수상태인 경우에도 청각은 마지막까지 남아 있으므로 임종 요양보호 시에는 평상시와 같이 보고 듣는 것이 가능하다고 생각하면서 대상자를 보조해야 한다.

▶11
눈이 감기지 않을 경우 솜을 적셔 양쪽 눈 위에 올려놓는다.

12

다음 중 임종 요양보호의 방법으로 적절하지 않은 것은?

① 대상자의 몸에서 분비물이 나오므로 엉덩이 밑에 패드를 대어 준다.
② 조명을 아주 밝게 조절한다.
③ 가족들이 사적으로 대상자를 만날 수 있도록 한다.
④ 대상자의 소유물을 모아 두고 목록을 만든다.
⑤ 깨끗한 시트로 덮어두되 대상자의 얼굴이 덮이지 않도록 한다.

▶12
필요 시 대상자의 몸을 씻는데 대상자의 몸에서 분비물이 나오므로 엉덩이 밑에 패드를 대고 깨끗한 시트로 덮어 두되 대상자의 얼굴이 덮이지 않게 어깨까지 덮는다. 조명을 차분하게 조절한다.

13

임종이 임박했을 때 나타나는 신체적인 증상이 아닌 것은?

① 중간중간 무호흡 상태가 동반된다.
② 피부의 색깔도 파랗게 변해간다.
③ 주위사람에 대해 혼돈을 일으킨다.
④ 안정을 찾는다.
⑤ 실금과 실변을 하게 된다.

▶13
죽음이 임박한 대상자는 시간, 장소, 자기 주위에 있는 사람이 누구인가에 대해 혼돈을 일으키게 되고 불안정해진다.

14

일반적인 임종 적응 단계의 순서로 바른 것은?

① 수용 → 우울 → 타협 → 부정 → 분노
② 분노 → 수용 → 우울 → 타협 → 부정
③ 부정 → 분노 → 타협 → 우울 → 수용
④ 타협 → 부정 → 우울 → 수용 → 분노
⑤ 우울 → 타협 → 분노 → 수용 → 부정

▶14
모든 사람이 반드시 이 단계를 순서대로 거치는 것은 아니지만 일반적으로 임종 적응은 부정, 분노, 타협, 우울, 수용의 다섯 단계로 구성된다.

Part 1 요양보호와 인권
Part 2 노화와 건강증진
Part 3 요양보호와 생활 지원
Part 4 상황별 요양 보호 기술

答　09 ①　　10 ④　　11 ④　　12 ②　　13 ④　　14 ③

응급상황 대처

❶ 응급처치

1. 목적 및 원칙

⑴ 응급처치의 목적

응급처치는 응급환자에게 행해지는 기도의 확보, 심장박동의 회복, 기타 생명의 위험이나 증상의 현저한 악화를 방지하는 데 긴급히 필요한 처치를 말한다.

POINT 요양보호사는 응급한 상황에서 119에 연락하는 것부터 부상이나 질병을 의학적 처치가 가능해지기 전까지 도와주는 행위를 수행할 수 있어야 한다.

⑵ 응급처치의 원칙

① 대상자 상태 확인 후, 119에 신속히 신고하며 처치를 하고자 시간을 소비하면 안 된다.
② 대상자 주위에 여러 사람이 있을 때는 응급처치 교육을 가장 많이 받은 사람의 지시에 따라 응급처치를 시행한다.
③ 본인과 주위 사람의 안전에 주의를 기울인다.
④ 침착하고 신속하게 적절한 대처를 한나.
⑤ 긴급을 요하는 대상자 순으로 처치한다.
⑥ 대상자를 가급적 옮기지 않도록 하고 옮길 시에는 적절한 운반법을 활용한다.
⑦ 전문 의료인에게 인계할 때까지 응급처치를 중단하지 않는다.
⑧ 대상자에게 손상을 입힌 화학약품, 약물, 잘못 먹은 음식뿐만 아니라 구토물 등도 병원으로 함께 가져간다.
⑨ 대상자의 증거물이나 소지품을 보존한다.

POINT 요양보호사는 의약품을 사용할 수 없다. 다만, 외용약품 또는 대상자가 평소에 사용하는 상비약품의 경우에만 줄 수 있다.

2. 각 응급상황별 대처 방법

질식	• 이물이 육안으로 보이는 경우 큰기침을 해서 이물을 뱉어내도록 한다. • 이물을 손을 넣어 빼려고 하거나 구토를 일으키는 방법은 삼간다. • 의식이 있는 경우 대상자의 몸 뒤에 서서 대상자의 배꼽과 명치 중간에 주먹을 쥔 한쪽 손을 위치시키고 다른 한쪽 손으로는 주먹 쥔 손을 감싼 다음 양손으로 복부의 윗부분을 후상방으로 힘차게 밀어 올린다. 한 번으로 이물질이 빠지지 않으면 반복하여 시행한다.(하임리히법) • 의식이 없는 경우 119에 신고하고 즉시 심폐소생술을 실시하면서 입안에 이물이 있는지 확인하고 제거한다.
경련	• 대상자의 머리 아래에 부드러운 것을 대주고 위험한 물건을 치운다. • 질식의 위험이 있을 경우에는 대상자의 얼굴을 옆으로 돌리거나 돌려 눕혀 기도를 유지한다. • 대상자를 억지로 경련을 멈추게 하지 말고 주의 깊게 관찰한다. • 경련성 질환이 없던 대상자가 경련을 일으키거나 5분 이상 경련이 지속될 때, 즉시 119에 신고하고 시설장, 간호사 등에게 보고한다.
화상	• 화상을 입은 즉시 화상 부위의 통증이 없어질 때까지 15분 이상 찬물(5~12℃)에 담가 화상면의 확대와 염증을 억제하고 통증을 줄여 준다. • 몸에 붙어 있는 옷은 옷 위로 찬물을 부어 식히며 벗기기 힘든 의복은 벗기지 말고 잘라내고 반지, 팔찌, 귀고리와 같은 장신구는 최대한 빨리 뺀다. • 화상 부위에 간장, 기름, 된장, 핸드크림, 치약 등을 바르면 세균감염의 위험이 있고 열기를 내보내지 못하여 상처를 악화시키므로 절대 바르면 안 된다. • 감염의 위험이 있기 때문에 화상 부위를 만지거나 물집을 터뜨리면 안 된다. • 화상이 어느 정도 심한지 모르는 경우에는 반드시 진료를 받아야 한다. • 얼굴이나 입술에 화상을 입었을 때는 손상된 조직이 부어서 기도를 막아 호흡곤란이 오므로 즉시 병원 치료를 받아야 한다. • 가스를 마신 경우에도 병원 치료가 필요하다.
골절	• 대상자를 안정시키고 절대로 스스로 움직이게 해서는 안 된다. • 손상 부위의 장신구를 제거한다. • 담요 등을 덮어 주어 대상자를 따뜻하게 한다. • 상처 부위에 냉찜질을 하면 부풀어 오르거나 염증이 생기는 것을 줄일 수 있다. • 개방된 상처가 있거나 출혈이 있는 경우 멸균거즈를 이용하여 상처를 덮어준다. • 덮어준 상처 부위를 지혈한다. 이때 튀어나온 뼈는 직접 압박하지 않는다. • 시설장, 간호사에게 보고한 후 병원으로 이송한다. 필요하면 손상부 위에 부목을 댈 수도 있다.
출혈	• 출혈의 원인이나 상처의 종류에 상관없이 가장 먼저 지혈해야 한다. • 장갑을 착용하고 출혈 부위를 노출한다. • 출혈 부위에 멸균거즈를 이용하여 직접 압박한다. • 멸균거즈 위에 압박붕대를 감는다. 이때 너무 꽉 조이지 않게 하여 혈액순환이 유지되게 한다. • 출혈 부위를 압박하면서 출혈 부위를 심장보다 높게 위치하도록 한다.

약물 오남용 및 중독	• 대상자가 의식을 잃었을 때는 호흡과 맥박을 확인하고 구급차를 부른다. 의료진이 도착할 때까지 응급처치를 계속한다. • 겉으로 드러난 증상이 없고 복용량이 적더라도 반드시 병원에 방문해야 한다. • 대상자가 먹고 남은 물질과 용기를 들고 병원에 간다. • 구토를 했을 경우에는 토사물을 모아 두었다가 의료진이 분석할 수 있게 한다. • 대상자가 의식을 잃었거나 말을 안 하려고 하면 요양보호사가 의료진에게 설명한다. • 의식이 없는 대상자에게는 마실 것을 주지 않는다. • 복용한 약물의 설명서에 구토를 유도하라는 지시사항이 없을 경우엔 구토시키지 않는다.

용어해설

• **오용** : 의학적인 목적으로 사용하지만 의사의 처방에 따르지 않고 마음대로 사용하는 것
• **남용** : 의도적으로 약물을 다른 목적을 위해 사용하는 것

TIP

화상의 수준

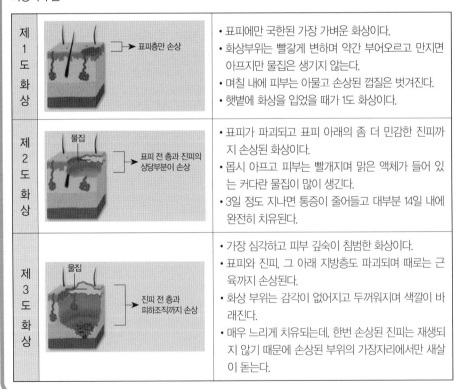

제1도 화상	표피층만 손상	• 표피에만 국한된 가장 가벼운 화상이다. • 화상부위는 빨갛게 변하며 약간 부어오르고 만지면 아프지만 물집은 생기지 않는다. • 며칠 내에 피부는 아물고 손상된 껍질은 벗겨진다. • 햇볕에 화상을 입었을 때가 1도 화상이다.
제2도 화상	물집 / 표피 전 층과 진피의 상당부분이 손상	• 표피가 파괴되고 표피 아래의 좀 더 민감한 진피까지 손상된 화상이다. • 몹시 아프고 피부는 빨개지며 맑은 액체가 들어 있는 커다란 물집이 많이 생긴다. • 3일 정도 지나면 통증이 줄어들고 대부분 14일 내에 완전히 치유된다.
제3도 화상	물집 / 진피 전 층과 피하조직까지 손상	• 가장 심각하고 피부 깊숙이 침범한 화상이다. • 표피와 진피, 그 아래 지방층도 파괴되며 때로는 근육까지 손상된다. • 화상 부위는 감각이 없어지고 두꺼워지며 색깔이 바래진다. • 매우 느리게 치유되는데, 한번 손상된 진피는 재생되지 않기 때문에 손상된 부위의 가장자리에서만 새살이 돋는다.

> **TIP** 안전한 약 사용을 위한 3단계
> - 단골 병·의원과 약국을 정해서 다닌다.
> - 현재 복용 중인 모든 의약품에 대해 알려 준다.
>   - 모든 처방약, 비처방약, 한약, 약 부작용 등에 대해 의사, 약사에게 알림
>   - 반드시 가장 최신의 처방약을 복용하고, 진료 후 이전 처방약을 이어서 복용하지 않음
> - 정해진 방법에 따라 약을 복용한다.
>   - 모든 약을 식후에 복용하는 것은 아님 → 약마다 복용시간이 다르므로 처방을 따름
>   - 약은 물과 함께 복용 → 녹차, 커피 등 카페인 음료와 우유는 약 흡수 방해함, 자몽주스는 고혈압 등 부작용 증가, 다만 철분제는 오렌지주스와 복용 추천(흡수율 증가)
>   - 약 삼키는 것이 힘들다고 모두 잘라 복용하면 안 됨 → 가운데 절단선이 있는 약만 자르거나 갈아 먹는 것 가능, 특히 장용코팅제와 서방제는 분할·분쇄 불가약제임
>   - 약 복용을 잊은 경우 생각난 즉시 복용하나, 다음 복용시간이 더 가까울 때에는 다음 복용시간에 복용 → 절대로 2배 용량을 복용하면 안 됨

❷ 심폐소생술

1. 의의 및 목적

(1) 의의

심폐소생술은 심장마비가 발생했을 때 인공적으로 혈액을 순환시키고 호흡을 돕는 응급치료법이다.

(2) 목적

심폐소생술은 심장이 마비된 상태에서도 혈액을 순환시켜 뇌의 손상을 지연시키고, 심장이 마비 상태로부터 회복하는 데 결정적인 도움을 준다.

 POINT 폐와 혈관 내에는 심폐기능이 멈춘 후 약 6분 정도까지 생명을 유지할 수 있는 산소의 여분이 있으나 4~6분 이상 혈액순환이 되지 않는 경우 뇌 손상이 온다.

2. 심폐소생술의 단계

(1) 반응 확인

① 대상자에게 접근하기 전에 현장이 안전한지 확인한다.

② 대상자의 양쪽 어깨를 가볍게 두드리면서 "괜찮으세요?"라고 질문하며 반응을 확인한다.

③ 정상적인 호흡과 맥박이 있다면 회복자세를 취하게 하고 의료진이 도착할 때까지 호흡과 맥박을 확인한다.

(2) 도움 요청

① 질문에 반응이 없고 정상적인 호흡이 없으면 즉시 도움을 요청한다.

② 주위에 도와줄 사람이 있다면 119에 신고하고 자동심장충격기를 가져다달라고 요청한다.

③ 119 신고 시 발생 장소, 대상자 수와 상태를 정확히 알려주고 응급의료상담원이 전화로 지시하는 것에 따른다.

(3) 가슴 압박

① 대상자가 반응이 없으면서 정상적인 호흡이 없으면 곧바로 가슴 압박을 시작한다.

② 정확한 압박 지점을 찾기 위해 대상자 가슴의 피부가 눈에 보이도록 옷을 풀어 놓는다.

③ 대상자의 가슴 중앙인 가슴뼈(흉골)의 아래쪽 절반 부위에 구조자의 한 손의 손꿈치를 놓고 그 위에 다른 한 손을 놓고 평행하게 겹친다(손가락은 깍지를 끼거나 펼 수 있음).

④ 구조자의 체중을 이용하여 압박하기 위해, 양팔의 팔꿈치를 곧게 펴서 어깨와 일직선을 이루게 하고 구조자의 어깨와 대상자의 가슴이 수직이 되게 한다.

⑤ 100~120회/분의 속도로 대상자의 가슴이 약 5cm 눌릴 수 있게 체중을 실어 '깊고', '강하게' 압박하며 매 압박 시 압박위치가 바뀌지 않게 한다.

⑥ 매번 압박한 직후 압박된 가슴은 원래 상태로 완전히 이완되게 한다.

⑦ 압박 대 이완의 시간비율이 50:50이 되게 하며, 손바닥이 가슴에서 떨어지면 안 된다.

(4) 기도 유지

① 구조자의 한 손을 대상자의 이마에 올려놓고 손바닥으로 대상자의 머리를 뒤로 젖힌다.

② 다른 한 손으로 턱 아래 뼈 부분을 머리쪽으로 당겨 턱을 위로 들어 준다.

(5) 인공호흡

① 대상자의 이마를 뒤로 젖히고 턱을 들어 기도를 개방하고 이마 쪽 손의 엄지손가락과 검지로 대상자의 코를 막는다.

② 구조자는 입을 크게 벌려 대상자의 입에 완전히 밀착시켜 공기가 새지 않게 하고 1초에 한 번씩, 가슴 팽창이 관찰될 정도로 숨을 두 번 크게 불어 넣는다.

③ 가슴 압박 30번과 인공호흡 2번을 번갈아 가면서 실시한다.

④ 인공호흡 2번을 10초 이내로 실시한다.

(6) 회복자세

① 대상자가 반응은 없으나 정상적인 호흡과 효과적인 순환을 보이면 시행한다.

② 대상자의 몸 앞쪽으로 한쪽 팔을 바닥에 대고 다른 쪽 팔과 다리를 구부린 채로 대상자를 옆으로 돌려 눕힌다.

③ 혀나 구토물로 인해 기도가 막히는 것을 예방하고 흡인의 위험성을 줄이기 위한 방법이다.

(7) 가슴압박소생술(손으로만 하는 심폐소생술)

① 인공호흡은 하지 않고 가슴압박만을 시행하는 심폐소생술이며, 보건의료인이 아닌 일반인이 실시한다.

② 목격자가 아무것도 하지 않는 것보다 가슴압박만이라도 시행하는 것이 심폐소생술 대상자의 생존율을 높인다.

③ 심폐소생술을 교육받지 않았거나 숙련되지 않은 일반인도 가슴압박만 시행하는 심폐소생술을 할 수 있다.

일반인 구조자에 의한 심폐소생술 흐름도
반응이 없는 대상자 발견 → 119신고 및 자동심장충격기 요청·응급의료상담원의 조언에 따라 행동 → 무호흡 또는 비정상호흡(심정지호흡) → 가슴압박 소생술 → 자동심장충격기 사용·자동심장충격기 음성지시에 따라 행동 → 심장리듬 분석 → 2분간 가슴압박 소생술(심장충격이 필요시엔 심장리듬 분석 후 심장충격 후에 소생술 시행, 심장리듬 분석&2분간 가슴압박 소생술을 반복)

❸ 자동심장충격기 적용

1. 의의 및 필요성

(1) 의의

자동심장충격기는 가슴에 붙이는 두 개의 패드에서 감지하는 심전도 신호를 분석하고, 제세동이 필요한 경우 전달할 에너지를 충전하여 제세동(자동심장충격)을 시행하는 것이다.

(2) 필요성

급성 심정지의 가장 흔한 원인이 급성심근경색 후 발생하는 심실세동이기 때문에 가슴압박과 빠른 제세동(자동심장충격)이 매우 중요하다.

용어해설

심실세동
심장의 심실에서 이상신호가 발생하여 심실의 각 부분이 무질서하게 불규칙적으로 수축하는 상태

2. 사용법

(1) 전원 켜기

① 자동심장충격기는 반응과 정상적인 호흡이 없는 심정지 대상자에게만 사용한다.

② 심폐소생술 시행 중 자동심장충격기가 도착하면 지체 없이 전원을 켠다.

(2) 두개의 패드 부착

① 오른쪽 패드는 오른쪽 빗장뼈 밑에 붙인다.

② 왼쪽 패드는 왼쪽 중간 겨드랑선에 붙인다.

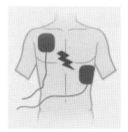

패드 부착 위치

(3) 심장리듬 분석

① 분석 중이니 물러나라는 음성 지시가 나오면, 심폐소생술을 멈추고 대상자에게서 손을 뗀다.

② 제세동이 필요하면, "제세동이 필요합니다."라는 음성 지시와 함께 자동심장충격기 스스로 에너지 충전을 시작한다.

③ 충전은 수 초 이상 소요되므로 가능한 가슴 압박을 시행한다.

(4) 제세동 시행

① 분석 결과 "제세동이 필요합니다."라는 안내와 함께 제세동 버튼이 깜빡인다.

② 충전이 완료되어 다시 모두 물러나라는 신호가 나오면 모두 불러나게 하고, 쇼크 버튼을 누른다.

(5) 즉시 가슴압박 다시 시행

① 충격이 전달된 즉시 가슴압박을 시작하고 30:2의 비율로 가슴압박과 인공호흡을 반복한다.

② 자동심장충격기는 2분 간격으로 심장리듬 분석을 자동 반복한다.

③ 자동심장충격기 사용 및 심폐소생술 시행은 119 구급대가 현장에 도착할 때까지 지속한다.

Chapter
03 적중문제

• 응급상황 대처

01

다음 중 응급처치의 원칙으로 올바르지 않은 것은?

① 응급처치 교육을 가장 많이 받은 사람의 지시에 따라 응급처치를 시행한다.
② 본인과 주위 사람의 안전에 주의를 기울인다.
③ 긴급을 요하는 대상자 순으로 처치한다.
④ 대상자를 빨리 옮기도록 한다.
⑤ 전문 의료인에게 인계할 때까지 응급처치를 중단하지 않는다.

▶01
대상자를 가급적 옮기지 않도록 한다.

02

대상자가 질식했을 때의 응급처치로 올바르지 않은 것은?

① 이물의 종류와 위치를 확인한다.
② 구역질, 호흡곤란, 청색증 등의 증상이 있는지 관찰한다.
③ 손을 넣어 빼려고 하거나 구토를 일으키는 방법은 시간이 지체되고, 이물이 기관지로 더 내려가도록 할 위험이 있으므로 삼간다.
④ 의식이 있는 경우 대상자의 몸 뒤에 서서 대상자의 명치끝에 주먹을 쥔 한쪽 손을 위치시키고 다른 한쪽 손으로는 주먹 쥔 손을 감싼 다음 양손으로 복부의 윗부분 후상방으로 힘차게 밀어 올린다.
⑤ 이물질이 빠지지 않아도 하임리히법은 한 번만 시행한다.

▶02
한 번으로 이물질이 빠지지 않으면 하임리히법을 반복하여 시행한다.

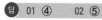

답 01 ④ 02 ⑤

03

대상자의 경련 시 대처방법으로 옳지 않은 것은?

① 대상자의 머리 아래에 부드러운 것을 대주고 위험한 물건을 치운다.
② 옷의 단추나 넥타이를 풀고, 편하게 호흡하도록 한다.
③ 구토 등으로 질식의 위험이 있을 경우에는 대상자의 얼굴을 옆으로 돌리거나 돌려 눕혀 기도를 유지한다.
④ 입에 수건을 물려준다.
⑤ 경련을 멈추게 하지 말고 조용히 기다린다.

04

대상자의 화상 발생 시 요양보호사의 응급조치로 적절하지 못한 것은?

① 화상의 부위와 깊이 및 넓이를 확인해야 한다.
② 환부를 통증이 없어질 때까지 15분 이상 즉시 찬물(5~12℃)에 담근다.
③ 염증을 억제하고 통증을 줄이는 데 된장, 핸드크림, 치약 등은 사용하지 않는다.
④ 화상 부위를 깨끗한 물수건으로 감싸 세균의 감염을 예방한다.
⑤ 벗기기 힘든 의복은 빨리 벗겨야 한다.

05

대상자의 약물 오남용 및 중독 발생 시 대처방법으로 옳지 않은 것은?

① 겉으로 드러난 증상이 없고 복용량이 적다면 병원에 가지 않아도 된다.
② 대상자가 먹고 남은 물질과 용기를 들고 병원에 간다.
③ 구토를 했을 경우에는 토사물을 모아 두었다가 의료진이 분석할 수 있게 한다.
④ 의식이 없는 대상자에게는 마실 것을 주지 않는다.
⑤ 약물 설명서에 구토를 유도하라는 지시사항이 없을 경우엔 구토시키지 않는다.

▶ 03
경련은 1~2분 후면 끝나므로 대상자를 꽉 붙잡거나 억지로 경련을 멈추게 하지 말고 조용히 기다린다. 입에 손수건 등 이물질이 들어가면 안된다.

▶ 04
화상 부위에 간장, 기름, 된장, 핸드크림, 치약 등을 바르면 세균감염의 위험이 있고 상처를 악화시키므로 절대 바르면 안된다. 벗기기 힘든 의복은 벗기지 말고 잘라낸다.

▶ 05
겉으로 드러난 증상이 없고 복용량이 적더라도 반드시 병원에 방문해야 한다.

06

골절환자 발생 시 대처방법으로 옳지 않은 것은?

① 담요 등을 덮어 주어 대상자를 따뜻하게 한다.
② 대상자를 안정시키고 스스로 움직일 수 있는지 계속해서 확인한다.
③ 상처 부위에 냉찜질을 한다.
④ 출혈이 있는 경우 멸균거즈를 이용하여 상처를 덮어준다.
⑤ 튀어나온 뼈는 직접 압박하지 않는다.

07

화상 발생 시 대처방법으로 옳지 않은 것은?

① 벗기기 힘든 의복은 벗기지 말고 잘라낸다.
② 장신구는 최대한 빨리 제거한다.
③ 물집은 터트리면 안 된다.
④ 환부를 통증이 없어질 때까지 찬물에 즉시 담근다.
⑤ 화상 부위에 된장이나 치약 등을 발라 응급처치를 한다.

08

심폐소생술의 목적으로 옳은 것은?

① 불안과 두려움을 덜어 주고 옆에 있어준다.
② 생명의 위험이나 증상의 악화를 예방한다.
③ 뻣뻣한 근육을 풀어준다.
④ 개인의 신체적 안정과 가족의 심리적 안정을 목적으로 한다.
⑤ 폐와 심장이 활동을 멈추었을 때 호흡과 혈액순환을 유지시켜 대상자의 생명을 구한다.

▶06
골절의 적절한 대처는 손상 악화를 막고 회복을 빠르게 하는 것이다. 그러므로 대상자를 안정시키고 절대로 스스로 움직이게 해서는 안 된다.

▶07
화상 발생 시 대처방법
- 환부를 통증이 없어질 때까지(15분 이상) 즉시 찬물(5~12℃)에 담근다.
- 몸에 붙어 있는 옷은 옷 위로 냉각시키며 벗기기 힘든 의복은 벗기지 말고 잘라내며 장신구는 최대한 빨리 벗긴다.
- 화상 부위에 간장, 기름, 된장, 핸드크림, 치약 등을 바르지 않는다.
- 손상 부위를 만지지 않도록 하며, 어떠한 물집도 터뜨리면 안 된다.

▶08
심폐소생술은 갑작스런 심장마비, 질식, 사고로 인하여 폐와 심장의 활동이 멈추게 되는 경우 호흡과 혈액순환을 유지함으로써 심장, 뇌, 그 외의 주요 장기에 산소를 공급하여 대상자의 생명을 구하는 데 그 목적이 있다.

답　03 ④　　04 ⑤　　05 ①　　06 ②　　07 ⑤　　08 ⑤

Part 1 요양보호와 인권
Part 2 노화와 건강증진
Part 3 요양보호와 생활 지원
Part 4 상황별 요양 보호 기술

09

자동심장충격기의 패드 부착 위치로 옳은 것은?

오른쪽 패드	왼쪽 패드
① 오른쪽 중간 겨드랑선	왼쪽 중간 겨드랑선
② 오른쪽 빗장뼈 밑	왼쪽 빗장뼈 밑
③ 오른쪽 빗장뼈 밑	왼쪽 중간 겨드랑선
④ 오른쪽 중간 겨드랑선	왼쪽 빗장뼈 밑
⑤ 왼쪽 중간 겨드랑선	오른쪽 빗장뼈 밑

▶09
자동심장충격기의 오른쪽 패드는 오른쪽 빗장뼈 밑에, 왼쪽 패드는 왼쪽 중간 겨드랑선에 붙인다.

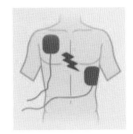

패드 부착 위치

10

다음 중 경련의 원인이 아닌 것은?

① 뇌전증　　　　② 중독
③ 저혈당　　　　④ 알코올 금단증상
⑤ 폐렴

▶10
경련은 뇌세포가 비정상적으로 자극되어 나타나는 현상으로 뇌전증, 중독, 저혈당, 알코올 금단증상, 뇌졸중, 열사병 시 발생할 수 있다.

11

심폐소생술의 단계가 바르게 된 것은?

① 가슴 압박 → 반응 확인 → 도움 요청 → 기도 유지 → 인공호흡
② 도움 요청 → 가슴 압박 → 반응 확인 → 기도 유지 → 인공호흡
③ 도움 요청 → 기도 유지 → 인공호흡 → 반응 확인 → 가슴 압박
④ 반응 확인 → 도움 요청 → 가슴 압박 → 기도 유지 → 인공호흡
⑤ 반응 확인 → 가슴 압박 → 기도 유지 → 인공호흡 → 도움 요청

▶11
심폐소생술의 단계는 반응 확인 → 도움 요청 → 가슴 압박 → 기도 유지 → 인공호흡의 순이다. 이때 가슴 압박과 인공호흡은 30:2 비율을 유지해야 하며 전문가가 도착하거나 대상자가 깨어날 때까지 가슴 압박을 계속해야 한다.

답　09 ③　　10 ⑤　　11 ④